民国名医临证方药论著选粹

丛书总主编　王致谱　农汉才

绍派伤寒

何廉臣

方药论著选

王京芳　著

叶笑　整理

中国中医药出版社

·北京·

图书在版编目（CIP）数据

绍派伤寒何廉臣方药论著选 / 何廉臣编著；王京芳，叶笑整理 . —北京：
中国中医药出版社，2016.10
（民国名医临证方药论著选粹）
ISBN 978-7-5132-3089-6

Ⅰ . ①绍⋯　Ⅱ . ①何⋯　②王⋯　③叶⋯　Ⅲ . ①方剂学
Ⅳ . ① R289

中国版本图书馆 CIP 数据核字（2016）第 007021 号

中 国 中 医 药 出 版 社 出 版

北京市朝阳区北三环东路 28 号易亨大厦 16 层

邮政编码　100013

传真　010 64405750

北京市泰锐印刷有限责任公司印刷

各地新华书店经销

＊

开本 710×1000　1/16　印张 25　字数 314 千字

2016 年 10 月第 1 版　2016 年 10 月第 1 次印刷

书号　ISBN 978-7-5132-3089-6

＊

定价　58.00 元

网址　www.cptcm.com

如有印装质量问题请与本社出版部调换

版权专有　侵权必究

社长热线　010 64405720

购书热线　010 64065415　010 64065413

微信服务号　zgzyycbs

书店网址　csln.net/qksd/

官方微博　http：//e.weibo.com/cptcm

淘宝天猫网址　http://zgzyycbs.tmall.com

内容提要

　　《实验药物学》初刊于 1924 年。该书共 9 卷。全书按药物功效分为了发散、涌吐、清凉、和解、开透、通利、攻泻、温热、消化 9 类药物，共收载药物 373 种。每一类药物之下又分若干小类，如发散剂分温散风寒、凉散风热、燥散风湿、解散风毒、升散郁火 5 类；清凉剂又分轻清气热药、轻清血热药、大凉气热药、大凉血热药 4 类。在论药时，先简述每药的属性分类、性味归经、功效主治，然后附以何氏的按语。何氏结合临床心得，并引用了大量文献，来说明药物的实际应用，所引文献不但有《神农本草经》《千金方》《本草纲目》等中医药典籍，还引用了日本的一些药学研究文献，并参以西医的药理知识来解读中药。

　　《温热验方》节选自何氏的《重订广温热论》。该书初刊于 1914 年，初本为戴天章所撰的《广瘟疫论》，后经陆懋修删订补充，改名《广温热论》，再经何廉臣参考前贤著作，进行综合印证、增删补充、悉心重订，最终订名为《重订广温热论》。《温热验方》分为温热验方、验方妙用两章。"温热验方"介绍了 320 余方剂，何氏还为其中部分方剂加按语，指出方子的出处、适应证、加减化裁等；"验方妙用"则以发表、攻里、和解、开透、清凉、温燥、消化、补益等八法为纲，辑录总结了何氏与其老师樊开周的温热验方，并详述了辨证与临证化裁的方法。

前　言

　　在中医发展的历史长河中，民国是一个特殊的时期，它是古代中医与现代中医的转折点。在此时期，由于西医的强势造访，并携着"科学"以高姿态来论；中医除了以理论之，更注重的是以临床实效来争取话语权。因此，这一期造就了很多集理论与临床于一体的中医大家，如张锡纯、丁甘仁、恽铁樵等。他们的中医学著作，除了阐明中医学理，也大都具有较强的临床指导作用。而在这些著作中，最能体现他们临床经验与学术精华的，则集中在他们对药物应用与处方的阐释方面。为了能够更便于学习民国医家的学术经验，并将之用于临床与研究，我们此次精选了民国时期有代表性的七位名医：丁甘仁、张锡纯、恽铁樵、何廉臣、曹炳章、秦伯未、卢朋著，并将他们的药学与方剂学著作汇编成册，使读者更易于把握他们的临床经验与学术要点。通过方药互参，更便于临床医生将前辈们的经验转化到实践应用中，这对于传承民国中医学术和发扬中医的临床实用性都将起到良好作用。

　　此次的方药选集囊括了中医方药学著作的诸多层面，例如在方剂著作方面，不但有医家们的处方经验集，还有方剂学的教材讲义、方剂的科普通俗读物、膏方集、中成药手册等。所选的著作也均是方药学中该方向的代表性著作，如卢朋著的《方剂学讲义》，是当时最具代表性的方剂学教材；秦伯未的《膏方大全》，在当时的膏方著作中几乎无出其右者。另外值得一提的是，在这次编校中，曹炳章的《规定药品考正》与《经验随录方》，系由曹氏的手稿首次整理问梓，弥足珍贵。因时间与水平有限，还望读者们对此次编校的不足予以指正。

编　者

2016 年 4 月

整理说明

一、该书包含了何氏的《实验药物学》与《温热验方》（出自《重订广温热论后部》）。《实验药物学》以 1924 年浙江中医专门学校铅印本为底本，《温热验方》，以 1914 年绍兴浙东书局铅印本《重订广温热论》为底本。

二、凡底本不误而校本有误者，不改不注。底本引文虽有化裁，但文理通顺，意义无实质性改变者，不改不注。惟底本有误或引文改变原意时，方据情酌改。若仍存其旧，则加校记。

三、原书系竖排、繁体，本次点校采用横排，简体，现代标点。容易产生歧义的简体字，则仍使用原繁体。版式变更造成的文字含义变化，今依现代排版予以改正，如"右药"，改"右"为"上"，不出注。

四、该书药名有与今通行之名用字不同者，为便利当代读者使用，一般改用通行之名（如"黄檗（蘗）"改作"黄柏"等）。

五、底本中医名词术语用字与今通行者不同者，为便利当代读者使用，一般改用通行之名（如"藏府"作"脏腑"等）。

六、底本目录与正文有出入时，一般依据其实际内容予以调整，力求目录与正文标题一致，不另加注。

七、凡底本中的异体字、俗写字，或笔画差错残缺，均径改作正体字，一般不出注。若显系笔误或误用之字，则径予改正（如"曰"误作"日"

等），不出注。

八、书中疑难冷僻字及重要特殊术语，酌情予以简要注释。

九、底本中有脱文或漫漶难以辨认，又无从考证者，以虚阙号□按所脱字数一一补入。

十、为保存原著面貌，书中出现的犀角、虎骨等国家级保护动物药、禁用药等，仍予保留，读者在临证时应处以相应的替代品。

目 录
contents

温热验方

验方妙用

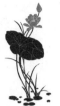

实验药物学

原　起

　　民国十二年之夏，徐君幼耕携其抄本何廉臣先生所编之《实验药物学》来归，同人阅而善之，争相借抄，曰："不暇给。"遂思集资付梓，广惠同好。即于□月□日召集本级同人，商议办法，结果推徐君幼耕主其事，摒挡一切，期于寒假前出版，并命张豪志其颠末以为缘起云。

浙江中医专门学校第四班级友会

序

　　药物一科，主繁至夥。本草诸经，古今名家注释非不详然，皆以金、石、动、植分类，未有如是书之便于检查者。吾越名医何廉臣先生，学问之博，经验之宏，著作之富，及门之盛，吾虽未识荆州，久已仰若山斗。今秋吾校学生抄得大著，欲付手民，取决于余，余极赞成刷印。既就问序于余，因思何君教泽不限门墙，普及后进，其嘉惠医林，诚非浅显也，故不敢以不文辞，爰书数言，志感佩云。

中华民国十二年十二月

浙江中医专门学校校长嫩园傅崇黻叙

卷一　发散剂（统计七十品）

发者，发汗。有大汗、微汗之殊，亦有辛温、辛润之异。但其作用只有二：

一为行气发汗剂，其药皆能轻宣肺气，激刺汗腺之神经，感动皮肤，放松毛窍，令发汗较平时更多，以减身肉之热度。洄溪老人曰：六淫之邪，暑、燥、火固属乎热，即风、寒、湿亦变为热。故外感总以散热为首要。所以先期此法，非但风寒、风湿、皮水等症初起，无汗、恶寒、头痛、身热、面肿、胃胀、一身肿疼时，非服行气发汗药不为功；风温、风热、暑温及温热证初起，身虽发热而皮干汗少，或热郁无汗，但背恶寒时，亦可酌用一二味轻清发汗药，如木贼、橘红或葱白、豆豉等品，服之亦解散其热。惟当温热证盛发时，其人不恶寒反恶热，身灼热，口大渴者，不宜遽服发汗剂，恐反助其热，以耗气津而燥血液，顿令病势增重。余则如皮肤病、肺病或肠病或水胀病等，亦有数种病以发汗为要法，其药首推麻黄、薄荷，其次葱白、木贼，而杏仁、橘红不过为四味之臣药，藉其佐君以奏功。试为比较其药力：麻黄茎细，<u>丛生</u>，中空，直上，质轻，味薄，纯得天轻扬之气，故专主气分，入胃后即上行入肺，开达周身上下之皮毛，故《本经》主中风、伤寒；原素主卫分风热，而为行气发汗之首要。薄荷细草<u>丛生</u>，不止一茎，味辛，气香，质亦轻扬，既能四散皮毛，又能升散巅顶，故《本经》主贼风伤寒，金鳌主风热上壅。但薄荷升散在味，故力稍逊；麻黄升散纯在于气，故力更峻。葱白茎直中空，气胜于味，主出汗、通阳。

虽与麻黄之义同，然麻黄茎细，既像皮肤之毛空，又像肺之细气管，善能轻扬肺气，故《纲目》主肺风、痰嗽、冷哮、寒喘。葱粗，既像鼻孔，故能通鼻塞，又像肺之大气管，故又能通肺窍，疏达皮毛。故《本经》主中风面目肿、伤寒寒热。然其味虽辛，究不及薄荷之辛窜芳香，故其力较逊。木贼草茎丛直上，中空有节，形似麻黄，其茎较粗，质轻、性温，味甘淡微苦，故李时珍曰："与麻黄同形同性，故亦能解肌发汗。"但麻黄味微、性急、力猛，故《本经》主风寒湿证（《本经》讹作"瘟证"，今从《逢原》改正）。木贼草味淡苦，性和力缓，故《纲目》主升散风湿、火郁。总而言之，麻黄、薄荷为重性发汗药，葱白、木贼为轻性发汗药，而其轻可去实则一也。故麻黄《本经》主发表出汗，除邪热气。薄荷《本经》主发汗、下气。葱白《本经》主出汗除邪，丹溪主发汗，至易。

二为行血发汗剂，其药皆能强心肌，催促血液之循环，解肌开腠，疏达皮毛，放出血中之炭气、轻气及养气，如饮热酒及沸水，然皆能令其体温暖，血行加速，而辄易发汗行血。发汗药义本类此，如因外感寒风而血积内脏，服之则血散而行于表层；又如内脏初生炎症，服之则引病外出。惟温热病及伏暑证，其血中必有伏火，切勿遽服此等药品，温血助火。误服，每致火旺生风，痉厥立至。故徐洄溪谓：风温病（先伏温而后受风）误服桂枝、生姜，必吐血，甚则失音。真阅历之言也。其药首推桂枝、生姜，其次苏叶、荆芥。试为之药力比较：桂枝性主四达，故能横行肩臂；气亦轻扬，故能调和营卫；且味辛而色紫，故能直入血分，解肌，散肉中、血脉之风寒。观张长沙麻黄汤发皮毛，桂枝汤解肌肉，便知一主气分一主血分之别，故长沙黄芪五物汤治血痹，当归四逆汤治肢厥，皆主取桂枝温通血脉而为直入心肝血分，通营达卫之要药。生姜味辛温，善能散寒、除湿、活血、通气、温中、出汗、止呕、开痰，较之桂枝，同一辛温暖血，能令其血行加速，易于解肌、发汗。然桂枝色紫而气尤芳烈，催促血行之速，力如饮热酒；然生姜肉色微白，其筋淡红，其气清烈，催促血行之速，力如饮沸水，然虽能升散，而与桂枝之纯升横散者不同，其力较逊，张长沙桂枝汤但能为桂枝之佐药，性虽峻猛，不妨服食。紫苏叶，味辛、气香、色紫，入血，故能解肌发表，和血温中，疏散血分之风寒。然桂叶披离，故主散之性多而主升之性少，较之桂枝，辛香四达，窜经透络，其力较逊，不过取其活血通气之功耳。故陈修园称为"血中之气药"。荆芥穗色同紫苏，性似薄荷，故能通利血脉，发散皮毛。然质比薄荷略沉，味亦较淡而薄，但入血分而解肌肉，疏散血中之恶风、贼风。殆取其和血行气，入肝搜风之效欤。但此等药品若配以轻清上浮药，轻者如葱白、木贼，重则如升麻、葛根，其力尤峻。故和田先生曰：凡发汗剂得阳浮药，其效益深。旨者言乎！总而言之，桂枝、生姜为大温发汗药，苏叶、荆芥为微温发汗药，而其辛以散之则一也。故桂枝《本经》主出汗、止呕唾。生姜《本经》主温中、出汗。苏叶《别录》主除寒下气，《纲目》主解肌散风。荆芥苏颂主暴伤寒，能发汗；时珍主散风热、利咽喉。

以上药虽八味，重则麻黄、桂枝，略轻则薄荷、苏叶，稍重则葱白、生姜，最轻则木贼、荆芥，配以杏仁、橘红，或合炙甘草，或合大枣已足，尽辛甘化阳、发散风寒之能事。虽然神而明之，存乎其人，试举麻黄一味，略言其要。张长沙麻黄汤、麻杏石甘汤、麻杏苡甘汤三方，同一麻黄为君药，臣以杏仁，使以炙甘草亦同。一则配桂枝为正佐，而为正伤寒之重方；一则配石膏为反佐，即为客寒之良方；一则配苡仁，亦为正治，即为风寒湿痹之轻方。宛如《周易》一爻，变则全卦皆变者，此全在配合之妙用也。配合愈妙则治效愈大，而透彻病根愈速。然配合不当，反受大害。故知单味药之性，用不知药物互相之关系者，尚不能称为全用药力者也。但初学骤涉其涯，焉能识此？故将各药之含有散性作用者约分五类，一为温散风寒药，得十三品；二为凉散风热药，得二十一品；三为燥散风湿药，得二十品；四为解散风毒药，得十品；五为升散郁火药，得六品。每类各撰小论，举其要略。每类各药首列味、性、气、质，次详主治证候，又次归经，又次归某经，下必详如何之作用二句，此数字或括是药全性，或专及是药最重之用，又次用量及配合，又次前哲发明，终以禁忌。俾学者熟悉一药即得一药之作用及其利弊之轻重，庶不致空费心力，徒耗目力，即临证制方亦不致疑混。兹特首揭大意，为之说明，后均仿此。

论温散风寒药

《内经》云："至下之地，春气常在。"又云："春主风，风为百病之长。"由是推之，东南地居卑下，凡外感病，当以风邪为最多。感之于人，风重于寒者，则为伤风，俗名冷伤风，或名重伤风。其症头痛，身热，自汗，恶风，咳嗽白痰是也。寒重于风者，即为伤寒，俗名大伤寒。其症头痛，发热，恶寒，无汗，甚或身痛是也。风与寒并重者，即为风寒，通称四时感冒。其症寒热，头痛，汗出不多，或竟无汗，或咳嗽，或体酸，或呕逆是也。四时皆有，然冬三月乃寒水司天，较三时之风为独冷，故前哲以冬感风寒即病者为正伤寒，其余三时但称感冒、风寒而已。非谓春必病温、夏必病暑、秋必病燥而无风寒之症也。至于治法，总以宣上发表为首要。其药轻则如杏仁、橘红、木贼、葱白、生姜之类，重则如辛夷、苏叶、藁本、独活之类。俾其汗出即解，此为祛风散寒普通发汗之要药。惟麻黄、桂枝，必其人体气强壮、皮腠致密者始可暂用，以取速效。若香薷乃夏令发汗正药，先受暑后感寒者，初治为必需之品。威灵仙乃痛风要药，凡周身痛、历节痛均可佐入以奏功。医者苟能辨证清楚用药，自不致泥于时令矣。然必深悉其药之性用，庶能随证立方，不致误入。谨撰温散风寒药十三品，发明于后。

温散风寒药 (计十三品)

苦杏仁 果木类。炮去皮尖，勿研。双仁者勿用。

味苦、微辛，性温，质滑。散上焦之风寒，除肺管之痰喘，止胸中气逆而嗽，润大肠气闭不通，炒香消狗肉如神。生用解锡毒，有毒。

按：苦杏仁入肺、胃、大肠三经，为宣肺下气、润燥滑肠之药。宣肺泡用，润肠炒研。轻用钱半至二钱，重用三钱至四钱。配苏叶、橘红、桔梗、姜夏，治风寒痰嗽；合白蔻、苡仁、川朴、滑石，治湿温寒热；配桑叶、连翘、枯芩、蔻仁皮，治伏暑肺证；合枳实、焦栀、姜夏、生川柏，治湿热黄疸。东西医亦谓有祛痰镇嗽作用，常制杏仁水，治干嗽及咳嗽频发者，多与镇静脑筋药相配。因其内含油质，又作润剂治咳嗽便闭类病。观此，则杏仁化痰止嗽、宣肺润肠，中外一致矣。凡风寒、风温、风湿等而有痰嗽者，均可佐用。但有小毒而耗气，热盛咳血者忌。性温开肺，阴虚劳嗽者尤忌。若双仁者有大毒，能杀人，切勿入药。

东垣论杏仁与紫菀均属宣肺、除郁、开溺，而一主于肺经之血，一主于肺经之气。杏仁与桃仁同治便秘，而一治脉浮气喘便秘，于昼而见；一治脉沉发狂便秘，于夜而见。冯楚瞻论杏仁与瓜蒌均属除痰，而一从腠理中发散以祛，故表虚者最忌；一从肠胃中清利以除，故里虚者最忌。

广橘红 果木类。此药市肆近有四种：一赖橘红，又名化橘红，广东化州赖家园所产，味甚辛，气甚香，最良；二广橘红，即广橘皮去白，广东新会县所产，味亦甚清芬，尚良；三福橘红，亦假称化橘红，皮厚，色青，味苦辛，气亦浊，最劣；四衢橘红，浙江衢州产，味极苦辛，气又浊，亦劣，用蜜炙略减其辛味。

味辛带苦，性温，质轻，开肺发汗，颇有轻扬之妙。消痰止嗽，尚无峻猛之嫌。久嗽气虚，亦当禁用。

按：广橘红即广皮去白，故通称广皮红，专行肺经皮肤，为发表除寒、宣气豁痰之药。轻用四分至五分，重用六分至八分。配生姜，治胃逆呕呃、肢厥；合枳实，治胸痹气塞而短；配桔梗，治肺郁不舒；合姜夏，治胃寒停饮。但味辛、性温，长于发散，气虚痰嗽者忌，阴虚燥咳者尤忌。

木贼草 湿草类。发汗去节。烘过退翳，不必去节。

味甘、微苦，性温，质轻。去节者善发汗，能散寒包火郁、湿遏热伏。留节者去目疾，专治迎风流泪，翳膜遮睛。然惟冒寒者，能微汗；暴翳者，能退消。若久翳血虚，即非所宜；暴怒赤肿，亦勿妄用。

按：木贼草入肺、肠二经，为发汗退翳、宣肺宽肠之药。发汗六分至八分，退翳、宽肠用一钱至钱半。配葱白、豆豉，治四时感冒；合生姜、芽茶，治普通常证；配青皮、槟榔、姜夏、苍术，除湿证痰多；合桑叶、茶菊、蝉衣、决明，退风热目翳。李氏时珍谓："与麻黄同形同性亦能发汗者，以其体轻空，其用宣散也。"丹溪翁曰："去节烘过，发汗至易。"诚为经验之言。李士材《本草征要》但主退翳止泪之功，未免昧于性用矣。况除发汗退翳外，《嘉祐》兼治肠风久痢，《纲目》兼治大肠脱肛，亦因其有轻扬升散之作用耳。若以其色青能益肝胆，恐未必然。即目翳亦由肺经风郁，上入目系，目系郁结则目白起翳，故用轻扬肺风之木贼草以退之，以目白属肺所主也。然不可久用，久用多令人目肿。

鲜葱白 菜类。去青用白，亦有连须同用者，名葱茎白。

味辛，中空，性平微温。达表发汗，能除寒热、伤寒，利气通阳，善止奔豚、腹痛，专开气毒喉痹，亦可通乳安胎。

按：葱白入肺、胃二经，为发表和里、宣气通阳之药。生用辛散，熟用甘温。外实中空，肺药也。肺主气，外应皮毛，其合阳明，故所治之证多属肺、胃经病，皆取其通气发散之功。轻用二枚至三枚，重用四枚至五枚，必须切碎。配豆豉、生姜，治春冬冷温；合白蜜、陈酒，治皮肤痛肿；配附子、干姜，治中风、肢厥、脉微；合香附、苏梗，治妊妇伤冷腹痛；配粳米煮粥，治时病头痛；合陈醋冲汤，治伤寒劳复；炒熟捣涂，治小儿盘肠；杵汁顿服，治女子乳痈；葱心插入阴器，立通男子溺闭、妇人转胞；即刺戟耳鼻，亦能苏自缢垂死、中恶将亡，诚为便贱灵之良药。但同蜜食，则杀人；同枣食，令人病；同鸡矢、犬肉食，令人动血；即服地黄、常山之人，亦忌同食。他如葱叶，专散血气；葱须，专行经络；葱花，专治胃痛如神；葱子，专主补中明目。若蟠葱，专主冷热疝气，胡葱，专主消肿为水，疗肿解毒。

辛夷仁 香木类。一名木笔花，俗名望春花。剥去瓣，用忌火焙。

味辛、气烈，性温，质轻，宣肺达脑，专治鼻塞涕出，头风，脑痛。温胃解肌，能除体热憎寒、面肿齿疼。

按： 辛夷仁入肺、胃二经，为上行颠顶、内宣肺胃之药。轻用三分至五分，重则六分至八分。配苍耳、白芷、薄荷，专治鼻渊涕；合川芎、菊花、芽茶，善止头风脑痛。除治上受风寒、头眩脑痛外，凡鼻渊、鼻鼽、齆鼻及痘后鼻疮，并研末，入麝香稍许，葱白蘸入数次，屡效如神。泂溪老人云：其性专于向上，故能升达清气；又得春最先，故能疏达肝气；芳香清烈，长于驱风。凡头目之疾，药不能尽达者，此为之引也。但辛香走窜，头脑痛属血虚火炽者忌，齿痛属胃火者尤忌，即气虚人，上受风湿，鼻寒流浊涕者亦忌。

香薷 芳草类。俗写香茹。江西白花者良。去根，用叶晒干用，忌火烘。

气味辛香，性但微温。先升后降，解表下气。主治霍乱腹疼，兼消通身水肿。煅灰能驻鼻衄，泡茶可止冷呕。

按： 香薷入肺、胃、脾三经，为散寒利湿、宣气发汗之药。轻用八分至一钱，重用钱半至二钱。配薄荷，散暑发汗；合白术，利尿消肿；配杏仁、川朴、扁豆花，治寒郁暑闭；合银花、连翘、荷叶边，治冒暑起痧。

卢之颐谓：香薷治暑，世未究其所以然，盖暑气流行曰暑淫，肺金受邪曰金郁。《经》云：金郁则泄之，解表利小水是也。香薷大能上输肺气，通调水道，下输膀胱，故为夏令暑湿之正药。然其功力，不仅著于逆暑而成病，观《易简》主四时伤寒不正之气，《日华》主呕逆冷气，则亦可治寒气矣。故孟英谓：香薷多用于先受暑邪，乘凉饮冷，致阳为阴寒所遏，遂病发热恶寒，头痛烦渴，或吐或泻，或霍乱者。宜用此以发越阳气，散寒利水，解表和中。故有夏月之用香薷，犹冬月用麻黄之说。但总为寒湿外袭、表寒里热而设，不可用以治不夹寒湿，表里皆热之中暑也。即《内经》云：暑当与汗出，勿止。亦指暑邪为寒湿郁遏而言。缪仲淳曰：香薷辛散温通，故能解寒郁之暑邪气。一言破的，但宜微冷而饮，热服多令人泻，甚或连药吐出。

紫苏叶　苏草类。忌鲤鱼。或单用，或连梗用。

色紫，气香，味辛温。解肌发表，善散风寒，和血温中。专除冷痛，既止霍乱转筋，又治心腹气胀。

按：紫苏叶入肺、肝、胃三经，为发汗散寒、行气和血之药。轻用六分至八分，重用一钱至钱半。配广皮，治感寒气上；合黄连，治受孕恶阻；配藿香、乌药，则宽中泄满；合香附、橘红，则发汗解肌；配川芎、当归，则行血和营，能调中止痛；合木瓜、厚朴，则散湿解暑，治霍乱脚气。卢之颐曰：叶则偏于宣通，详其色、香、气、味、体性，诚为推陈致新之宣剂也。故气下者，可使之宣发；气上者，可使之宣摄。杨时泰曰：紫苏茎、叶，始尝味辛，后有甘，而辛胜于甘，故能通心、利肺、益胃，上中下胥赖之，如中焦之病霍乱，上焦之病胸膈不宽，下焦大小便之不通，脚气之壅阏，苟用之，而主辅得宜，又何宣发宣摄之不奏功乎哉？惟表弱气虚者忌，火升作呕者亦忌，阴虚发热者尤忌。

鲜生姜 菜类。味辛烈，性温散。生用发表，散风寒，化痰涎，专治伤寒、头痛、咳逆上气。蜜煨，温中，止呕吐，消胀满，兼除肺风痰嗽，鼻塞涕流。

按： 生姜入肺、胃二经，为达表、发汗、除痰、止咳之药。轻用六分至八分，重用一钱至钱半，煎汤。配大枣，能行津液，和营卫；杵汁，合竹沥，则走经络，除热痰；配白蜜熬热，治痰凝久嗽；合童便和灌，除风毒、暑积。惟风温咳嗽者忌，阴虚劳嗽者尤忌。误用，必咳血失音。

麻黄 湿草类。发汗，取茎，去根节，煮十余沸，竹片掠去浮沫；治咳，带节蜜炙；若止汗，取根节。

味性微麻而温，体质中空而浮，外达皮毛，主治伤寒头痛。上宣肺经，专疗咳逆上气；下输膀胱，能通水肿尿闭；中通脉络，亦破积聚癥坚。

按： 麻黄为肺经专药，兼入内肾、膀胱二经。为发表出汗，宣肺通肾之药。轻用三分，重用八分至一钱。配桂枝，散营分寒邪；合石膏，泄卫分风热；配川贝、冰糖，止肺经伏寒久嗽；合附子、细辛，治胃经发热、脉沉；配归须、小茴、鼠矢，善破癥坚；合紫菀、泽泻、二苓，极通尿闭。总之，麻黄轻扬上达，气味最清，故能透出皮肤毛孔之外，又能深入积痰凝血之中。凡药力所不到之处，此能无微不至，较之气雄力厚者，其力更大。惟诸虚有汗、肺虚嗽气发喘、阴虚火灼咳嗽者，均忌。

川桂枝 香木类。即肉桂树嫩枝极细者，为柳桂，桂枝尖最辛香，桂枝木气味较淡。

辛香四达，性极温通，善调营卫，专治中风自汗，横行肩臂，能散上肢凝寒，阳维之寒热可除，阴结之奔豚亦散。

按： 桂枝为心经专药，兼入膀胱、阳维二经，为温经通脉、行血发汗之药。轻用三分至五分，重用八分至一钱。配桑枝、络石，善治手足痛风；合松节、秦艽，能舒骨节拘挛；配通草、细辛，能温肝经肢厥；合滑石、通草，极通膀胱溺道。桂枝本能解肌发汗，不过较之麻黄，性略轻缓耳。至于有汗能止者，非桂枝止汗也，以其与生白芍辛酸同用，调和营卫，使邪从汗出，自止耳然。惟脉浮缓、苔白滑始为恰合。若风温咳嗽者忌，误服必吐血。他如阴虚之体及历经失血者，均忌。

藁本 芳草类。香而燥者，良；臭而润者，勿用。

味辛而苦，性温而雄。外治督脉为病，腰脊冷痛；上治大寒犯脑，痛连齿颊；下治妇人疝瘕、阴肿、寒疼。

按： 藁本入督脉、膀胱二经，为温经散寒、驱风燥湿之药。轻用五分至八分，重用一钱至半。配木香，治雾露诸邪中于上焦；合白芷，治冷风作泄，伏于胃经。但性温气雄，头痛夹内热，春夏温病、热病、头痛、口渴及产后血虚、火炎头痛，均忌。

独活 山草类。益州产为独活，气色细黄；西羌产为羌活，色紫气雄。去皮或焙用。味辛带苦，性温气细。风寒所击，百节拘挛，头目晕眩，非此不除。阴湿为痹，男子奔豚，妇人疝瘕，得此则消。

按： 独活入肾经，为温经散寒、搜风去湿之药。轻用六分至八分，重用一钱至钱半。配细辛，治肾经头痛；合藁本，治督脉脊强；配黑豆、陈酒，定产后风痉；合小茴、鼠矢，消妇人瘕聚。王好古曰：二活本非异种，后人因羌活气雄、独活气细。故雄者治足太阳风湿相搏，头痛、百节痛、一身尽痛者，非此不除；细者治足少阴伏风头痛、两足湿痹不能动止者，非此不治。但风药善耗，血虚而遍身痛及阴虚下体痿弱者，均忌。血虚头痛、目眩者，尤忌。

威灵仙 蔓草类。俗名铁脚威灵仙。

味苦微辛，性温而猛。通经络而治痛风，去冷滞而行痰水，膝冷腰疼最效，宿脓恶血皆除。

按： 威灵仙通行十二经络，故能宣疏五脏，为痛风之要药。轻用五分至六分，重用八分至一钱，极重钱半。朱丹溪曰：其性好走，上下皆宜，亦可横走，朝服暮效。汪䜣庵曰：此能除中风、头风、痛风、顽痹、黄疸、浮肿、二便俱闭、风湿痰气、一切冷痛，不但如本草所载也。但性极快利，积痼方效，否则泄真气。张路玉曰：痘疹毒壅于上，不能下达，腰下胫膝起灌迟者，用为下引，立效。其性利下，病壮实者，诚有殊功。气虚者服之，必虚泻而成痼疾。由是而类推之，威者，言其猛烈；灵者，言其效验。但性温而燥，走而不守。凡病非风痹及阳盛火升、血虚有热、表虚有汗、痎证口渴、身热者，均忌。

论凉散风热药

风无定体，不但四时为异，四方亦不同也。以一季而论，冷暖不齐，两畅判。风寒风热，顷刻变迁，感之于人，施治有别。张长沙桂枝证，风寒病也；发汗身灼热者，风温病也。然昔人往往知有风寒而不知有风热，岂知风热即风温也，四时皆有，冬春为甚，夏令则多暑风。前哲惟叶香岩先生独窥其微，谓风温首必犯肺，先卫后营，由气入血。治法初用辛凉，继用甘寒，忧忧独造，洵千古开群蒙也。继其后者，吴坤安、陈平伯、吴鞠通、王孟英、雷少逸诸君，亦皆善用其法。至其为病，初势轻者，不恶风，重则畏风，必头痛、身热、咳嗽、微渴，脉右浮数或浮滑，舌苔薄白者居多。其药如荆芥、薄荷、蝉退、僵蚕、香豉、牛蒡、蔓荆子等为首药，辛凉开肺以达卫分，先使其微汗而解。失治，必咳嗽、自汗、口渴、烦闷，脉又加数，苔转微黄，肺热既未肃清，而风从火化，邪已转入胃经。其药如桑叶、滁菊、银花、雨前茶、青菊叶、浮萍等，清泄肺胃，或发疹瘰，或仍微汗，使邪从肌表外达而解。再失，必身灼热、心烦闷、头胀痛，目白红甚，或咽阻喉痛，或齿疼，一身四肢或酸痛或拘挛，脉左数而微弦，苔虽微黄而舌边略现紫光者，上则风壅阳络，中则热传肝经。其药轻则如寻骨风、苦丁茶、秦艽、络石、谷精草、决明子、青葙子、鲜竹叶等，轻宣络热，清泄风火，使乍入阴分之邪热转出气分而解。此皆凉散风热之轻清药，其间，或佐苦杏仁、广皮红等宣肺消痰，或佐瓜蒌皮、川贝母润肺活痰，或佐焦栀皮、连翘壳、枯芩等微苦清火，随症均可酌用。即夏月暑风证，亦可用此等药酌用治之，或加香薷、青蒿，或加六月雪、荷叶边、西瓜翠衣、丝瓜皮、荷花露等可也。若势重者，此等药救济不及，当于清凉剂及开透剂中对症选用，兹不赘。谨选凉散风热药二十一品，发明于后。

凉散风热药（计二十一品）

荆芥 芳草类。一名假苏。去风，茎穗同用，或独用穗，以穗在巅，善升发也。治血须炒黑用。反驴肉、无鳞鱼及蟹与河豚。

味辛，气香，微温。轻宣风热，清火目而利咽喉；辛散血瘀，解疮毒以消痈肿。用穗则上行外达，眩晕筋急最宜；炒黑则止血和营，吐血崩中皆效。

按： 荆芥为肝经专药，兼入胃、肠二经，为散风解热、行血疏肝之药。轻用一钱至钱半，重用二钱至三钱。合防风、白芷，散风最效；合银花、连翘，透疹亦灵。昔华元化治产后中风口噤、发痉及血晕不醒，用荆芥三钱微焙为末，豆淋酒①或童便调服，大效。贾似道用荆芥略炒为末，酒服二钱，治中风口噤、四肢搐搦或角弓反张，云前后用之甚验。皆是搜经中风热、络中血瘀之功。惟表虚自汗、血虚寒热、阴虚火炎面赤因而头痛目眩者均忌。

苏薄荷 芳草类。一名龙脑薄荷，又名鸡苏。苏产最良，气甚香烈；

① 豆淋酒：黑豆炒焦，以酒淋之，大豆制备亦可。有破血祛风之功效。

他处产晒干则气味较淡，惟鲜者蒸露，气亦芳烈。

辛能散，故治痰嗽失音；凉能清，止脑风头痛，消瘾疹、瘰疬，利耳目咽喉。煎汤含漱，去舌苔语涩；捣汁涂布，解猫咬蛇伤。既能解热散风，亦能消食下气。

按： 苏薄荷入肺、肝二经，为去风发汗、宣肺疏肝之药。轻用三分至五分，重用六分至八分。冲服尤良。配竹叶、连翘，消上焦暑热；合滑石、通草，疏肌腠湿滞。但芳烈透脑，辛香伐气，发泄太过。凡气虚人多服则动消渴病。若阴虚发热、咳嗽、自汗者，尤忌。

霜桑叶 灌木类。采过二次者力薄无用，入药须采过头叶者，则二叶力全。至大雪后犹青于枝上或黄枯于枝上皆可用。若经雪压更妙。雪晴之日即采下，线穿悬户，阴干，其色渐黑，风吹作铁器声，故一名铁扇子。

味淡、微苦，性亦微寒。色青入肝，息内风以除头痛；气清肃肺，除热咳而退眼红。消皮热之瘾，除风温之寒热，驻肝热妄行之胎漏，止肺热下移之肠风。

按： 霜桑叶入肺、肝二经，为去风泄热、肃肺清肝之药。轻用一钱至钱半，重用二钱至三钱。吴鞠通曰：桑得箕星之精，箕好风，风气通于肝，故桑叶善平肝风；且芳香，有细毛横纹最多，故亦走肺络而宣通肺气。配菊花、苏薄荷，专治风温；合竹茹、丝瓜络，能清胎热；配甜杏仁、川贝母，清燥救肺；合焦山栀、粉丹皮，泄热凉肝。时行感证，由于风温暑热者服之更妙；胎前诸病，由于肝热风盛者尤为要药。他如煎汤洗风眼下泪，研末米饮调服能止盗汗，煎汁代茶能止消渴，尤其功用之浅显者也。惟胃虚停饮、感寒咳嗽者勿用。

甘菊花 湿草类。有黄白二种，黄者味甘，白者味苦。惟滁菊花、白茶菊味甘淡而微苦，滁菊花气味尤良，白茶菊次之。野生者名苦薏，味极苦，服之伤人脑。

味兼甘苦，性禀和平。治头风，平脑痛，养目血，退翳膜，清肺气而热自除，泄肝火而风自息。

按：甘菊花为肝经专药，兼肺、胃二经，为驱风泄热、清肺平肝之药。轻用一钱至钱半，重用二钱至三钱。黄甘菊味纯甘，甘润补阴，故善养目血。白滁菊气清芳，芳烈透脑，故专治头风。甘菊配杞子，养阴明目；滁菊合芽茶，平脑止疼。徐洄溪曰：凡芳香之物皆能治头目肌表之疾，但香则无不辛燥者，惟菊花得天地秋金清肃之气，气清而不燥烈，故治头目风火之证尤良。

蜜银花 蔓草类。一名忍冬花，通称金银花。蜜州产最良。土银花晒干则气味淡薄，惟蒸露，气亦清香。

味甘性凉，气亦芳香。解热消痈，止痢宽膨。清络中风火血热，解温疫秽恶浊邪，息肝胆浮越风阳，治痉厥癫痫诸证。解轻粉毒颇有殊功，洗痘疮陷亦多奏效。

按：蜜银花入肺、肠二经，为疏风泄热、解毒去脓之药。轻用一钱半，重用二钱至三钱。李时珍曰：忍冬藤叶与花功用皆同，昔人称其治风除胀、解痢逐尸为要药（逐尸者如治飞尸、伏尸、遁尸、虱尸、尸疰等证），而后世不复知用，但称其消肿散毒治疮而已。配连翘、牛蒡子，治肺经温病；合地丁、野菊花，消疔疮肿毒。故张氏路玉推为阳痈溃后之圣药，陈氏藏器主治热毒血利之良药。惟气虚脓清、食少便泻者忌，湿重热轻、胸脘痞满者亦忌。

蔓荆子 灌木类。去蒂下白膜，酒浸一日，晒干用。

味苦辛，性微寒。气升而散，故除头痛脑鸣、睛疼泪出；体轻而浮，故散筋骨寒热、湿痹拘挛。既能坚齿，又去白虫。

按：蔓荆子入肺、胃、膀胱三经，为疏风散湿、凉血泄热之品。轻用一钱至钱半，重用二钱。徐之才谓其善散阳明风热，李时珍亦主头面风热之证。惟头目痛不因风邪而由血虚有火者忌，瞳神散大者尤忌。

蝉蜕 虫类。一名蝉衣，又名蝉壳，俗名蝉退。沸汤洗净，去足翅，晒干。

味甘咸，性微寒。体轻而扬，故能快斑疹之毒壅，宣皮肤之风热；气升而散，故能除目昏之障翳，治疗肿之毒疮。止小儿惊痫夜啼，开大人失音哑病。既可催生，又消阴肿。

按： 蝉蜕入肺、肝二经，为散风泄热、发疹开音之药。轻用三分至四分，重用六分至八分。杨玉衡《本草类辨》云：蝉吸风饮露，气极轻虚，故王海藏主治一切风热之疹。但脱者退也，脱然无恙也，岂独能疗惊痫，开失首、止夜啼、发痘疹、杀疳虫，为小儿要药已哉？又岂独退翳膜侵睛，祛胬肉满眵，为眼科要药已哉？因其吸饮风露而不食，故能治风热不食之病。因其但有小便，故能治小便淋癃短赤之病。轻清灵透，为治湿病之圣药。寇宗奭曰：蝉性善退，胎前禁用。然余屡用于孕妇温病，未见动胎。李时珍以蝉蜕主治头风眩晕、皮肤壮热、斑疹作痒，余谓总是热毒攻卫，故用之大验。又治鳖病、狂乱、瘫痪、心悸，余谓风热生惊则瘫痪，去其风热则肝气和，心神安，惊搐自定，叫啼自息。又云去壮热治肠鸣，余谓肺移热于大肠则肠鸣，则鸣幽幽。蝉蜕能清散，肺热去则大肠之热自去，而声亦无矣。配蜂蜜，治胃热吐食；合竹衣，开肺热失音；配僵蚕、生军、广姜黄，清表里三焦大热；合钩藤、朱砂、杜胆星，定小儿天吊嗓风。若治婴孩夜啼，当去前截用后截，服之即止，若用前截即复啼。如治惊痫寒热，当用蝉腹，取其利窍通声、去风豁痰，较蜕更捷。惟痘疮虚寒证及肺痨失音均忌。

白僵蚕 虫类。即虫之因风而僵者，色白为良。入药惟取直者为雄。米泔浸一日，待涎浮水上，焙去丝及黑口，或酒微炒。

味辛咸，性平和。化风痰，消瘰疬，拔疔毒，减瘢痕。治中风失音，去皮肤风痒，止女子崩中、赤白，定小儿惊痫、夜啼，能消咽肿喉痹，亦祛头风齿痛。

按： 白僵蚕入肺、肝、子宫三经，为驱风化痰、解热止痛之药。轻用一钱至钱半，重用二钱至三钱。李时珍曰：蚕性喜燥，祛风胜湿，主治温病兼风之证，故散风痰头痛，风热齿疼，咽喉痹疼，皮肤斑疹、丹毒、风痒，一切风热肿毒。灵胎谓：风邪中人，有气无形，穿经透络，愈久愈深。僵蚕感风而僵而反能治风者，因蚕本食桑之虫，桑能治风养血，故其性相近，气亦相感，和入诸药，使为乡道，则药力至于病所，而邪与药相从，药性渐发，邪或从毛出，或从二便出，不能复留矣，此即从治之法也。即其善治喉痹者，亦取其清化之气从治相火，散浊逆结滞之痰也。凡病因风热痰浊互结为患者，无不可用以奏功。杨玉衡推为时行温病之圣药，每合蝉蜕加入于升降、双解、凉膈、神解等散及三黄、石膏、六一、顺气、大柴胡诸汤中，殆亦历经实验欤。惜市肆多藏于石灰瓦中，未免燥烈，用时必须酒洗或酒微炒，以解燥性，立方时注意可也。

淡豆豉 壳类。一名淡香豉，用黑豆淘净，伏天水浸一宿，蒸熟，摊开，蒿覆三日后，黄色取晒，下瓮筑实，桑叶厚盖，泥封七日，取出，又晒，酒拌入瓮，如此七次，再蒸，晒干。江右制者良。入发散药，陈者为胜；入吐药，新者优。

味苦性寒，形腐气浊。解肌发汗，头疼与寒热同除；下气消烦，满闷与温□并妙。疫气、瘴气恰合，痢疾、疟疾咸宜。

按： 淡豆豉入肺、胃二经，为除烦解表、下气清中之药。轻用二钱至三钱，重用四钱至五钱。配葱白，治温病兼寒；合栀子，止心烦不寐；配食盐，则涌吐；合陈酒，则散风；配薤白，则治痢；合大蒜，则止血；配人中黄、山栀、芽茶，治温热疫证；合生玉竹、桔梗、甘草，治风热燥呛。

生用发汗，炒热止汗者，殆亦麻黄根节之义欤。惟伤寒传入阴经与直中三阴者皆忌。

牛蒡子 湿草类。《本经》名恶实，一名鼠粘子，又名大力子，陈酒微炒。

味苦而辛，性冷而滑。上宣肺气，散风热而清咽喉；外达皮毛，发痘疹而消痈肿。既除筋骨烦热，又通血热便闭。

按：牛蒡子入肺、胃、三焦三经，为散风泄热、解毒发疹之药。轻用一钱至钱半，重用二钱至三钱。李东垣曰：效能有四，一治风湿瘾疹，二疗咽喉风热，三散诸肿疮疡之毒，四利凝滞腰膝之气。配雄鸡冠血、胡荽子，发痘陷不起；合活水、芦笋、连翘壳，消痈毒为壅。生研外敷，治痈疡毒盛，即出疮头；酒炒单服，祛皮肤热风，能消斑毒。张氏路玉推为疮疡痘疹之仙药，洵不诬也。惟疮家气虚色白，大便泄泻者忌；痈疽已溃，血虚气陷便滑者尤忌。

紫背浮萍 水草类。浮水面小而背紫者是，大而色青名大青萍，俗名光光铲，总以紫背者良。

味辛性寒，体轻气浮。发汗类于麻黄，主治暴热身痒、恶疾疠风；下水捷于通草，善除消渴酒毒、风湿脚气。

按：浮萍入肺、胃、肾、膀胱四经，为驱风泄热、通尿利水之药。轻用五分至六分，重用八分至一钱。配苦杏仁、石膏、甘草，治风湿烦渴；合五加皮、赤苓、猪苓，治水肿尿闭。研末蜜丸名去风丹，约重五分，豆淋酒下三丸，善治大风、癞风、瘫风、缓风及三十六种风，皆验。然惟大实大热者始为恰合。若风病气虚者忌，表虚自汗者尤忌。

雨前茶 山木茶。产杭之龙井者佳，莲心第一，旗枪次之，土人于谷雨前采撷成茗，故名。三年陈者入药，新者有火气。

味甘苦，微涩。性凉而气芳。寒而不烈，善能清脑提神，醒睡、明目、清喉尤擅持功；消而不峻，兼能导滞下气，宿食、脘痞、噫嗳亦有专效。

按：雨前茶入脑、肺、胃、肠四经，为肃清风热、上中下焦之药。轻用八分至一钱，重用钱半至二钱。配川芎、薰本、紫苏，治风寒头痛；合天麻、菊花、桑叶，消郁热头风；配麻黄、杏仁、石膏、甘草，治客寒包火，无汗而喘；合半夏、橘红、薄荷、前胡，治风邪犯肺，痰多气壅；配硼砂、川贝、梅冰蜜丸，清咽利喉；合粳米、白糖、荆沥煎膏，除痰止嗽；配胡桃肉、川芎、胡椒，除三阴疟；合陈年糕、茉莉花、冰糖，止五色痢；配葛花、青果，善能醒醉；合枳壳、桔梗，亦可消痞；配生姜，治疟痢最便；合白矾，定癫痫尤良。但胃气虚寒、中虚停饮、夜卧少寐、久泻伤脾，均当忌用。

青菊叶 芳草类。滁州白菊叶最良，海宁城头菊叶亦妙，吾绍家园开黄白花者亦可用。或专用叶，或连茎并用。

味苦性寒，气清质润。去头风而明目，宣肺热以清喉。鲜者生捣罨疔疮疖毒尤良，煎汤洗擦治蛇咬梅疮亦效。

按：青菊叶入脑、肺、胃、肝四经，为宣气祛风、凉血解毒之药。轻用钱半至二钱，重用三钱至五钱，极重八钱至一两。配桑叶、芽茶、荷叶边，治温病头风；合银花、川芎、苦丁茶，治风热头痛；配万年青根同捣鲜汁，立吐风痰，善开喉痹；合天灯笼草煎汤搽洗，消天疱疮兼散暑节。若风寒头痛、阴疽内陷最忌。

巡骨风 山草类。其形极似兔耳，草入药，用锦兜包。

味甘淡，性凉润。气质轻清，形类兔耳，故能立止肺血；叶多筋脉，功同桑叶，故能善泄肝风。

按：巡骨风入肺、肝二经，为祛风泄热、肃肺清肝之药。轻用二钱至三钱，重用四钱至五钱。唐容川《本草问答》但云：巡骨风叶大而有芒角，故主散风。察其叶稍卷，如兔耳形，上面淡绿，下面微白，横纹最多，绿边黄色毛茸茸，故清肺气而走肝络。配淡竹茹、血见愁，善止肺热吐血；合霜桑叶、滁菊花，能平肝热生风。为凉散风热中一种轻清平和之良药。

苦丁茶 山木类。一名角敕刺茶，俗名老鼠刺叶，根名十大功劳。徽州最多，吾绍各山皆有。

味甘。苦丁茶入肝二经，为驱风泄热、活血通络之药。轻用一钱至钱半，重用二钱至三钱。配青菊叶、荷叶边，治脑热头风；合鹅管灰、百草霜，能终身无孕。徽州土人，二三月采茶时兼采十大功劳叶，和匀同炒，焙成茶货，与尼庵转售富家妇女，云妇女服之终身不孕，为断产第一妙药。若配以血管鹅毛灰，用此茶五钱，加酒煎汤，调下一钱，绝孕如神。然不轻用，恐伤天和。以其角有刺，极通任脉故也，凡孕妇最忌。

左秦艽 山草类。长而黄白，左纹者良。拭去黄白毛，酒浸一宿，晒干用。

味苦微辛，性平质滑。祛风活络，定肢节之酸疼；养血舒筋，解通身之挛急。疗风无问久新，头风与肠风并效；祛湿不拘表里，黄疸与酒疸皆治。既可荣筋，并能养胎。

按： 秦艽入肝、胃、大肠三经，为祛风、湿、热三痹必用之药。轻用八分至一钱，重用钱半至二钱。配川芎、当归，入肝而舒其经络；合滑石、通草，入胃以祛其湿热。合蝉蜕、僵蚕，治风热之口噤牙痛；合生地、白芍，除肠风之泻血腹疼。风除则润，故秦艽为风药中润剂；湿去则补，故秦艽为散药中补剂。惟味极苦，质亦滑，胃气虚寒，大便滑润者忌；气虚下陷，小便不禁者尤忌。

络石藤 蔓草类。《本经》名石鲮，《别录》名石龙藤，又石鳞、石蹉、略石、明石、领石、县石，皆其别名，俗称络石藤。以粗布拭去毛，甘草水浸一夜，切用或酒炒。

味淡苦，性微寒。散风热，消痈肿，坚筋骨，利关节。既滋口舌之干，又住腰髋之痛。煎汤固妙，浸酒尤宜。

按：络石藤入胃、肝、肾三经，为疏风通络、凉血退热之药。轻用二钱至三钱，重用四钱至五钱。配金锁匙、生甘草，治喉肿不通，水浆不下；合真新绛、旋覆花，治关节不利，筋络不舒。李时珍曰：络石性质耐久，气味平和。《神农》列之上品，李当之称为药中之君。其功主筋骨关节风热痛肿，医家鲜知用者。沈芊绿曰：络石之功专于舒筋活络，凡病人筋骨拘挛，不易伸屈者，用之无不获效，屡试屡验。由是饮之，络石藤之性质、功用无不明矣。

谷精草 湿草类。取嫩秧，花如白星者良。田低而壳为水腐，得谷之余气，结成此草，故田中收谷后多有之。

味辛淡苦，性平体轻。辛能散结，善治风热头痛、风火齿痛；轻则上浮，专退痘后生翳、肝热起星。既开喉，亦治诸疮。

按：谷精草入肝、胃二经，为散风清热、明目退翳之药。轻用一钱至钱半，重用二钱至三钱。配羚角片、石决明、龙胆草，治肝热起星；合木贼草、霜桑叶、滁菊花，治痘后生翳；配薄荷、竹叶、石膏，治风火牙痛；合薄荷、桔梗、甘草，治风热喉痹。李氏时珍赞其明目退翳功在菊花之上；张氏路玉谓此草兔性喜食，故目疾家专用。与望目砂功用不殊，治目中诸痛，而去星尤为专药。

决明子 湿草类。状如马蹄，俗名马蹄决明。捣碎用。

味咸甘苦，性但微寒。驱风散热，专治羞明、眼赤肿痛；明目清肝，能消青盲内障、翳膜遮睛。

按：决明子入肝经，为疏风散热、明目消翳之药。轻用一钱至钱半，重用二钱至三钱。配杞子、菊花，养血息风；合生地、女贞，滋阴明目。贴太阳穴，治头疼；以水调末涂肿毒；贴眉心，止鼻衄；作卧枕，治头风。《本经》言：久服益精光。是指目疾入肝热内燥者而言。若肝血虚寒者亦不宜服。

青葙子　湿草类。一名草决明。

味纯苦，性微寒。泄热祛风，益脑髓而坚筋骨；凉肝明目，消赤障而退唇青。

按：青葙子入肝经，为善驱风热、凉血泻肝之药。轻用一钱至钱半，重用二钱至三钱。《本经》主唇口青。《大明》主益脑髓，坚筋骨。甄权治肝脏热毒冲眼、赤障、盲总不肃，清肝经风热而已。盖目者，肝之窍；唇口青，肝热之证；肝热平则风息，风息则脑平而筋强，以肝脉会于巅而主筋故也。李氏时珍谓：与决明子、苋实同功，断为足厥阴药，良有以也。

鲜竹叶　苞木类。竹类甚多，惟节起双线、生长经年、大而味甘、壮嫩者为良。

味甘微苦，性寒质轻。肃肺化痰，善平咳逆上气；清心泻热，能治烦躁不眠。内息肝胆之风，外清温暑之热。泻火定惊可用，安神镇痉有功。

按：鲜竹叶入心、肺、胃三经，为散风、泻热、化痰、清神之药。轻用二十四片至三十片，重用四十片至五十片。配石膏、麦冬，清肺胃虚热；合白薇、丹皮，治血热心烦。汪讱庵曰：叶生竹上，故专除上焦风邪烦热。凉心清胃，消痰解渴，能治咳逆喘促、呕哕吐血、中风不语、小儿惊痫等证，卷心竹叶尤良。

论燥散风湿药

三江地气卑湿，风亦最多，春夏之交，久雨连绵，人病如伤寒者，恒多风湿之证。喻嘉言曰：风湿之中人也，风则上先受之，湿则下先受之，俱从太阳膀胱经而入。风伤其卫，湿留关节；风邪从阳而亲上，湿邪从阴而亲下；风邪无形而居表，湿邪有形而居内。上下内外之间互相搏击，故显微汗、恶风、发热、头痛、骨节烦疼、身重微肿、小便欠利等证。此固宜从汗解，第汗法与常法不同，贵徐不贵骤，骤则风去湿存，徐则风湿俱去也。喻氏论汗之法，"贵徐不贵骤"五字，诚为风湿之金针。然必别其风胜、湿胜、兼寒、兼热为首要。风胜者为行痹，脉多浮缓，舌苔白滑，当以羌活、防风、鹿衔草、虎头蕉为君，佐以青风藤、苍耳子等祛风胜湿，行经透络。湿胜者为着痹，脉多软迟，舌苔白腻，当以苍术、白芷、千年健、钻地风为君，佐虎头蕉、鹿衔草等燥湿祛风，活血通络。寒胜者为痛痹，脉多弦紧，舌苔白滑而厚，当以制川乌、蛇床子为君，手臂痛甚者佐片姜黄，足股痛甚者佐五加皮，使以广姜黄温经散寒，搜风燥湿。其间尤以活血为要，佐归须、川芎，或佐泽泻、红花，或地龙、川甲，或佐桂枝、桑枝，对症配用习也。而威灵仙一品，尤为痛风要药，均可使以奏殊功。惟热胜者，多从风、寒、湿三气郁久所化，症多肉痹筋痹，脉多弦而微数，苔多微黄而腻，当以白鲜皮、海桐皮、凤眼草、晚蚕砂、豨莶草为君，佐以寻骨风、络石藤等芳淡渗湿，微苦泄热，微辛行经，轻清透络。此外，当于清凉及通利剂中随证选药，他如大头风、四肢风、历节风、鹤膝风、大脚风等证亦皆有寒胜、热胜、湿胜之各殊，初起均宜汗解。寒胜者宜温散，热胜者宜凉散，当于风寒、风热药中对证选用。湿胜者则于本类中酌加解毒。延久不愈，每多耗气、伤血筋、害骨，当于补益剂中选用，兹不赘。谨选燥散风湿药二十品，发明于后。

燥散风湿药（计二十品）

羌活　山草类。香而色紫者良。一名独摇草。形虚大，有白点如兔眼，节疏，色黄者为独活；色紫，节蜜，气猛烈者为羌活。

味辛而苦，性温而雄。外达周身，上行头部；小无不入，大无不通；

既散八风之邪，兼除百节之痛；刚痉柔痉并效，寒痹湿痹最宜；既除骨痛筋挛，又治头旋目赤。

按： 羌活入膀胱、肝、肾三经，为驱风胜湿、发表散寒之药。轻用六分至八分，重用一钱至钱半。配苏叶、葱豉，治伤寒挟湿；合独活、二胡，治风痰兼寒；配川芎、白芷，治风寒头痛；合防风、薰本，治风湿脊强。苏恭曰：疗风宜用独活，兼水宜用羌活。风能胜湿，故羌活治水湿、发汗散表、透关利节、感冒、风寒湿痹之仙药也。后之学者，执苏氏一言，遂以羌活代麻黄。岂能知麻黄中空，形如肺管，故能宣气开肺，善治风寒；羌活中实，形如骨节，故能走窜周身，善治风寒湿痹。其气猛烈，辛窜发泄尤甚于麻黄，性温质燥，气雄善散，最耗气血。凡血虚头痛、内风发痉及遍身筋骨虚痛略寒热者，均所切忌。

防风 山草类。身半以上风邪用身，身半以下风邪用梢。切去叉头、尾。头者，令人烦喘；叉尾者，发人痼疾。色白润者佳。

味甘辛，性温散。上行头目，故治头风眩痛、眼赤多泪；外达周身，故散四肢挛急、筋骨酸疼。生用解肌，煨熟实肠。

按： 防风入肺、肝、胃、大肠四经，为祛风胜湿、搜肝泻肺之药。轻用八分至一钱，重用钱半至二钱。配荆芥、杏仁、橘红，治肺实痰喘；合冬术、白芍、广皮，治肠风痛泻。李氏东垣称为风药中润剂，若补脾胃非此引用不能行，故有黄芪得防风而力最大之说。张路玉谓风病脊痛项强，不可回头，腰似折，项似拔者，正用。凡疮在胸膈以上者亦常用之，为其能散结消痈也。即妇人风入胞门，崩中不止，血色清稀，左脉浮弦者，一味防风研末，面糊，酒调丸，服最效。但风药多散，其性上行，凡时毒喉疮、温毒喉痹、气升作呕、火升发咳、阴虚盗汗、阳虚自汗及产后血虚发痉、婴儿泻后脾虚发搐均忌。

吴风草 湿草类。《本经》名薇卫，一名鹿衔草，言鹿有疾，此草即瘰。拭去毛用。

味苦，性平。疏风祛湿，专治历节之疼，兼疗瘘躄之证。停惊痫之吐舌，消痈肿之鼠瘘。能散贼风，亦平悸气。

按： 吴风草入心、肝、脾三经，为祛风除湿、逐水消酒之药。轻用一钱至钱半，重用二钱。配白术、泽泻，专治酒风；钱①银花、连翘，善消痈肿。凡身热肢懈，恶风自汗，先受湿热而后感风者，皆可用以奏功。《本经》列其药，《内经》有其方，而医不知用，惜哉！

虎头蕉 山草类。出福建、台湾五虎山者佳。一类百二种，形类芭蕉而小苗高五六寸者名虎头蕉，若高三四尺者名美人蕉。

味苦性温，气香力猛。专治风寒湿痹，亦止冷瘀淋带。

按： 虎头蕉入肝、脾二经，为祛风胜湿、散寒活血之药。轻用四分至六分，重用八分至一钱，极重钱半。但用气猛而有小毒，服后须避风。倘不谨慎，必发风疹。凡肝热血淋、肾热白带均忌。

青风藤 藤类。一名青藤。四时常青，土人采茎用酒微炒。

味微苦，性温散。治风湿流注历节，除鹤膝麻痹瘙痒。

按： 青风藤入肝、脾、三焦三经，为祛风胜湿、通络止痛之药。轻用二钱至三钱，重用四钱至五钱。浸酒最佳，煎膏亦妙。若服后遍身痒不可当，急以梳梳之，风病即愈。如要痒止，即饮冷水一口便解，但必须避风数日，以免后患。

苍耳子 湿草类。《本经》名叶耳实。去刺，酒拌，蒸用。忌猪肉。

味苦甘，性温散，体轻而浮，质润而降。上通头顶，故治头风脑痛；外达皮肤，故治通身周痹；下行足膝，故治腰重膝疼。既止鼻渊，又通鼻瘟。

按： 苍耳子入肝、脾、肾三经，为驱风除湿、活血通瘀之药。轻用八

---

① 钱：指一钱。

分至一钱，重用钱半至二钱。配辛夷、薄荷，治鼻渊；合菊花、芽茶，治脑痛；配羌活、桂枝，治四肢拘挛；合防风、白芷，治一身瘙痒。但最忌猪肉及重犯风邪，犯则必遍身发出赤丹，病亦增甚。

杜苍术　山草类。《本经》名山蓟。产茅山者甘味重；产泗安者苦味重，气香。他山野生，中心有朱砂点最良；楚中大块，辛烈气燥者为下。用糯米泔浸，刮去皮，切片，同芝麻炒黄，去焦末；或去皮切片，蜜水拌，饭上蒸用。又曰白露后，以米泔水浸，置屋上晒露一月，谓之精术，尤佳。

味苦辛甘，性温，质燥。开腠解肌，主治风寒湿痹，行气散郁，兼消痰癖饮囊①，散大风痉痹，止阴湿霍乱，解痧秽臭毒，除山岚瘴气。暖胃温中，故能消谷嗜食；健脾逐水，善止滑泻肠风。

按：苍术入肺、胃、脾、大小肠五经，为祛风燥湿、宣气解郁之药。轻用五分至八分，重用一钱至钱半。配厚朴，治中焦气滞痞满；合黄柏，治下部湿热肿疼；配香附、川芎、神曲、焦栀，总解诸郁；合石膏、知母、甘草、粳米，专治湿温。然惟肥人多湿者相宜，瘦人多火者禁用。凡病属阴虚血少、咳嗽胶痰者忌，久泻久痢、冲任脉动者尤忌。

白芷　芳草类。一名都梁香。用酒微炒。

味辛性温，气香质润。善治头风、目泪、齿痛、鼻渊，兼除肌肤瘙痒，眉棱骨痛。去瘀生新，能补胎漏滑落；败脓止痛，可除肠痈金疮。赤白带下皆宜，血秘阴肿亦效。

按：白芷入肺、胃、大小肠、子宫五经，为散风发汗、除湿解热之药。轻用八分至一钱，重用钱半至二钱。配辛夷、苍耳，治风湿鼻渊；合胆矾、麝香，掺蛇伤溃烂；配防风，能解砒毒；合败酱，能排痈脓。李时珍曰：头目齿眉诸病，肺、胃、大肠三经风热也；漏带痈疽诸病，三经湿热也。白芷皆能治之，故为阳明风湿热主药。徐洄溪曰：白芷极香，能驱风燥湿，

---

① 饮囊：此谓悬饮，乃郁热所致，气不升降，则津液停积，渐成饮囊，法当开郁行气。

side_text
实验药物学

其质又极滑润，能和利血脉而不枯耗，用之则有益而无害。但性温味微辛，呕吐因于热盛者亦忌，漏下赤白因于火旺者尤忌，痈疽溃后亦宜渐减。

千年健 蔓草类。出广西诸上郡，形如藤，长数尺，酒炒用。

味苦性温，气香质燥。浸酒服，壮筋，年老最宜；酒磨汁，治胃痛，中寒恰合。

按： 千年健入胃、脾、肝、肾四经，为祛风胜湿、行血舒筋之药。轻用六分至八分，重用一钱至钱半。但温燥香烈，筋骨痛由于血虚者忌，胃脘痛由于火旺者更忌。

钻地风 灌木类。即水梧桐根茎，中空，叶清香，酒微炒用。

味苦微辛，性温质燥。专治风寒湿痹，能除筋骨挛疼。

按： 钻地风入肝、脾二经，为祛风胜湿、温经散寒之药。轻用八分至一钱，重用钱半至二钱。但性质温燥，凡治新感风湿，亦必加入于养血活血药中，始可暂用。若旧湿证，血液已亏者，切忌。

制川乌 毒草类。乃附子之母。春生新附即采其母。李士材《本草征要》但云春采者为乌头，故举世误认为乌头为春时取附子之小者，往往以侧子代用，误人多矣。反半夏。制法：童便浸一日，去皮，切作四片，童便及浓甘草汤同煮，汁尽为度，烘干。入祛风药，同细辛、黑豆制；入活络药，同甘草炮制。

味辛而麻，性热有毒。引发散药驱在表风邪，引温暖药除在里寒湿，佐壮阳药治足膝软痪，佐通络药消坚痕癥癖。主中恶风、半身不遂、肩髀痛不可当。能温散冷瘀，四肢麻痹，阴疽日久不溃，他如溃久疮寒，歹肉不敛者，宜少加以通血脉；寒凝涎壅，四肢厥冷者，可重用以吐风痰。

按： 制川乌入脑、胃、肝、肾四经，为平脑止痛、活络祛风之药。轻用二分至三分，重用四分至五分。配芪、麻黄、炙草，治寒湿历节拘疼、不可屈伸；合桂枝、白芍、生姜，治寒疝阴缩、肢冷腹疼难忍；用尖为末，清茶调服，吐癫痫风痰；单味煎汤，白蜜调和，治寒疝脐痛；配全蝎、生姜，治小儿慢惊抽搐、涎壅厥逆；合白烧陈酒，治男妇脑气筋疼、寒湿痛风。此药生用有麻醉毒，制用有兴奋性，故轻服则能令血行，稍重服则能令神经安静。能通行十二经络，功同附子而稍缓，善能直达病所。但性热力猛，凡血虚生热、阴虚火旺者最忌；虽有风湿而已，化热者亦忌。

蛇床子　芳草类。挼去壳，取仁，酒微炒即不辣。雷公用百部酒煎浓汁，浸一宿，晒干；生地汁拌蒸半日，晒干用尤良。

味苦而辛，性温质燥。暖肾气以散寒。主男子阳痿湿痒，壮命阳以燥湿；除女子阴痒肿痛，缩小便，善治虚寒白带。除痹气，兼疗阴汗湿癣。

按：蛇床子入脾、肾、命门三经，兼入任脉、奇经。为疏风去湿、补火壮阳之药。轻用八分至一钱，重用钱半至二钱。配阿硫黄、菟丝子，蜜丸酒下，治男子阳痿里湿；合生白矾、生川椒煎汤，频洗，治妇人阴痒生虫；配轻粉同研，用大枫子油调搽，治风湿疮疥；合白矾煎汤，用小便水节注射，治寒湿带下；配硫黄少许，和匀如枣，棉裹纳之，治子宫虚寒；合生麻研末，酒蜜调和，涂布托之，治气陷脱肛。作汤洗，俗名大风身痒难当；绢袋熨，收治产后阴脱下堕。但性质温燥，凡命门火炽及下部有热，阳茎易举者，切忌。若肾家有火，虽有湿，亦宜慎用。

片姜黄　芳草类。有二种，川产者色黄，质嫩有须，折之中空有眼，切之分为两片者，为片子姜黄；广产者，质粗形扁，如干姜，名广姜黄。

味苦而辛，性温而烈，下气最速，破血立通。专治风寒湿痹，能除手臂挛疼，疗产后败血攻心，消腹中凝寒气胀。

按：片姜黄入脾、肝二经，为破血行气、通络止痛之药。轻用六分至八分，重用一钱至钱半。配乳香、没药、钩藤，治小儿腹痛便青，状若惊风；合桂枝、桑枝、络石，治男妇冷风湿痹，手臂穿痛；配肉桂、枳壳，善止胁疼；合官桂、陈酒，能除心痛。察其气味，治疗介乎郁金、三棱、莪术之间，与延胡索功尤相近。但郁金苦寒入心，专泻心包、肝、脾；延胡索能行气中血滞，专治一身上下诸痛；片姜黄虽入肝、脾，专治手臂之痛，而性气尤烈于延胡，辛散苦泄。凡血虚臂痛，腹痛而非瘀血凝滞，气逆上壅作脓者均忌。

五加皮 灌木类。茎青、节白、骨硬、皮黄、根黑、气香、五叶者佳。酒炒用。

味辛而苦，性温气香。入肝，行血疗筋节之拘挛；入肾，益精治骨软之痿躄。除男子阳痿里湿，止女子阴痒虫生。脚痛最宜，疝家心选。

按： 五加皮入肝、肾二经，为祛风胜湿、壮筋健骨之药。轻用钱半至二钱，重用三钱至四钱。配浙苓皮、生姜皮、新会皮、苍术皮，治皮水一身尽肿；合青风藤、络石藤、鸡血藤、天仙藤，治中风四肢拘挛；配养血药浸酒最妙，能治一切风痹及小儿脚弱不能行。惟下部无风寒湿邪而有火及肝肾虚而有火者，皆忌。

广姜黄 芳草类。酒炒用。

味苦而辛，性温而猛。散气达郁、破血通经。力较片子姜黄尤为性猛气浊。

按： 广姜黄入肝、脾二经，为破血行气、辟邪清疫之药。轻用二分至三分，重用五分至八分。杨玉衡曰：广姜黄辛苦，无毒，蛮人生啖，喜其祛邪辟恶，行气散郁，能入肝、脾二经，建功辟疫，故余用以为升降、双解、凉膈散等之佐。但损真气，气虚者亦宜慎用。惟张氏《逢原》云：仅可染色，不入汤药。今药肆混市误人，徒有耗气之患，而无治疗之功。故此药颜料杂货店备之，而近今药肆不备者，殆因石顽老人之一言欤。

白鲜皮 山草类。一名白羊鲜。酒微炒用。

味苦微咸，性寒质燥。内除湿热，专治湿痹筋挛、热结淋沥；外散风邪，兼疗婴儿惊痫、女子阴疼。能消黄疸，亦祛头风。

按： 白鲜皮入胃、脾、肝三经，为湿热兼风、活络舒筋之药。轻用一钱至钱半，重用二钱至三钱。配茵陈、栀子、川柏，治湿热阳黄；合蚱蝉、牛黄、钩藤，治痰热风痫。皆取其善祛风湿热痰之功也。世医只施之于疮科，殆执李氏《本草征要》化湿热毒疮之一言欤。但下部虚寒之人，虽有湿证，勿用。

海桐皮 乔木类。一名刺桐。炒用。此药皮白，坚韧，可作绳索，入水不烂。

味苦兼辛，性平质韧。能行经络，直达病处。善除风湿之害，专止腰膝之疼；可涂疥癣疳虫，亦治虫痛牙风。

按：海桐皮入肝、胃、肾三经，为驱风逐湿、行血杀虫之药。轻用一钱至钱半，重用二钱至三钱。煎汤漱，虫牙风痛。磨汁涂，疳蚀疥癣。配五加皮、白鲜皮、杜红花浸酒，治风蹶腰膝，痛不可忍；合木贼草、青葙子、滁菊花浸水，洗目赤起翳，泪流不止。此药专祛风湿，随证配入可也。若无风湿者，勿用。

凤眼草 山草类。此草苗如薄荷，叶微圆，长五六寸，谷雨后生苗，立夏后枝桠间复生二叶，节节皆有，秋后二叶中心白色各起蕊一粒，状如凤眼，故名。至小暑后，色见红黄，渐抽长如发，约一二寸。紫黄色亦可入药。其草自苗至老药皆有淡红晕。

辨虽味淡，蕊却兼苦，体极轻，性微凉，轻薄上浮，故能祛风明目，苦淡泄热，尤擅活血通经。

按：凤眼草入肺、肝二经，兼入任脉、奇经，为行血活络、风湿热痹之药。干者轻用二钱至三钱，鲜者重用八钱至一两。配杜红花、青糖，治妇人停经发热；合藏红花、陈酒，治室女干血成痨；配鲜生姜、大红枣，治三阴疟疾；合虎头蕉、青松针，治一切风痹；配春砂仁、川黄柏，治肝热下陷之遗精；合扁豆花、南芡实，治湿热下流之白浊。其花上细粉，配入癣药，止痒杀虫。细检此草形色性质，治风热流泪、目红多眵，必擅奇功。而眼科专家多不知用，惜哉！

晚蚕砂 虫类。即晚蚕所出之粪。早蚕者，不堪入药，以饲时火烘，故有毒。酒微炒，用绢包煎。

味辛兼甘，性温气浊。专除风湿，善治皮肉顽痹，肢节不遂；兼消瘀血，可除烂弦风眼，腹满肠鸣。

按： 晚蚕砂入脾、胃、肠三经，为祛风除湿、活血通瘀之药。轻用二钱至三钱，重用四钱至五钱。配猪苓、赤苓、皂角子，治湿温久羁，腹满便秘；合桑枝、菊花、五加皮，治风缓不随，湿痹脚气；焙熟，用麻油浸透，涂虫生烂弦；炒末，和麻油调敷，又治蛇串疮（食乌梢蛇浑身变黑，渐生鳞甲）。吴鞠通曰：凡肉体未有死而不腐者，蚕则僵而不腐，得清气之纯粹者也。故其粪不臭，不变色，得蚕之纯清。虽走浊道，而清气独全，既能下走大肠之浊部，又能化浊湿而使之归清。用晚者，本年再生之蚕取其生化最速。但内含血质，性善通瘀，胎前最忌。

豨莶草 阴草类。去粗皮，留枝叶花实，入瓶中，层层洒酒与蜜，九蒸九晒用。

味苦兼辛，性寒气浊。专治四肢麻痹、骨节冷疼，兼疗热䁾烦满、腿膝无力。

按： 豨莶草入胃、肝、肾三经，为湿热兼风、宣络活血之药。轻用八分至一钱，重用钱半至二钱。九蒸九晒，则去风痹；生者捣服，能吐风痰。配甘草、地黄、陈酒煎膏，可透骨搜风；合荆芥、防风、络石藤熬汤，能舒筋活络。但痹痛由脾肾两虚、阴血不足，不由风湿而得者，忌。汪氏《备要》云甚益元气，不稽之言也。

论解散风毒药

凡《神农本经》《黄帝内经》所云大风、恶风、贼风、疠风，《病源》《外台》所云蛊风、毒风，后世所云癫风、麻风、顽风、紫云、白癜风等证，其中无不含有毒质。凡有毒质，无不含有恶菌细虫。急则猝中身倒，不省人事，牙关紧闭，不语如尸；或口吐涎沫。缓则㖞僻不遂，肌肤不仁；或皮中淫淫跃跃，若划若刺，一身尽痛；或肢体弛缓，骨节懈怠，腰脚缓弱；或眼疼脚纵，中指疼连肘边，牵心里闷，胁胀少气，喘气欲绝，不能食；或发脱眉落，鼻坏唇烂，两颊皮坚如甲，遍体生疮腐烂，故选一般祛风活络，以毒攻毒之药。植物如白附子、草乌头、大枫子、樟脑，动物如白花蛇、蛇蜕、全蝎、蜈蚣、穿山甲、露蜂房等，酌其用量，合麻黄、大黄、当归、红花等品，表里双解，三焦并治，穿经透络，无处不到。浸酒制备，以待急用，亦属补助医家，便利病家之要剂，既可内服又便外搽。想潮州冯了性酒谅亦不外此法。昔洄溪老人曾以蜈蚣头、蝎尾、朴硝、硼砂、冰、麝等药擦其内，又以大黄、牙皂、乌头、桂心等药涂其外，愈一切恶风之证，虽属外治，已见一斑。《内经》云：毒药攻邪。又云：大毒治病，十去其六，常毒治病，十去其七，小毒治病十去其八。《书经》云：若药不瞑眩，药即毒药也。东洞先生云：万病一毒，以毒攻毒。可见药之作用在乎毒，无毒则不能攻邪。吾国良医有用此等毒烈之药愈大病者，与近今西法适合。后人因学术不精，识见不到，众尚和平，力求轻稳，遂致古人"毒药治病，十去五六，病衰即已"之经旨湮没不传。噫！此吾国医学之所以退化而今不逮古也。兹选解散风毒药十品，发明于后。

解散风毒药（计十品）

白附子 毒草类。一名竹节白附子。根如草乌之小者，长寸许，皱纹有节，与附子相似，故名。实非附子类也。炮用或姜酒同炒。

味辛微甘，性温，小毒。去贼风冷气，除血痹寒疼。专豁毒涎，故治中风不语；善消阴湿，故除虫疥风疮。面上游风最效，阴中湿痒亦除。

按： 白附子入肺、胃、脾三经，为祛风燥湿、豁痰攻毒之药。轻用三分至五分，重用六分至八分。配僵蚕、全蝎，治阴风湿痹中脾络，口眼㖞斜；合姜汁、荆沥，治冷风气直入廉泉，涎流不语。作脂，消面皮干瘢疵；煎汤，洗阴痒虫蚀；研末，敷阴里湿痒；磨醋，擦身背汗斑。能引药势上行，故善除风痰毒涎。但其性燥血耗气，凡类中风证，虽有痰壅亦忌，小儿慢惊勿服。

制草乌 毒草类。一名毒公，吴俗名僧鞋菊。有两歧，相合如鸟之喙者，名鸟喙，又名两头尖、鸳鸯菊。去皮脐，甘草汤浸一宿，姜汁炒透，外治生用。

味辛，大毒，性热而猛。专治恶风，善除寒湿；破积聚寒热，消胸脘寒痰；堕胎最捷，止痛亦灵。

按： 草乌头入肺、胃、脾三经，为搜风胜湿、去痰攻毒之药。轻用五厘至一分，重用分半至二分。配远志、生姜，平肺寒咳逆上气；合小茴、鼠矢，消腹冷痃癖气块；配南星、川乌，利关节而开顽痰；合乳香、没药，通经络以除冷痰。性急善走，直达病所，以毒攻毒，大胜川乌。但其性至毒，尝之始则喉舌觉刺而木，继则肿而热除。顽痰、顽风、顽疮外，切勿轻投。惟外治极灵，生用一钱，合樟脑五钱、烧酒一斤，浸三日后滤去滓，作外搽药，善能止痛消痰。凡脑气筋疼、胃风疼及一切痛风，频搽甚验。

如牙痛，以棉花蘸搽酒入牙穴，其痛即止；又如牙关紧闭、风痰上壅，搽耳下及喉结两处，其痰即降。

大枫子 灌木类。又名大风子。时珍云能治大风痰，故名。去壳取仁用，榨油最良。

味辛性热，质滑有毒。专治麻疯、疥癞，亦除梅疮、风癣。

按： 大风子入胃，大小肠三经，为驱风辟恶、攻毒杀虫之药。时珍曰：大风油有杀虫劫病之功，然不可多服。用之外涂，其功亦不可没也。东医猪子氏实验云：大风子油含有多量之游离酸，入肠内能使脂肪易于吸收、乳化，加重曹溶液数滴而振荡之，辄成乳剂，为一种强壮药，其性能兴奋身体之代谢机能，以增加对于病因之抵抗能力。虽不能视为癞风之特效药，然往往能使轻快，亦不可没之事实也。用量内服每日四滴至十滴，外搽用油二分六厘配华摄林（即凡士林）二钱六分调相混合。由是观之，丹溪翁《本草衍义》所云伤血失明之说恐亦未必尽然。惟吾国用于外涂者，多治风癣疥癞、杨梅顽疮，有特效。

樟脑 香木类。一名樟沐，又名韶脑。由樟木蒸汁煎炼结成，再用文火升过，能乱冰片。

味辛性温，气烈有毒。善通关节，能除风瘙龋齿、寒湿脚滞；极利气机，善治中恶霍乱、触秽腹疼。既奏兴奋、刺戟、防腐之功，又擅辟蠹、杀疥、除癣之用。

按： 樟脑入脑、胃、肠三经，为祛风胜湿、攻毒杀虫之药。轻用一厘七毫，重用三厘四毫，极重五厘。张氏《本经逢原》云：去湿杀虫，此物所长。烧烟熏衣能除虫。治脚气肿痛，或以樟脑置两股，用杉木桶盛汤濯之，或樟脑、川乌等分，醋丸弹子大，每置一丸于足心踏之，下以微火烘之，衣被围覆，汗出如涎，即效。由此观之，吾国内服者甚少，然亦间可内服者。如用樟脑一分，配净没药二分，明乳香三分，研匀，芽茶调服三厘，治痧秽腹痛如神。又用樟脑一分，浓烧酒九分，化匀为度，加白糖、牛奶和服一分七厘至三分四厘止，治小便热痛或闭、淋浊热痛、泄泻霍乱、风湿骨痛、酒醉过度及妇女妄言笑病，均效。即鼻嗅此酒，神昏作闷亦妙。其药性大半从脑筋显出，故轻服能平脑安身，令人舒畅；稍重服能令脉动如刀，令人出汗。若过服则坏人，始则作闷、作吐，继则谵语神昏，至沉睡而死，务宜慎用。至解此药之毒，须先服吐剂，后服行气药及咖啡茶。

白花蛇 龙蛇类。产苏州者良，黑质白花，胁有念四方胜，纹尾上有珠，眼光如生者最佳。产他处者多两目俱闭，一开一闭者劣。去头尾及皮骨，单取肉，酒炒松，或酥炙用。

味咸兼甘，性温有毒。内达脏腑，外彻皮肤。主治手足瘫痪、肢节软疼，兼疗口眼㖞斜、筋脉挛急。疬风与恶疮并效，顽癣与慢惊同珍。

按：白花蛇入肺、肝、肾三经，为透骨搜风、截惊定搐之药。轻用二分至三分，重用四分至五分。酒浸最佳，为丸亦可。功用虽多，总不外性窜急走，以毒攻毒耳。乌梢蛇大略相同，但无毒而力薄。若阴虚血少、内热生风者，切忌。

蛇蜕 龙蛇类。酒炒用。

味咸兼甘，性平小毒。惊痫与蛇痫并效，专治弄舌摇头、手足瘛疭，羊癫与猪癫皆良，兼疗恶疮虫毒、语言謇涩。能催难产，亦去目翳。

按：蛇蜕入肝、胃二经，为辟恶驱风、窜经透络之药。轻用二分至三分，重用四分至六分。张氏路玉赞其效用有三：一能辟恶，取其性灵也，故治邪辟、鬼魅、虫疟诸疾；二能驱风，取其性窜也，故治惊痫、癜驳、偏正头风、喉舌诸疾；三能杀虫，故治恶疮、痔漏、疥癣诸疾。会意以从其类也。若小儿惊痫癫疾，非由外感风毒，而由心肝血虚、内热生风者忌。

全蝎 虫类。省写全蝎。全用去足，滚醋泡去咸，炒干用。或专用尾，名蝎稍，力尤。紧形紧小者良。忌蜗牛。中其毒者，用蜗牛捣敷即愈。

味辛而甘，性温有毒。善逐恶风，专治半身不遂、口眼㖞斜；深透阴络，兼疗四肢发痉、语言謇涩。

按：全蝎入肝、脾二经，为驱风攻毒，通络舒筋之药。轻用一分至二分，重用三分至五分。配白附、僵蚕，研末酒服，治大人口㖞目斜；合麝香、蜂蜜，熬膏冲汤，治小儿胎惊风搐。汪机曰：破伤风以全蝎、防风为主。龚义信曰：诸风眩掉、搐搦疟疾、寒热耳聋多属肝风，蝎乃治风要药，俱宜加用。吴鞠通曰：色青属木，善窜而疏上，其性阴，兼通阴络，疏脾郁之久，病在络者最良。然其性慓悍，不宜独用、多用。凡肝热生风，状类中风诸证者，切忌。小儿慢脾风，由于久泻脾虚者，尤忌。

蜈松 虫类。一名天公。取赤足黑头者，火炙去头足尾甲，将荷叶裹煨，或酒炙用。畏蜘蛛、蜒蚰、鸡粪、食盐。

味辛微盐，性温有毒。善消蛊毒，专治蛇瘴；既去三虫，尤除瘴疟；堕胎最灵，脐风亦妙。

按：蜈松入肝、胃二经，为截风散结，攻毒消瘴之药。轻用一分至二分，重用三分至四分。配朱砂、轻粉，乳汁为丸，治小儿急惊手足发痉；合辛夷、麝香，研末吹鼻，治婴儿天吊口噤反张；配白芷，善治瘰疮（即蛇瘴，其症项大，肿痛连喉）；合梅冰，敷痔疮痛。总取以毒攻毒之功，故《本经》主瞰诸蛇虫鱼毒，《千金》主治射工毒疮。张氏路玉虽谓去毒之功无出其右，然必毒风炽盛，药病相当，始可暂用。

穿山甲 龙蛇类。故名陵鲤甲。凡用或炮，或烧，或酥炙，或童便炙，或油煎，或土炒，或蛤粉炒。各随本方，切勿生用。

味咸性寒，质坚善窜。通经达络，逐痰搜风。疗蚁瘘极灵，截疟疾至妙。治肿毒未成即消，已成即溃。理痛痹在上则升，在下则降。既能下乳，又可发痘。

按：穿山甲入肝、胃、大肠三经，为去风攻毒，穿经透络之药。轻用三分至五分，重用六分至八分。配刺猬皮、白蔻仁，研末汤下，治肠痔流脓；合广木香、自然铜，消乳痈赤肿。总以病在某处，即用某处之甲，此为要诀。惟尾、脚力更胜。但破气败血，其力峻猛，虚人切忌；痈疽已消亦忌；痘疮由元气不足，不能起发者，更忌。

露蜂房 虫类。即黄蜂之巢，露天树上者为胜。

味甘微咸，性平小毒。主惊痫瘈疭，治寒热癫痫；拔疔疮附骨之根，止风虫牙齿之痛；起阳痿而止遗尿，洗乳痈而涂肠痔；既消蜂毒，亦去风肿。

按：露蜂房入胃经，为去风攻毒、涤垢杀虫之药。轻用二分至三分，重用四分至五分。研末涂瘰疬成瘘，亦可敷小儿虫蚀。配蛇退、乱发烧灰，酒服，治附骨阴疽；合蟾酥、陈酒，棉花浸塞牙，止风虫齿痛。凡外科齿科及他病用之者，皆取其以毒攻毒之功耳。若病属气血两虚无外邪者，与痈疽溃后元气已乏者，均忌。

论升散郁火药

《内经》云：火郁则发之。其火之所以郁者，阳为阴遏也。前哲东垣之善用升、葛及芎、辛辈，以升阳散火者，所以治阳为阴遏之一病也。或寒湿久淹，阳气下陷入肾阴；或过食生冷，抑遏阳气于脾络，阳不得舒。则宜升阳，阳升则郁火自散，从里达表，或从汗出，或从疹出。东垣之法诚是也。而汪𬤇庵于升阳散火汤，存其肌热表热，热如火燎等证，乃表里纯热、阳盛燥阴之候，此则宜凉宜泻之实火，岂是宜升散之火？又存其骨髓中热，扪之烙手等证，乃血液两亏、阴虚阳亢之候，此则宜潜宜滋之虚火，又岂是宜升宜散之火？于是李东垣之升阳散火其法，遂不敢遵用矣。岂知郁火之证皆由邪束阳郁，病在中下二焦。或客寒包火，表证头痛身热，恶寒无汗，甚则身痛肢厥，里证亦渴喜热饮，烦躁尚轻，小便微黄而热，脉多浮弦、浮大，甚则浮紧，苔多白薄而滑，淡黄而润；或湿遏热伏，表证头重胀痛，凛凛恶寒，甚则足冷，身重而痛，不能转侧，午后寒热类疟，里证则脘虽满痛，按之则软，略加揉按，辘辘有声，甚或肠筋抽痛，腰重足软，下利溺少，脉多缓滞，甚则迟弦，苔色白润，间有转黑者，亦必仍有滑苔或满舌黄黑，半边夹一二条白色，或舌本俱黄，中间夹段白色；或冷食遏热，热郁不扬，恶食吞酸，嗳气腹满，欲吐不吐，胸痞而痛，脉多弦滞，甚则脉沉肢冷，苔白厚而兼淡黄。此皆火郁不扬之证候，自宜疏达向外，仍用表分上焦而排泄，故聂久。吾谓应从升散时，切不可遏其欲出不出之势，以致内攻告变。诚哉是言！然其药亦有分辨，如葛根升达胃中之气，升麻升达脾中之气，白头翁升达肠中之气，川芎升达肝中之气，细辛升达肾中之气，抚芎升达三焦之气，非谓同一升散郁火而可一概用也。其间或佐辛凉，如薄荷、牛蒡、葱白、豆豉等药；或佐辛温，如蔻仁、橘红、杏仁、苏叶等药；或佐苦辛，如川朴、草果、羌活、独活等药；或佐芳淡，如藿梗、佩兰、苡仁、赤苓等药；或佐温化，如麦芽、神曲、山楂、卜子等药，皆当对症配合。兹选升散郁火药六品，发明于后。

升散郁火药（计六品）

葛根 蔓草类。散邪生用；止泻煨用，或蒸熟。

味甘微辛，性平微凉。善散郁火，解肌表而开腠理。生用，主中风头痛、温病大热，既止消渴，亦能堕胎，轻升清阳，鼓胃气而解酒毒。蒸熟，驻肠风飧泄，止酒湿血痢，既散风痹，亦治全①疮。

按： 葛根入胃、大小肠三经，为解肌达表、升阳散火之药。轻用八分

---

① 全：疑为"金"。

至一钱，重用钱半至二钱。前哲李东垣曰：葛根其气轻浮，鼓舞胃气上行，生津液又解肌热，治脾胃虚弱泄泻之圣药。王氏秉衡则谓葛根风药也，风药皆燥，古人言其生津止渴者，"生"乃"升"字之讹也，以风药性主上行，能升下陷之清阳，清阳上升则阴气随之而起，津液腾达，渴自止矣。设非清阳下陷而炎津液之渴服此药，则火藉风威，燎原莫遏。非阴虚火炎之证，凡胃津不足而渴者，亦当忌之。故其曾孙孟英引张司农《治暑全书》序云"柴胡劫肝阴，葛根竭胃汁"二语，推为开千古之众蒙。然阳明中风头痛，势如刀劈者，配葱白亦奏奇功；小儿痘疹未发，外寒束缚者，合升麻亦多速效。惟未入阳明，不可早用，恐反引邪入内。已见红点，不可更服，恐表虚反增斑烂。

升麻 山草类。赵氏《纲目拾遗》云：色绿者佳。故名绿升麻，非另一种也。黄氏《纲目求真》云：里白外黑紧实者，名兔脸升麻；细削皮青绿色者，名鸡骨升麻。用去须芦。入散剂生用；如补剂，蜜水炒，忌火焙。

味甘微苦，性平质轻。散肌腠风邪，升脾中阳气；解蛊毒，辟疫瘴；发火郁之斑疹，除时毒之寒热。醋炒，止女子崩中带下；蜜炙，升下痢后重脱肛。

按：升麻入脾、胃、大小肠四经，为疏风解肌、升阳散郁之药。轻用三分至四分，重用六分至八分，极重一钱。配葱白，散肌腠风温；合石膏，治胃热头痛；配冬白术，缓带脉之缩急；合防风，散脾经之风痹；配人参、石莲肉，善能开胃进食；合葛根、木贼草，擅达郁散火。惟上盛下虚、吐血衄血、咳嗽多痰、阴虚火动、气逆呕吐、怔忡癫狂诸证均忌，麻疹喉痧尤忌，误用多危。

白头翁 山草类。一名野丈人。苗长叶白者力优；生柴胡中，短小者力薄。近根处有白茸。酒微炒。

味淡苦，性微寒，气清芳，质轻松。轻扬胃气，主治温疟之身热；升达大肠，能止赤痢之腹疼。既消项瘿，亦除齿痛。

按：白头翁入胃、大小肠三经，为祛风散热、凉血达郁之药。轻用钱半至二钱，重用二钱半至三钱。配川连、黄柏、北秦皮，止肝经热毒下痢；合橘核、枸橘、川楝子，治男子热疝偏坠。前哲皆谓其味纯苦，而有"苦能坚骨、寒能凉骨"之说。但余亲尝其味，淡而微苦，气质轻清，为升散胃肠郁火之良药。若诋其苦寒降泄。论白头翁汤，则可论白头翁一味，则未免昧其性味功用矣。惟泻由虚寒，完谷不化者忌；久痢阳虚，但下稀淡血水者亦忌。

川芎 芳草类。《本经》《别录》均名芎藭，叶名蘼芜。蜀产者，味辛而甘为上；他处产者，气味辛烈为下。

味辛而甘，性温而散。入胃走肝，上行头目，故主头风脑痛、泪出多涕。入冲走任，下达子宫，故治胞衣不下、血闭经停。既散面上游风，亦疗半身不遂。

按：川芎入脑、胃、肝、冲、任五经，为行气搜风、活血解郁之药。轻用五分至六分，重用八分至一钱。配荆芥、苏叶，治风寒头痛；合滁菊、芽茶，治风温脑疼；配当归，催生最稳；合香附，解郁如神。为升散肝胃郁火之良药。故丹溪翁谓：郁在中焦，须川芎开提其气，以升之气，升则郁自达，故川芎总解诸郁，为通达气血阴阳之使。但性究辛窜升散，未免耗气伤血。李氏时珍谓：单服、久服，令人暴亡。良有以也。凡骨蒸盗汗、阴虚火旺、咳嗽吐逆、冲任伏热及胎前气虚、血热，均忌。

北细辛 山草类。北产者良。南产者名土细辛，气味较淡。凡用，切去头，拣去双叶。

味辛而细，性温而升。入胃走肾，通精气而利水道，少阴头痛，缺此无功；由肾走督，去风湿而散拘挛，督病脊强，得此最妙。既治肾寒肺咳，亦除喉痹鼻齆。

按：北细辛入胃、督、肾三经，为疏风解热、散寒利水之药。轻用二分至三分，重用四分至五分。配麻黄、附子，散水气以去肾寒；合干姜、五味，化停饮以止肺咳；配独活、藁本，专消风冷之脊强；合芦根、灯心，善达湿阻之郁火。但香虽细而一茎直上。惟性究升燥发散，凡内热火升、上盛下虚有汗、血虚头痛、阴虚嗽逆、任热遗精，均所切忌。

抚芎 山草类。产江左抚州，中心有孔者是。

味辛烈，性温升。中心有孔，直达三焦，开气郁而宽胸利膈，消痞止疼；气极芳透，善通经络，散血结而开腠达膜，排脓消肿。

按：抚芎入三焦经，为通络达膜、散郁解结之药。轻用三分至四分，重用五分至六分。赵氏《纲目拾遗》：芎䓖有数种，蜀产者曰川芎，秦产者曰西芎，江西为抚芎。《纲目》取川芎列名，而西芎、抚芎仅于注中一见，亦不分其功用。殊不知西芎与川芎性不甚远，俱为血中理气之药，江西产不及川产者力厚而功大。至抚芎则性专开郁上升，迥然不同，故石顽老人于川芎下另立抚芎一条，推为总解诸郁，直达三焦。恕轩述其言如此。然较之川芎，尤为辛烈升散，惟湿阻气滞、寒闭血凝、郁在中下焦腹膜者，始可暂用以开达。如结在上焦胸膈膜，亦惟冷饮凝结者适合。不但下焦阴虚火旺为切忌，即中焦血郁化火者亦忌。若上焦心肺热郁，宜于辛凉横开者，则此药尤为切忌。

卷二　涌吐剂（统计十二品）

涌吐痰涎药（计六品）

莱菔子　菜类。取其味极辣者佳。

味辛微甘，性温气升。既清燥火之内郁，开失音而止消渴；亦除痰食之停留，解火毒而治下痢。

按：莱菔汁入肺、胃、肠三经，为吐痰消食、泄热开音之药。轻用两瓢，重用四瓢。配皂荚浆，治喉痹肿痛；合净白蜜，治噤口下痢；配生姜汁，治失音不语；合清童便，治砂石诸淋。李时珍曰：莱菔汁升气作噫。昔张果《医说》云：饶民李某病鼻衄，甚危，医以葡萄自然汁和无灰酒饮之即止，盖血随气运也。张路玉曰：生莱菔汁善吐风痰，用之立效，治火伤垂死，灌之即苏；偏头风痛，捣汁滴鼻孔，左痛滴左，右痛滴右，左右俱痛，两鼻皆滴，滴后卧少顷，日滴一次，永不复发。丹方取以治痢，随色之红白用，赤者砂糖调服，白者糖膏霜调服。然惟初痢始宜，若久痢胃虚畏食者切忌。

常山　毒草类。一名恒山，苗名蜀漆，其功相类。生用则吐，醋炒则不吐。

味苦而辛，性温有毒。善吐胸中痰涎，亦消项下瘿瘤；涤饮最灵，截疟必效。

按：常山入肺、胃、肝三经，为吐痰截疟、行水散寒之药。轻用一钱至钱半，重用二钱至三钱。配生甘草则吐痰，合生大黄则下气，配乌梅炭、炒川甲则治肝疟，合淮小麦、鲜竹叶则治心疟，配草果仁、坚槟榔则治脾疟，合化龙骨、淡附片则治肾疟。雷敩曰：春夏用茎叶名蜀漆，秋冬用根名常山。杨士瀛曰：疟家多蓄痰涎黄水，或停潴心下，或结游胁间，乃生寒热，法当吐痰逐水，常山岂容不用？水在上焦则常山能吐之，水在胁下则常山能破其澼而下之，须佐以行血药品，功收十全。如有纯阳发疟或温热内实之证，投以常山，大便点滴而下，似痢不痢者，复用生大黄为佐，泄利数行，然后获愈。李时珍曰：常山、蜀漆有劫痰截疟之功，须在发散表邪及提出阳分之后用之得宜，神效立见，用失其法，真气亦伤。高士宗曰：今人治疟不用常山，以常山为截疟药，截之早恐成臌胀。岂知常山乃治疟之要药，三阳经浅之疟不必用也，若太阴脾土虚寒之疟及间二日发而为三阴之疟，必须温补之剂佐以常山，方能从阴出阳，散寒止疟，使邪气自内而出外。若邪已提出阳分而反用攻利之剂，岂不妄伤正气乎？张路玉曰：常山生用多用，则上行必吐；如酒浸炒透，则气少缓，稍用钱许亦不致吐；若醋炒透，决不致吐。但损真气元气，虚寒者切忌。

甜瓜蒂 果类。即苦丁香，俗名田瓜蒂。以团而短瓜、团瓜最良。

味苦而腥，性寒小毒。能吐膈上痰涎、胃中宿食，兼去鼻中息肉、风热头疼。

按：甜瓜蒂入肺、脾、胃三经，为涌吐痰食、下泄湿热之药。轻用十四个，重用三十个。配轻粉为末，治风涎暴作；合枣肉和丸，治水蛊气逆；配赤小豆、淡香豉煎汤，吐风痰宿[①]；合当门子、细辛为散，消鼻息黄疸。李东垣曰：《难经》云上部有脉，下部无脉，其人当吐，不吐者死。此饮食内伤，填塞胸中，食生，太阴生发之气伏于下，宜瓜蒂散吐去上焦有

---

① 宿：此下疑漏"食"。

形之物，则气通而愈。若尺脉绝者忌用。朱丹溪曰：瓜蒂性急，能损胃气，胃弱者宜以他药代之，病后产后尤宜深诫。李时珍曰：瓜蒂乃阳明除湿热之药，故能引去胸脘痰涎、头目湿气、皮肤水气、黄疸湿热诸证，凡胃弱人及病后，用吐药皆宜加慎，何独瓜蒂为然。

炒食盐　卤石类。

味咸性寒，气清质润。生用去胸中痰癖，兼能擦齿止痛、洗目去风；炒用止胸猝痛，亦治鼻渊涕臭、咽阻喉疼。

按： 炒食盐入肺、胃、心、肾四经，为吐痰止痛、醒酒解毒之药。作吐剂每服半两至一两，作泻剂每服三钱至四钱，止暴吐血每服一钱至二钱，改血质用每服二钱至三钱。配中恶①，治中恶心痛、胸中痰饮；合米醋，治中蛊吐血、气淋脐痛。李时珍曰：盐为百病之主，百病无不用之。故服补肾药用盐汤者，咸归肾，引药气入本脏也；补心药用炒者，虚则补其母，脾乃心之子也。治积聚、结核之用者，咸能软坚也；诸痈疽、眼目及血病用之者，咸走血也；诸风热病用之者，寒胜热也；大小便用之者，咸能润下也；骨病、齿病用之者，肾主骨，咸入骨也；吐药用之者，咸能引水聚也。诸虫及虫伤用之者，取其解毒也。惟喘嗽、水肿、消渴者，均忌。

万年青根　山草类。俗名冬不凋草。叶短、尾圆者真。

味苦性寒，质滑气熏。捣汁治咽喉急闭，立吐风痰；煎汤洗湿热脚气，天疱疮毒。叶止吐血，子可催生。

按： 万年青根入肺、脾、胃三经，为涌吐顽痰、清解火毒之药。轻用一盏，重用两盏。配五倍子煎汤，洗痔伤脱肛；合陈绍酒热冲，治阴囊肿大；嫩叶配红枣煎饮，能止吐血；捣汁合银花调搽，治汤泡火伤。《嵩崖杂记》云：用万年青根削尖，蘸朱砂塞鼻孔内，左塞右，右塞左，两边齐塞，取清水鼻涕下，治头风如神。

---

① 中恶：疑为药名。

蜒蚰梅 果类。用蜗牛八两拌青梅四十个，入磁瓶内，松香封口，再用卤浸尤妙。

味酸而咸，性寒质滑。善治喉风，立吐毒涎。

按：蜒蚰梅入肺、胃二经，为吐痰清喉、解毒降火之药。每用一枚含漱，低头流去痰涎，喉关即开；配明矾三两，桔梗、防风各二两，牙皂角三十条，为末拌入，治中风痰厥，擦牙关不开；合青钱二十个，姜夏、紫苏、川朴各一两，淡竹沥三碗，煎汤浸透，治痰厥头痛及梅核隔气。马情子曰：蜗牛八两，青梅四十个去核，同捣如泥，入磁瓶内，松香封口，埋土中半年即化为水。凡遇喉风、喉闭，用水半酒杯含于口内，头仰令水入喉即开，极效。以予所验，即不用其水，但以蜒蚰梅入喉噙咽津液，亦能立吐风痰，肃清喉毒。

涌吐毒物药（计六品）

胆矾 石类。一名石胆。

味酸而辛，性寒小毒。吐风痰而平气逆，清胆火而治喉痹；兼消鼻息，亦可杀虫。

按：胆矾入肺、胃、胆三经，为涌吐风痰、清敛咳逆之药。轻用分半，重用三分。配黑枣煅研，搽齿鼻诸痭；合鸡子清调涂，消疯犬咬毒。周蜜曰：治咽、口齿疮毒，殊有奇功，有患喉痹欲死者，鸭嘴胆矾末调灌之，大吐胶痰数升即瘥，此法百试百效。李时珍曰：胆矾收敛上行，能涌风热痰涎，发散风木相火，又能杀虫，故治咽喉口齿疮毒确有奇效。

白矾 卤石类。即明矾煅枯者，名枯矾。

味酸而涩，性寒小毒。内服吐痰追涎，专治喉痹齿痛、中风失音；外治燥湿，解疔阴蚀恶疮、目痛鼻衄。

按：白矾入肺、脾、胃三经，为涌吐痰涎、燥渗湿毒之药。轻用分半，重用三分。配白蜜调下，治胸中痰癖；合牙皂为末，开膈上痰厥。李迅《痈疽方》云：凡人病痈疽发背，不问老少，皆宜服黄矾，凡服至一两以上，无不作效，最止疼痛，不动脏腑，活人不可胜数。用明亮白矾一两生研，以好黄腊七钱熔化，和丸梧子大，每服十丸，渐加二十丸，开水送下，如未破则内消，已破则便合。如服金石发疮者，引以白矾末一二匙，温酒调下，亦三五服见效。有人遍身生疮，状如蛇头，服此亦效。此药不惟止痛生肌，能防腐气内攻，获膜止泻，托里化脓之功甚大。李时珍曰：矾石之用有四，吐利风热之痰涎，取其酸苦涌泄也；治失血脱肛、阴挺疮疡，取其酸涩而收也；治痰饮泻痢、崩带风眼，取其收而燥湿也；治喉痹痈疽、中蛊、蛇虫伤螫，取其解毒也。

白藜芦 毒草类。有青白二种，青者性过烈，吐后必困倦不堪，白者稍缓。

味苦而辛，性凉有毒。善吐风痰喉痹，与蛊毒并治；专杀诸蛊疥癣，与恶疮皆效。

按：藜芦入肺、胃、肠三经，为吐痰解毒、杀虫导滞之药。轻服一厘，重服二厘。配制南星为丸，治中风不语；合麝香吹鼻，治诸风头痛。李时珍曰：吐药不一，常山吐疟痰，瓜蒂吐热痰，乌附尖吐湿痰，莱菔子吐气痰，藜芦则吐风痰也。泰西医治作用云：白藜芦为平脑药，平脉，又为葱胃毒药，研末服之则吐，泻前时用为引水泻药，又用以治痛风，今用此药杀皮肤毛发内之虫，间用之为取嚏药。其用法：将此药一二厘合于少粉或白芷粉臭之，其功用能去火除烦，与青藜芦同。如服之吐不止者，饮葱汤即止。惟药性过烈，苟非实痰壅闭，慎勿轻试。

生桐油 乔木类。一名桐子油，即罂子桐子油。

味甘微辛，性寒小毒。善吐风痰，专开喉痹，外涂疥癣虫疮，亦解鼠咬蛇毒。

按：生桐油入喉咙、皮肤，为吐痰解毒、消肿杀虫之药。轻用二匙，重用半瓢。配黄丹、雄黄调匀，傅酒皶赤鼻；合羊脂、虾肉杵烂，涂冻疮皲裂。李时珍曰：桐子油专吐风痰喉痹，以水和油，扫入喉中探吐；或以子研末，吹入喉中取吐。又点灯烧铜箸头，烙风热烂眼亦妙。张路玉曰：桐子其形如罂，不入食品，专供作油，如误食而吐者，得酒即解。

梧桐泪 香木类。即梧桐树脂。虫食其树而汁出下流者，为梧桐泪；其脂入土石间，其状如块而得卤气者，梧桐碱，尤佳。

味咸而苦，性寒而烈。专吐膈上之热痰，善治咽喉火痛，兼杀贼风之虫毒，得治瘰疬瘰疡，亦疗牛马急黄，灌之立愈。

按：梧桐泪入肺、肝、胃三经，为吐痰解毒、杀虫消火之药。轻用五分，重用一钱。配黄丹研末，掺走马疳；合地骨皮煎汤，漱牙宣脓臭。苏颂曰：梧桐泪古方稀用，今治口齿家为最要药。李时珍曰：梧桐成入地受卤气，故性寒能除热，其味咸，能入骨软坚。咽喉热痛，水磨扫之取涎，立瘥。张元素曰：谓瘰疬非此不能除，亦咸以软坚之意也。

生金鱼 鱼类。一名朱砂鱼。

味苦微咸，性凉小毒。善吐黏涎，专解卤毒。

按：生金鱼入脾、胃二经，为追涎解毒、消臌退黄之药。轻用一二尾，重用三尾。赵怒轩曰：《慈航活人书》云：用红色金鱼三尾长，甘蔗汁二碗，同捣烂绞汁服，治疯癫、石臌、水臌、黄疸等证，吐出痰涎立愈。

卷三　清凉剂（统计七十品）

轻清气热药（计十一品）

瓜蒌皮　蔓草类。即王瓜皮。

味淡性凉，气清质轻。畅肺宽胸，润燥活痰。

按：瓜蒌皮专入肺经，为轻清泄热、宣畅气机之药。轻用一钱至钱半，重用二钱至三钱。配苦桔梗、生甘草、安南子，清咽利喉；合川贝母、淡竹沥、生姜汁，宣肺涤痰。查瓜蒌皮入汤剂得自吴门叶天士先生医案，厥后载于雷少逸《药赋新编》。吾绍始自樊开周先师，推为疏畅肺气、轻宣上焦之良药。惟痰饮色白清稀者忌用。

马兜铃　蔓草类。产河东淮桂等处，带壳而嫩者曰马兜铃，去净子，焙用。浙产去壳而老者曰杜兜铃。

马兜铃味苦微辛，性寒质轻，清肺宣气，涤痰定喘，惟味厚而善能作呕。杜兜铃味淡微苦，气轻质浮，既清肺热，亦降气逆，且味薄而不致作呕。

按：马兜铃专入肺经，为宣气泄热、涤痰清音之药。轻用八分，重用一钱，若杜者可用一钱至钱半。配炙甘草，平肺气喘急；合绿升麻，吐蛇伤虫毒。李时珍曰：兜铃体清而虚，熟则悬而开，有肺之象，故能入肺。性寒，味苦微辛，寒能清热，苦能降气。钱乙：补肺，阿胶散用之，非藉其补，取其清热降气也。根名青木香，治鬼疰积聚、诸毒热肿及疔肿复发。张路玉曰：诸家言兜铃性寒，专于祛痰定喘，不知其苦中带辛，寒中带散，是以肺热痰喘、声音不清者宜之，婴儿麻疹内陷、喘满声瘖者亦宜。以余所验，马兜铃用姜水炒则不呕，治肺热气喘、咳逆连连不止者颇效。杜兜铃治肺气抑郁，痰热尚轻者适宜。若热重，则不及马兜铃之力胜。若肺虚寒嗽及寒痰作喘者均忌。

黄芩 山草类。体虚中空者为枯芩，色青坚细者为条芩，又名子芩，酒炒用。

枯芩清肺，质轻中空上达以凉泄肌表，故能止嗽化痰，并治目赤，疔痈。条芩坚肠，色青体实下行而凉泄肝胆，故能除湿止痢，兼可安胎利水。

按：黄芩入肺、大肠、肝、胆四经，为宣肺泄热、燥湿清火之药。轻用一钱，重用钱半，极重二钱。枯芩配桑皮，专泄肺火；合茅根，善止鼻衄；配元参，清金保肺；合杷叶，平气降痰。条芩配柴胡，入少阳以退寒热；合白芍，清肠明而治血痢；配厚朴、川连，止湿热之腹痛；合胆草、猪胆，泄肝胆之实火。李东垣曰：枯芩能泻肺火，利气消痰，兼清肌表之热；子芩泻大肠火，坚阴退阳，又利膀胱之水。张元素曰：黄芩之用有九，一泻肺热，二清上焦皮肤风热，三去诸热，四利胸中气，五消痰膈，六除脾经诸湿，七夏暑用之，八妇人产后坚阴退阳，九安胎。朱丹溪曰：黄芩降痰降火之力也。张路玉曰：枯芩性升，酒炒主膈上诸热。然惟躯壳热者宜之，若阴虚伏热、虚阳发露者均忌。条芩性降，泻肝胆、大肠火，兼行冲脉，止血热妄行。古方一味子芩丸，治妇人血热、经水暴下不止者最效。若血虚发热，肾虚夹寒及妊娠胎寒坠，脉迟小弱者，均忌。

淡竹叶 湿草类。系草木，与鲜竹叶绝然不同。根名碎骨子，草医称竹叶麦冬。

味甘淡，性凉利。专去心烦，善通小便。根能坠胎、催生，孕妇忌用。

按：淡竹叶入心、肾、膀胱三经，为清心利尿、渗湿降热之药。轻用八分至一钱，重用钱半至二钱。配车前草，治小便不通；合甘草梢，引心热下降。张路玉曰：性专淡渗下降。吴遵程曰：有走无守，孕妇禁用。以余所验，凡心火刑金，劳嗽咳血，用竹叶麦冬四两，白米饭草一斤，入上白蜜二两，煎稠熬膏，善能润燥补肺，和中益胃，历验辄效。

鲜荷叶　水果类。嫩小者曰荷钱，贴水生藕，荷出水生花者曰芰，荷蒂名荷鼻。

味苦带涩，性平质轻。鲜者升清，用边善解暑邪；干者消肿，炒香能宣胃气，兼治胞衣不下，亦除血胀腹疼。蒂尤上升，气亦清轻，举清阳之下陷，发痘疮之倒靥，兼可安胎，又止血痢。荷叶上露，伏天收取，宽中解暑，明目滋阴；荷梗消暑利溺，疏气通中；荷花止血消瘀，清暑肃肺。花露治喘嗽不已，痰中兼血。

按：鲜荷叶入肺、肝、胃三经，为升清散暑、利水退肿之药。轻用一钱至钱半，重用二钱至三钱。配白僵蚕、胡荽子，治痘疮倒靥；合炒蒲黄、条芩炭，止崩中下血；配白蜜、砂糖，治下痢赤白；合苍术、升麻，治雷头风痛。张兆嘉曰：荷叶气香色青，形仰象震，故能入肝。肝为藏血之脏，故有散血升清之功。又能治水气浮肿等证，以其生于水而性不沾水故也。戴元礼云：服荷令人瘦劣，非可常服。石顽老人亦云：观丹士缩银法，用荷叶同煅，则银质顿轻，故其性消烁可知。

绿豆皮及汁、粉、壳类。

味甘性凉，气清质轻。皮，解热毒，善退目翳，去浮风，润皮肤；汁，解丹毒，能止泻痢，除消渴，利小便；粉，治痈疽湿烂，痘不结痂。芽，解酒湿热毒，清利三焦。

按：绿豆入心、肺、胃三经，为清热解毒、止渴润皮之药。皮用一钱至钱半，汁用半碗至一碗。绿豆配赤小豆、大黑豆，专解痘毒；和冬瓜子、淡附子，善退水肿。皮配白菊花、谷精草、干柿饼、米泔水，治痘瘢目翳；合新会皮、冬瓜皮、浙苓皮、生姜皮，治风水皮肿。粉配飞滑石、海蛤粉和匀，扑暑热痱疮；合地榆、新汲水调敷，治打扑损伤。张路玉曰：绿豆甘凉解毒，能明目，解附子、砒石诸毒。张兆嘉曰：绿豆味甘性寒，行水之功虽同赤豆，而清热解毒尤胜，且能厚肠胃，非如赤豆之令人消瘦也。惟缪氏《经疏》曰：脾胃虚寒滑泄者切忌。

丝瓜 瓜类。皮、叶、藤俱可用，老者名丝瓜络。

味甘性凉，气清质滑。皮润皮肤，解热消肿；络通经络，凉血安胎；叶解疮痈疔肿；藤止脑漏，杀虫。

按：丝瓜入肺、胃、肝三经，为清热解毒、通络消营之药。皮用五钱至一两，络用三钱至五钱，叶用三片至五片，藤用一尺至二尺。络配冬桑叶、淡竹花，清热安胎；合苏梗通、广橘络，通络下乳。叶配鸡子壳烧灰，治睾丸偏坠；合韭菜作饼，贴刀伤出血；配扁豆叶、鲜桑叶，清风解暑；合蒲公英、蜜银花，消毒止渴。藤配川椒、灯心煎汤含漱，止牙宣露痛；合银花、连翘同煅研末，止鼻渊脑痛。李时珍曰：丝瓜老者，筋络贯串，房隔联属，故能通人脉络脏腑而祛风解毒、消肿化痰、去痛杀虫及治诸血病。元时杭州名医宋会方治水肿腹胀甚效，用老丝瓜去皮一枚剪碎，巴豆十四粒同炒，待豆黄去豆，以瓜同陈仓米再炒熟，去瓜络，研米为末，糊丸梧子大，每服百丸，白汤下。王孟英曰：胎前血虚有火者，余以竹茹、桑叶、丝瓜络为随证而补以他药，极有效，盖三物皆养血清热而息内风也。

枇杷叶 果类。用火略炙，拭去毛，剪去大筋。胃病姜汁炒，肺病蜜炙。

味苦性凉，气清质劲。下气除烦，善止呕呃；消痰定喘，兼解痘疮。静而能宣，凡风温、温热、暑燥诸邪在肺者，皆能保柔金而肃治节；香而不燥，凡湿温、疫疠、秽浊之邪在胃者，亦可澄浊气而廓中州。露能清肺宁嗽、和胃解渴；花止鼻渊、头风、清涕时流。

按：枇杷叶入肺、胃二经，为宣肺降气、平肝解热之药。轻用五钱，重用一两。配茅根，治瘟病发哕；合细芽茶，治伤暑衄血；配人参、丁香、鲜生姜，治翻胃虚呕；合芦根、竹叶、建兰叶，治肺热痰嗽。寇宗奭曰：枇杷叶治肺热嗽甚有效。一妇女患肺热久嗽，身如火灸，肌瘦，将成肺痨，以枇杷叶、木通、款冬花、紫菀、杏仁、桑白皮各等分，大黄减半为末，蜜丸樱桃大，食后、夜卧各含化一丸，未终剂而愈。李时珍曰：枇杷叶治肺胃病，取其下气之功耳。气下则火降痰顺，而逆者不逆、呕者不呕、渴者不渴、欬者不咳矣。张路玉曰：枇杷味甘色黄，为脾家果，然必极熟，乃有止渴下气、清润五脏之功。若带生味酸，力能助肝伐脾，食之令人中满泄泻。其叶气味俱薄，故入肺、胃二经，治夏月伤暑呃逆最良。近世治痨嗽无不用之，盖取其和胃下气，气下则火降痰消，胃和则嗽定呕止。惟胃寒呕吐及风寒咳嗽均忌。

鲜菩提子根　草类。即念佛珠根。

味甘性凉，气清质润。形同米仁之根，专消肺痈之毒，善利小便，兼去黄疸。

按：菩提子根入肺、肾、膀胱三经，为泄热利水、清肺消痈之药。轻用五钱至八钱，重用一两至二两。配生苡仁、光桃仁、冬瓜子、水芦根，专治肺痈；合焦山栀、绵茵陈、焦鸡金、海金沙，善消痈肿。李时珍曰：薏苡有二种，一种黏牙者，尖而壳薄，即薏苡也，其米白如糯米，可作粥饭及磨面食，亦可酿酒；一种圆而壳厚坚硬者，即菩提子也，其米少即粳穤也，但可穿作念珠。以余所验，菩提子根，细如灯心，体薄中空，节节通灵，嚼之味甘而润，善走肺、细气管及清金水两脏，故能上治肺痈，下通尿闭，用以代薏苡根，屡有捷效。惟肺虚寒嗽及痰饮咳喘均忌。

解晕草　草类。即广东万年青，其根下小如麦冬，入药用。

味甘性凉,气清质润。解咽喉之火毒,治痰热之急惊。

按: 解晕草、根、子,入肺、肝、胃三经,为清咽利喉、润肺养胃之药。轻用二钱,重用三钱。配头梅冰捣汁,定小儿热痉;合鲜石斛代茶,润肺胃液燥。海宁周世任曰:此草根下子大,冷子宫,凡妇欲断产,取子百粒捣汁服,永不再孕矣。赵恕轩曰:此草色泽翠润,茎叶劲直如箭,时俗孕妇临蓐,连盆移至产室,云能解产厄及血晕。

鲜凤尾草 草类。一名金星凤尾草,生竹林中井边者佳,一名鸡脚凤尾草。

味苦淡,性大凉。专治热毒下痢,亦清风火喉证,善消发背疖痈,兼解丹毒血溢。

按: 鲜凤草入肺、胃、大小肠四经,为清热泻火、凉血解毒之药。轻用三钱,重用五钱。配生莱菔、鲜青果,善治喉炎;合土旱莲、净青糖,专治赤痢。赵恕轩述《家宝方》治喉癣、喉风,用凤尾草捣汁,加米醋数匙和匀,用竹筷裹新棉花蘸汁热患处,稠痰随筋而出。陆定圃曰:凤尾草性至凉,治点痢。余曾治一小儿患五色痢,口渴发热,用万密斋《保命歌括》凤尾草一方:凤尾一大握,陈仓米一撮,带皮鲜生姜三片,连须葱白三根,用水三大碗,煎一碗去渣,入烧酒小半盏、净白蜜三茶匙,调匀,乘热服一小盏,移时再服一日,服尽为度,一服即愈。此方主赤白痢,五色痢亦可治,其效如神。然性太凉,虚寒者忌。

轻清血热药 (计十九品)

白薇 山草类。

味苦微咸,性凉质润。纳冲滋任,善定血厥肝风;利水益阴,兼治热淋遗尿。产虚烦呕并效,风温灼热皆疗。

按：白薇入肝、胃二经，兼入冲任，为轻清虚火、专降血热之药。轻用一钱至钱半，重用二钱至三钱。配青蒿脑，治温疟伏暑；合生白芍，治遗尿血淋；配百部、川贝母、款冬花，治肺实鼻塞；合当归、西洋参、清炙草，治妇人血厥。张兆嘉曰：咸苦入胃，芳香走冲，故能清解血热，温病热传营分，下午为盛者最宜。沈芊绿曰：白薇为阳明冲任要药，能除血癖，曾治一妇人左肋①下向有癖积，产后身热烦呕，予用白薇为君，加芎、归、地，二帖身凉病退，晚觉腹痛坠下如临盆状，少顷遂下一物如茶杯大，坚不能破，色红紫而间有白点，肋下②遂觉空快。张路玉曰：白薇治妇人遗尿，不拘胎前、产后，有白薇芍药汤，取其有补阴之功而兼行肺经以清膀胱之上源，殊非虚不禁者比也。古方多治妇人者，以《别录》有疗伤中淋露之功也。惟胃虚少食、泄泻及喘咳多汗、阳气外泄者均忌。

银胡 山草类。一名银柴胡，与软柴胡迥然不同。

味甘淡，性微寒。入胃而解肌热，男妇痨嗽相宜；入肾以退骨蒸，童子疳羸亦效。

按：银胡入胃、肝、肾三经，为轻清凉血、专解虚热之药。轻用一钱至钱半，重用二钱至三钱。配西洋参、蜜煨生姜、大红枣，治肺痨发热；合地骨皮、蜜炙川柏、生龟板，治肾热骨蒸。李时珍述庞元英《谈薮》曰：张知阁久病劳疟，热时如火，年余骨立，孙林一诊即断为劳疟，热从髓出，非银胡不可，只须一服即愈。张路玉曰：银胡行足阳明、少阴，性味与石斛不甚相远，不独清热，兼能凉血。《和剂局方》治上下诸热，龙脑鸡苏丸中用之，凡人虚劳方中惟银州者为宜。张兆嘉曰：银柴胡出银州，质坚而色淡白，味甘微润，无解表之性，从来注《本草》者皆言其能治小儿疳热、大人痨热，皆取其入肝凉血也，乃别是一种，与川柴胡条达木郁、疏畅气

---

① 肋：疑为"胁"。
② 肋下：疑为"胁下"。

血兼散表邪者迥异。

地骨皮 灌木类。即枸杞根皮。甘草汤浸一宿，焙干用。

味苦而淡，性寒质润。降肺火而停喘，退肾热以除蒸。治骨槽风，止牙龈血□。苗、叶味薄微苦，气清质轻，善能降火及清头目。

按：地骨皮入肺、肾、三焦三经，为清肺滋肾、凉血退热之药。轻用二钱至三钱，重用五钱至八钱，极重用一两。配胡麦冬，治阴虚痨热；合杜仲、草薢，治肾虚腰痛；配生桑皮、生甘草、生粳米，降肺中伏火；合青蒿脑、清炙草、生姜皮，除烦热骨蒸；配大生地、甘菊花、炒糯米浸酒，去肝肾虚热；合粉丹皮、东白薇、生白芍煎汤，去胞中血热。李时珍曰：枸杞之滋益不独子，而根亦不止于退热，世人但知用黄芩、黄连等苦寒以治上中焦之实火，用黄柏、知母等苦寒以治下焦之燥火，谓之补阴火，久服致伤元气，而不知地骨皮甘寒平补，使精气充而邪火自退之妙。予尝以青蒿佐地骨皮退热，屡有殊功。沈芊绿曰：枸杞《本经》《别录》并未分别子、皮、苗、叶，甄权《大明》以后分别之，但《本经》《别录》虽总言枸杞之功，而就其所言细释之，如《本经》主五内邪气、热中消渴、周痹风湿，《别录》言下胸胁气、客热头痛，应指皮与苗、叶言之，所谓寒能除热者是也；《本经》久服坚筋骨、耐寒暑，《别录》言补内伤大劳、嘘吸强弱、利大小肠，应指子言之，所谓甘平能补者是也。东垣云：地骨皮泻肾火，治有汗之骨蒸；丹皮泻包络火，治无汗之骨蒸。是以四物汤加二皮，治妇人阴虚骨蒸。良有以也。朱二允云：凡阴虚体外感风气，散而未尽，潮热往来，柴葛所不能治者用此，兼走表里之药，消其浮游之邪热，服之多愈。合前哲名论以观之，地骨皮之作用甚广，世医概执为退虚热骨蒸之品，亦未尽其妙用矣。惟吴鞠通曰：木本之入下最深者，莫如地骨皮，故独异众根而得仙杖之名，禀少阴水阴之气，专主骨皮之劳热，即同桑白皮治热病后与小儿痘后外感已尽，真气不得归元，咳嗽上气，身虚热者，甚良。若兼一毫外感即不可用。如风寒、风温正盛之时而用桑皮、地骨皮，或于别方中加桑皮或加地骨皮，则引邪入肝肾之阴而咳嗽永不愈矣。愚见小儿久咳不愈，多因服桑白皮、地骨皮所误，盖陷伏之邪无复使上出之法也。汪氏《备要》曰：肠滑者忌，枸杞子中寒者忌。地骨皮掘鲜者，同小蓟煎浓汁浸，下瘊甚效。

血见愁 蔓草类。《纲目》名地锦，又名血风草。

味甘性凉，气清质润。上驻咳血吐血，下止血痢血崩，除阴㿗，利小便，兼治金刃扑损，亦主痈肿恶疮。

按：血见愁入胃、肝、心、肾四经，为清营止血、散瘀利尿之药。轻用二钱至三钱，重用四钱至五钱，极重用一两。配土旱莲、银花炭、贯仲炭，治赤痢血淋；合全当归、明乳香、净没药，治痈肿背疮。陈藏器曰：血见愁甘平无毒，主金疮，止血长肌，断鼻中衄血，取叶挼敷，煮汁服，散瘀血及猝下血皆效。

生藕 水草类。

味甘而涩，性平质润。生食治霍乱虚渴，涤热消瘀；蒸熟能开胃厚肠，养阴和血。藕节性涩，能解毒而止血；藕稍性通，下瘀血而除烦。

按：莲藕入心、肝、脾、胃、肠五经，为生寒熟温、去瘀生新之药。生者捣汁，轻用一杯，重用二杯；蒸熟，轻用一两，重用二两。藕汁配梨汁，治上焦痰热；合姜汁，治中焦吐利；配生地汁、清童便，治温热烦渴；合葡萄汁、地黄汁，治小便热淋。藕节配鲜荷蒂、净白蜜，治伤暑吐血；合潞党参、大冰糖，治大便下血；配川芎、辛荑为末，治鼻渊脑流；合莲花须、金樱膏糊丸，治遗精白浊。李时珍曰：白花藕大而孔扁者，生食味甘，煮食不美；红花及野藕生食涩，煮蒸则佳。夫藕生于卑污而洁白自若，质柔而穿坚，居下而有节，孔窍玲珑，丝纶内隐，生于嫩蒻而发为茎、叶、花、实，又复生芽，以续生生之脉，四时可食，令人心欢，可谓灵根矣。

故其所主皆心脾血分之疾，与莲之功不同。若藕节善止咳血、唾血、血淋、溺血、下血、血痢、血崩。一男子病血淋，痛胀将死，予以藕汁调发灰，每服二钱，三日即血止痛除。昔宋孝宗患痢，众医不效，高宗偶见一小药肆，召而问之，其人问得病之由乃食河蟹所致，遂诊脉曰：此冷痢也，用新米藕节捣烂，热酒调下，数服即愈，以藕节粉能消瘀血、解热开胃而解蟹毒故也。张路玉曰：藕出污泥而无浊气沾染，其根通达诸窍，联绵诸络，允为交媾黄宫、通调津液之上品，入心脾血分，冷而不泻，涩而不滞，产后血闭及血淋、尿血宜之。新产生冷皆忌，独生藕不禁，为其能止热渴、破留血也。捣浸澄粉服食，治虚损失血、吐利下血。又血痢口噤不能食，频服则结粪自下，胃气自开，便能进食。但市者皆豆麦菱粉伪充，不可混用。藕节之味大涩，能止骤脱诸血。产后血闷，隔水炖热，和童便饮，三日血止痛除，以其性专散血而无伤耗真元之患也。张兆嘉曰：生藕甘凉入胃，清烦热，止呕渴，大能开胃，其性善消瘀血；蒸熟则白变为紫，凉变为温，其消瘀涤热之功一变而补阴养脏之药，亦如地黄之生熟异用也。

贯仲 山草类。正名贯众。

味苦性寒，兼有小毒。入血清营，专治时行瘟疫；散瘀解毒，能化痘毒瘢疹。善止崩中，又疗鼻衄。

按：贯仲入肝、胃、肠三经，为杀虫解毒、凉血软坚之药。轻用钱半至二钱，重用三钱至四钱。配土旱莲、槐米炭，治血痢赤带；合珠儿参、白茅根，治鼻衄吐血；配升麻、赤芍、鲜竹叶、生甘草煎汤急服，治痘斑不快；合硼砂、巴霜、生甘蜜丸含咽，治鸡鱼骨鲠。张兆嘉曰：贯仲多生山阴近水处，一根能贯众枝，故名。皮黑肉赤，其根丛生，虽苦寒而能散热，有小毒而能解毒。凡遇时疫盛行、痘疹窃发，皆以此浸水缸中解之。查其形性为肝胃血分之药，故《本经》主治腹中邪热诸毒、杀三虫等语皆取寒能胜热、以毒攻毒之意。其所以语治血病者，亦血因热结，用此寒散之力也。以余所验，鲜贯仲治疫时疟泻而有传染性者切效。贯仲炭治血崩、血痫、血痔及脏毒下血，用于血热亦有专长。惟虚寒无热者忌。

山茶花 灌木类。花有数种，宝珠产者花簇如珠最盛，故名宝珠茶花。

味苦涩，性凉降。专止鼻衄吐血，能断久痢肠风，兼止崩带血痢，亦消痈肿跌扑。

按： 宝珠茶花入肺、肾、胃、肠、子宫五经，为凉血消瘀、宁络清营之药。轻用八分至一钱，重用钱半至二钱，极重三钱。配青糖、藕节，治鼻衄血痢；合姜汁、陈酒，治肠风下血；配藏红花、白及、红枣、白蜜，治吐血咳嗽；合炒槐米、木耳、豆腐、食盐，治痔疮出血。张路玉曰：山茶花色红味苦，生用则能破宿生新，童便炒黑则能止血，故吐血、衄血、下血为要药，其功不减于郁金，真血家之良药也。宋春晖云：曾见有人患乳头开花欲坠，疼痛异常，有教以用宝珠花焙研为末，用麻油调搽立愈，亦可调涂汤火灼伤。

密蒙花 灌木类。酒润焙。

味甘性凉，气清质润。泄热疏风，善治痘疮攻眼；清营退翳，专治眦泪羞明。

按： 密蒙花专入肝经，为养营和血、散结搜风之药。轻用一钱至钱半，重用二钱至三钱。配东桑叶、池菊花，消目中赤脉；合木贼草、石决明，退目肿生翳。张兆嘉曰：密蒙花其色紫，故入肝；甘寒无毒，故能润肝燥、养肝血；因其凡花皆散，故能散肝家之风热，风热得去，肝血得养，故一切目疾皆可除也。沈芊绿曰：《本草》详载密蒙花主治百病，要皆肝处有热所致，盖目者肝之窍也，目得血而能视，肝血虚则为青盲肤翳，肝热甚则为眵泪、赤肿、赤脉及小儿痘疮余毒、疳气攻眼等病。密蒙花甘能补血，则血分充，寒能凉血，则血热除，诸证宁有不愈者乎？故为眼科要药。

蕤仁 灌木类。去壳，汤浸去皮尖，水煮过，研细，纸包，压去油用。

味甘微凉，质润而滑。生治嗜卧，熟治不眠，专退翳膜青筋，善止眦伤泪出，兼除腹中结气，亦破心下结痰。

按：蕤仁入肝、胃二经，为明目退翳、凉血涤痰之药。轻用钱半，重用三钱。配生枣仁，能醒睡；合炒枣仁，能安眠；配硼砂、麝香研匀，去翳最妙；合防风、黄连收膏，点眼多效。李士材曰：蕤仁外能散风，内能清热，肝气和则目疾愈。痰痞皆热邪为祟，故宜并主。若目病不缘风热而因寒虚者勿用。张路玉曰：蕤仁甘润，能治诸风热之邪、心腹邪热结气，不独治目疾也。眼风痒或生翳或赤眦，黄连、蕤仁去皮研膏等分，以干枣去核填入，煎水点眼甚验。

黑木耳　菜类。《本经》名五木耳，今仅有黑者。凉血生用，止血焙用。

味甘性凉，质润而滑。专治痔疮炊肿，亦止漏下崩中。

按：黑木耳入肝、肾、大肠三经，为清营止血、润燥滑肠之药。轻用钱半至二钱，重用三钱至五钱。配木贼草，治眼流冷泪；合血余炭，治崩中漏下；配鹿角胶炒为末，治久病血痢；合生豆腐汤煎代水，治肠风下血。李时珍引《生生篇》云：柳蛾补胃，木耳衰精。言老柳之蛾能补胃理气，木耳乃朽木所生，得阴之气，故有衰精冷肾之害也。邹润安曰：朽木之气上结为诸菌，其液上结为木耳，犹枯松之气下沦为茯苓，其脂下沦为琥珀也。琥珀利水消瘀，其性下通；则木耳止漏除癥，其性上升。要而言之，结为木耳者，木之液也；致液为耳者，木之气也。不结于别时而独生于盛夏多雨者，天地间生气、收藏、发越，由微至著，无一息暂停，即使枯木朽株，偶膳精英，不致徒伤泯没，乃复随气赋形，因色达用，其入于人身有感斯通，故虽枯木之余，其不盛不能致液，液不灵不能变色，皆以时令之发越，雨露之濡润、媾合以成形，溯源以成色特。市肆所售恐非采自桑者。即不皆采自桑，亦有益气不饥之功。

仙鹤草　山草类。

味苦性凉，气香质轻。寒以清营，专于止血劳[1]，能透络，亦可散瘀。

按：仙鹤草入心、肝、胃、肠四经，为轻清血热、缓散络瘀之药。轻用钱半至二钱，重用三钱。配鲜竹茹、血见愁，治咳血、吐血；合银花炭、地榆炭，治肠风痔血。查此草产杭垣狮子山最佳，乃后贤新发明之草药，色青而紫，味苦带涩，气亦芳香，止血而不致凝瘀，散瘀而不伤新血，为治血热而瘀之良药。故治一切血证，颇擅利用。惟血虚无瘀者忌。

桑耳 木类。软者名桑槐、桑蛾，硬者名桑黄、桑蕈，其功性则一，桑蕈尤良。

味甘性凉，气清质润。黑者止崩中带下，赤者止经闭血凝，兼疗鼻衄肠风，亦除胃疼腹痛。

按：桑耳入肺、肝、胃、肠四经，为凉肝止血、平胃停痛之药。轻用八分至一钱，重用钱半至二钱。配鲜葱白、淡豆豉作羹，治肠风痔血；合榆白皮、冬葵子煎汤，治血淋尿痛；配巴豆霜、大红枣为丸，治留饮宿食；合木贼草、绿升麻为末，治泻血脱肛。张路玉曰：桑耳凉润，善祛子脏中风热，不但主漏下血液，并可治寒热积聚。《本经》专取黑者达肾，赤者达肝，补中寓泻，泻中寓补之机具见。言外，其黄熟陈白者，止久泄益气；金色者，治癖饮积聚及肠风泻血、衄血、五痔下血、血痹虚劳、咽喉痹痛，一切血证咸宜用之。他如槐耳治五痔脱肛，柳耳治反胃吐痰，柘耳治肺痈咳吐脓血，皆效。嘉善陈企唐云：其亲翁某弱冠时患咯血证，屡治无效，年必发数次，一日往乡间，宿农家，晚餐出素菜一盂，味甚甘美，不辨为何物，异而问诸主人，答曰：此蕈也，生于桑上者，故味愈他草，惟不易得耳。翁啖之尽而旧疾竟数年不发，心窃奇之，莫知其故，后问某名医云，若得桑树上蕈，用治一切血证无不应，但世不恒有，故其效不彰。翁始恍然悟己病之所以不药而愈者，乃桑蕈之力也。于是传告亲友，凡患各种血

---

[1] 劳：原书作"芳"，据文义改。

证者，概令觅桑蕈治之，亦无不奇验。其服法以桑蕈一味，不拘多少，煎汤饮之，嫩者可以佐馔。金诵闻曰：考李氏《本草纲目》桑耳条下其所主治者，血证为多。如《肘后方》治鼻衄，《千金方》治崩中漏下，《圣惠方》治脱肛泻血及血淋疼痛等证。

板蓝根 湿草类。即靛青根，一作马蓝根。

味甘淡清凉。辟温凉血，解毒杀虫，专治咽痛喉疮，兼祛大头面肿。

按：板蓝根入肺、肝、胃三经，为清热消毒、辟疫杀虫之药。轻用二钱至三钱，重用四钱至五钱。配青连翘、银花、牛蒡子，治咽喉肿痛；合生甘草、鸡冠血、陈酒，治痘疹不快。张兆嘉曰：板蓝根即靛青根，一云马蓝根，其功用性味与叶相同，能入肝胃血分，不过解毒、清热、辟疫、杀虫四者而已。但叶主散，根主降，此又同中之异耳。查板蓝根入汤剂始于李东垣普济消毒饮，专治大头瘟及虾蟆瘟，吴鞠通为之加减，但用连翘二两、薄荷三钱、马勃四钱、牛蒡子六钱、荆芥穗三钱、僵蚕五钱、元参二两、银花二两、板蓝根五钱、苦桔梗二两、生甘草五钱，共为粗末，每服六钱，重者八钱，鲜芦根汤煎去渣服，约二时一服，重者一时许一服。治温毒咽痛喉肿、耳前耳后肿、颊肿、面正赤，或喉不痛但外肿甚则耳聋，甚效。惟《洗冤录》详议云：治蛇毒莫妙于此，先令患者口嚼，即以嚼细之滓敷患处。此物出自闽广，花有斑点，叶有花纹，根形似蓝根而较细，蛇遇此物即化为脓。今药肆所售之板蓝根形细色白，淡而无味，屡试罔效，恐是别根伪托，可用鲜大青代之。

夏枯草 湿草类。去草专用花。

味苦而淡，性凉质轻。独走厥阴，善解肝经郁火；功擅散结，专治两目珠疼。鼠痈瘰疬最灵，脚肿湿痹亦效。

按：夏枯草入肝、胆二经，为散郁解热、清胆疏肝之药。轻用钱半至二钱，重用三钱至四钱。配制香附、细芽茶，治肝虚睛疼；合地榆炭、煅牡蛎，治带下血崩；配荆芥穗、童便煎汤，治产后血晕；合天葵子、海藻并嚼，消男妇瘰疬。朱丹溪曰：《本草》言夏枯草治瘰疬、散结气，有补养肝经血脉之功，而不言及。观其退寒热，虚者可使，若实者以行散之药佐之。楼全善曰：此草治目珠疼，至夜甚者神效。或用苦寒药反甚者，以夜与寒皆阴故也。夏枯草禀纯阳之气，补肝经血脉，故治此如神，以阳治阴也。薛立斋外科《经验方》云：夏枯草能生血及解热，为治瘰疬之圣药，不问已溃未溃或日久成漏，用夏枯草六两，水二盅，煎七分，食远温服，虚甚者熬膏服及涂患处，兼十全大补汤加香附、贝母、远志尤善。张路玉曰：夏枯草辛能散结，苦能除热，故善散瘰结瘿气，又能解内热、缓肝火，并治痘余毒及肝热目赤有效。久服亦防伤胃，以善走厥阴，助肝木之气耳。陆定圃述西汉居士方案云：予尝治一人患不睡，心肾兼补之药遍服不效，诊其脉，知为阴阳达和二气不交，以半夏二钱、夏枯草三钱浓煎服之，即得安睡，仍投补心等药而愈。盖半夏得阴而生，枯草得至阳而长，是阴阳配合之妙也。王秉衡曰：夏枯草微辛而甘，故散结之中兼有和阳养阴之功，失血后不寐者服之即寐，其性可见矣。陈久者其味尤甘，入药为胜。

紫地丁 湿草类。有紫花、白花二种。

味苦微辛，性寒质轻。通营凉血，专治疔肿恶疮；泻火解毒，兼疗喉痹背疽。

按： 紫地丁入肝、脾、心包三经，为清营破血、消毒退肿之药。轻用钱半至二钱，重用三钱至四钱。配绵茵陈，治黄疸内热；合苍耳叶，治痈疽恶疮；配蒺藜为末，麻油和涂，消瘰疬疔疮；合白药子捣汁，开水冲服，吐喉痹黏涎。孙天仁《集效方》云：紫花地丁草三伏时收，以白面和成，盐醋浸一宿，贴痈疽发背及无名肿毒，其效如神。张路玉曰：紫花地丁有二种，花紫者茎白，花白者茎紫，可随疔肿之色而用。但性寒不利于阴疽，若漫肿无头、不赤不肿者禁用。沈金鳌曰：此花《纲目》止疗外科证，但考古人每用治黄疸喉痹，取其泻湿除热之功也，大方家不可轻弃。张兆嘉曰：此与黄花地丁性味主治相同，惟此能入手足厥阴血分，行瘀活血为略异，故紫花地丁治疗疮毒痈为胜。

蒲公英 菜类。即黄花地丁，俗名奶汁草。

按：蒲公英入胃、肾二经，为凉血解毒、散结滑窍之药。轻用三钱至五钱，重用六钱至一两。配忍冬藤、陈酒和服，消乳、乳痈肿；合紫地丁、青萍煎汤，治瘑疮疔毒。朱丹溪曰：蒲公英化热毒、消肿核颇有奇功。李时珍曰：古方有擦牙乌发须还少丹，甚言其功，盖取其能通肾也，故东垣谓肾经必用之药。然性最和平，略与土茯苓相同，其功又能动胆汁，作煮水膏等服之均效。治胃不消化、大便秘、肝积血、肝塞生胀、膨证，须佐泻药同服。疟疾须发过后服之。

益母草 湿草类。苗、茎、根皆可用，子名茺蔚子。微炒香，蒸熟，烈日曝燥，杵去壳用。

味辛苦，性微寒。除水气，消恶毒，善治瘾疔肿、乳痈、游丹；通包络，去肝瘀，专疗子死腹中，产后血晕；花能外散兼表，去风活血；子则行中带补，明目益精。

按：益母草及子入肝、心包二经，为去瘀生新、解毒利水之药。轻用钱半至二钱，重用三钱至四钱。配杜红花治胎死腹中，合光桃仁治产后血闭。朱丹溪曰：茺蔚子活血行气，有补阴之功，故名益母。凡胎前产后所持者，血气也。胎前无滞、产后无虚，以其行中有补也。薛仲昂曰：益母草为产后圣药，余每用三两浓煎去滓，加芎、归各钱半，陈酒、童便各一盏，则腹痛血晕之患免，且大有补益，真治产之总司也。李时珍曰：茎叶味辛微苦，花味苦甘，根味甘，子味甘微辛，并无毒，故茎、实等均可同用。若治肝经、血分风热，明目益精，调女人经脉，则单用子良；若治肿毒创伤，消水行血，妇人胎产诸病，则宜并用为良。盖其根、茎、花、叶专于行，子则行中有补。李东垣言瞳子散大者忌，为其辛温走散，行血甚捷故也。张路玉曰：益母草功专行血，凡崩漏血由于脾胃不实、大肠不固者无用，为其下行也。王秉衡曰：凡湿热之邪入于血分，或血热血瘀，皆可治之。张兆嘉曰：消瘀化水是其所长，故无肝血瘀滞者禁用。

苏丹参 山草类。酒炒用，行血宜全用，入心宜去梢用。畏盐水，反藜芦。

味淡苦，性微寒。通心包络，凉血止烦，能治温热狂闷、头痛目赤；走肝肾经，消瘀散结，可疗骨节疼痛、肢废足软。调月经而落死胎是其独擅，止崩带而破癥瘕亦属偏长。

按：苏丹参入心包络、心、肝、肾四经，为祛瘀生新、通营清血之药。轻用钱半至二钱，重用三钱至四钱。配归身、生地、白芍、川芎煎汤，治妇人月经不调；合白芷、赤芍、陈酒、猪油熬膏，涂妇人乳痈不消。萧炳曰：丹参治风软脚，可逐奔马，曾用多效。李时珍曰：丹参能破宿血、生新血、安生服、落死服[①]、止崩带、调经脉，功与四物汤相类。张路玉曰：丹参气平而降，心与包络血分药也，长于行血，妊娠无故勿服，大便不实忌用。王秉衡曰：丹参降而行血，血热而滞者宜之。虽为调经及产后要药，设经行早期或血枯经闭，及血少不能养胎而不安与产后血已畅行者皆忌。他若温热之邪尚在气分，不在血中，用之反能引邪内陷，尤为切忌。

元参 山草类。一名黑参，蒸过晒干用。勿犯铜铁。根生青白，干即紫黑有腥气。

味苦微咸，性凉质润。解斑毒，利咽喉，消腹中血瘕坚癥，散颈下结核痈肿，能润大肠燥结，亦通小便血滞，除胸中氤氲之气，降无根浮游之火，兼疗风热头痛，亦止温邪烦渴。

按：元参专入肾经，兼入肺、肠二经，为壮水制火、增液润肠之药。

---

① 安生服、落死服：疑为"安生胎、落死胎"，据文义改。

轻用三钱至五钱，重用六钱至一两。配升麻、生甘草，治发斑咽痛；合麦冬、细生地，治液枯肠燥。张元素曰：元参乃机枢之剂，管领诸气，上下清肃而不浊，风药中多用之，故《活人书》治伤寒阳毒汗下后毒不散，及心烦懊憹，躁不得眠，心神颠倒欲绝者，俱用元参。以此论之，治胸中氤氲之气、无根之火，当以元参为圣剂也。李时珍曰：肾水受伤，真阴失守，孤阳无根而发火病，均宜壮水制火，元参与地黄同功。张路玉曰：元参治阴虚火亢、咽喉肿痛之专药。《本经》治腹中寒热积聚、女子产乳余疾，并可清有形热滞，故消瘰疬结核、目赤肿痛。又云，补肾气，令人明目，不特治暴赤肿痛，总皆散结清火之验。惟质滑而腻，气味亦浊，滞脾碍胃，胃弱便溏者切忌；中有湿热者尤忌。

大凉气热药（计七品）

知母 山草类。清火生用，欲上行酒炒，欲下行盐水炒。

味苦带甘，性寒质润。清阳明独胜之热，善能润肺活痰，除烦止咳；泻肾经有余之火，取其滋液润肠，利水消肿。兼可安胎，亦可止子烦。

按： 知母入肺、肾、胃、肠四经，为泻火利水、清热润燥之药。轻用钱半至二钱，重用三钱至四钱。配生石膏、生甘草、生糯米，治胃家燥热；合西洋参、炒枣仁、鲜竹叶，治胎热虚烦；配生川柏、紫猺桂、白蜜为丸，治肾热尿闭；合川贝母、巴豆霜、姜汁为丸，治肺痹痰嗽。李东垣曰：知母之用有四，一泻有余之肾火，二疗有汗之骨蒸，三止虚烦之烦热，四滋化源之阴气。凡病小便闭塞而渴者，热在上焦气分，肺热不能下输膀胱，宜用味薄淡渗之药以泻火清肺而滋水之化源。若热在下焦血分而不喝①者，乃真水不足，膀胱干涸，乃无阴则阳无以化，治当用黄柏、知母大苦寒之

---

① 喝：疑似"渴"。

药以补肾与膀胱，使阴气行而阳自化，水便自通。李时珍曰：知母，下则润肾燥以滋阴，上则清肺热以除烦，乃二经气分药也。黄柏则是肾经血分药，故二者必相须而行。张兆嘉曰：知母气味俱厚，故能入足少阴肾经，清有余之相火。以其色白味甘，故又能清肺火、除胃热。然阴寒润滑之品过用则有妨脾胃，必须肺、胃、肾三经火盛阴亏之证，或中热消渴者乃可用之，不可但知其滋阴之功而忘其损阳之害也。凡胃虚不嗜食，脾弱食不化及肾虚溏泄均忌。

花粉　蔓草类。即瓜蒌根，以水澄取清粉。

味苦微甘，性寒质润。降膈上热痰，止心中烦渴，除时病狂热，去酒疸湿黄。生津增液，善治口燥舌干；解毒排脓，兼消乳痈痔漏。

按：天花粉入肺、脾、胃、肠四经，为泽枯润燥、行水消痰之品。轻用钱半至二钱，重用三钱至四钱。配西洋参，治虚热咳嗽；合淡竹沥，治伤暑烦渴；配明乳香，治妇人乳痈；合生甘梢，治小儿囊肿；配滑石、赤豆为末，搽天泡湿疮；合蝉衣、羊肝蒸熟，消痘后目翳。李时珍曰：花粉止渴生津，润枯降火，却不伤胃，昔人只言其苦寒，尚未深辨其味甘微酸苦耳。张路玉曰：花粉《本经》有安中补虚、续绝伤之称，以其有清胃祛热之功，火去则中气安，津液复则血气和而绝伤续矣。但其性寒降，凡胃虚吐逆、阴虚劳嗽，误用反伤胃气，久必泄泻喘咳，病根愈固矣。凡痰饮色白清稀，脾胃虚寒泄泻者，均忌。王秉衡曰：瓜蒌实一名天瓜，故其根名天瓜根，后世讹"瓜"为"花"，然相传已久，不可改矣。性凉味甘，故能善化燥痰。仲圣明言渴者去半夏加瓜蒌根，是半夏化湿痰、花粉去燥痰之的据也。后人顺口读过，不悟其意，而以贝母与半夏为对峙，殊不切贴。张兆嘉曰：天花粉入肺、胃血分，专清上焦邪热，下降一切黄疸。肿毒皆从郁热水血互结而来，其能利水道、消瘀血，故主治加上。玉露霜即鲜天花粉以澄出之粉晒干，味甘而淡，主治则同。

石膏　石类。清胃热，生研；利湿热，煅用。

味淡性寒，气清质重。泄胃热以润燥，善治中暑潮热、自汗大渴；降肺火以定喘，能镇冲气上逆、头痛牙痛。

按：石膏入肺、胃、三焦三经，为清热退火、润燥降气之药。轻用四钱至六钱，重用八钱至一两。配寒水石、西洋参，治痰热喘嗽；合川芎、细芽茶，治头风涕泪；配小川莲、生甘草，治伤暑发狂；合荆芥穗、北细辛，治胃火牙痛；配杜苍术、白知母、清炙草、陈仓米，治湿热汗多、妄言烦渴；合鲜竹叶、毛西洋参、冬仙半夏，治伤寒解后气虚欲吐。张元素曰：石膏气味俱薄，体重而降，乃阳明经大寒之药，善治本经头风牙痛，止消渴、中暑、潮热。然能寒胃，令人不食，非腹有极热者不宜轻用。更血虚发热像白虎证，及脾胃虚劳，形体羸瘦，初得之时，与此证同，医不识而误用之，不可救药也。李时珍曰：石膏纹理细密，故名细理石；其性大寒如水，故名寒水石，与凝水石同名异物。古方所用寒水石是凝水石，唐宋以来诸方所用寒水石，即今之石膏也。近人又以长石、方解石为寒水石，不可不辨之。薛生白曰：石膏配知母、甘草、粳米为白虎汤，仲景用以清阳明无形之燥热也。胃汁枯涸者加人参以生津，名白虎加人参汤；身中素有脾气者加桂枝以通络，名桂枝白虎汤。而其实意在清胃热也。是以后人治暑热伤气、身热而渴者，亦用白虎加人参汤，热渴泄，肢节烦疼者，亦用白虎加桂枝汤；胸痞身重兼见，则于白虎汤中加入苍术以理太阴之湿；寒热往来兼集，则于白虎汤中加入柴胡以散少阳之邪。凡此皆热甚阳明，他证兼见，故白虎清热，而复各随证以加减。苟非热病汗泄、脉洪大者，白虎便不可投，辨证察脉最宜详审。愚曰：余读《本草》言石膏性寒，大清胃热；味淡气薄，能解肌热；体沉性降，能泄实热。恍然大悟，非石膏不足以治热疫。遇有其证重，用石膏直入胃经，使其敷布于十二经，退其淫热。佐以黄连、犀角、黄芩，泄心肺火于上焦；丹皮及栀子、赤芍，泄肝经之火；连翘、元参，解浮游之火；生地、知母，抑阳扶阴，泄其亢甚之火而救欲绝之水；桔梗、竹叶，载药上行；使以甘草和胃。此大寒能解毒之剂，投之无不得心应手，三十年来颇堪自信。徐洄溪曰：热盛自汗，虽手足逆冷，非石膏不治。庸医辄以为亡阳，骤用参、附。岂知亡阳之证有二：下焦之阳虚飞越于外而欲上脱，则用参、附等药以回之；上焦之阳盛逼阴于外而欲上泄，则用石膏以收之。同一亡阳而治法迥殊，细审之自明，否则生死立判。陆九芝曰：或谓病至神昏，每多狂言妄语，甚则如见鬼状，苟非犀角之通灵，何以除病而得安？余曰：《本经》于石膏下有"除邪鬼"三字，后人不解此药何以能除邪鬼，故而删去。岂知石膏能清阳明经热，热清则邪鬼亦除。盖石膏除邪鬼是热在胃家者也，且专关于气，无涉于血，与犀角之除邪鬼热在血者迥异。张兆嘉曰：石膏质重味甘之物，相传解肌之说，皆因表有风寒、里有郁热，故正气被郁，不得透达于表，解郁热则表里自通，大青龙之制亦犹是耳。岂质重、性寒、味甘之品而能解肌发汗哉！惟熊鸣旭曰，石膏为盐类利尿药，能令血中毒质由尿管引之外出，又能使肠内粪质增其稀度，与知母解热剂合用，再加粳米、甘草以和缓之，则血液清，血压一平，诸证亦自消矣。若脉洪大而无烦渴等证者，此方切忌。观此则东垣云：立夏前多服白虎汤，令人小便不禁，此由降令太过，阳明津液不能上输于肺，肺之清气亦复不降。故而薛瘦吟曰：热已离表，汗之既迟；热未入腑，下之太早。故用白虎直清阳明，使热邪从小便而出，所谓气化则能出矣。当与五苓同参，五苓化寒水之气，白虎化燥金之气也。与熊说不谋而合，足见石膏之清镇降气，使热从小便外泄功效彰彰矣。惟食积发热、热盛烦渴者切忌。

雪水 水类。冬令腊月取者佳，《纲目》腊雪。

味甘性寒，气清质润。熬药温服，解毒润燥；煎茶煮粥，清热止渴。专治天行温疫，小儿热痫狂啼，并疗酒热黄疸，大人丹石发动。

按：雪水入肺、胃、肠三经，为清燥解热、消毒杀虫之药。既可煎药，亦可代茶。寇宗奭曰：腊雪水，大寒之水也，故治火毒诸病。李时珍曰：宜煎，伤暑火暍之药，抹痱亦良。张兆嘉曰：雪得天地阴凝之气，较霜为盛。其色白、其质轻，故亦能入肺；其大寒之性可清脏腑一切毒火、丹石、诸疮。然须腊雪为佳，冬至后第三戌为腊，最能杀虫，故凡腊中有雪，则明年菜麦田禾皆无虫蝗之患。以余所验，腊雪水不但能解丹石毒有效，亦解烧酒毒甚验，但必取地上净雪，藏诸清洁坛中，其气清凉而沁。若用瓦檐流落者，每有烟火之气。故石顽谓腊雪气羶，助阳摄火。良有以也。

秋露水　水类。清晨取者佳。

味甘性凉，气清质润。熏肃杀之气，润上焦之燥，宜煎润肺杀虫之药，可调疥虫癫之散。他如百草上露能止消渴，花叶上露善消暑热，韭叶上露去白癜风而除噎膈，柏叶、菖蒲上露善能明目而醒胃气。惟灵霄花（凌霄花）上露能损人目。

按：秋露水入肺、胃二经，为清暑润燥、退热杀虫之药。既可煎药，亦能代茶。赵恕轩南曰：露本阴液，夜则地气上升，降而为露，其性随时而变。《居易录》有碧玉露浆方，于中秋前用五倍子新青布一二匹，扯作十余段，当五更时，于百草头上，或荷叶、稻苗上者尤佳，先去诸草上蛛网，后以各布系杆如旗以展取露水，爰将此水绞在桶中，展湿即绞，视青布色淡即另换之，一见阳光则将此露用磁瓶洗净盛贮，澄数日自清，晚间用男乳一杯约两半，白蜜、人参各如男乳之多，总入一宫碗，纸封密藏，次日五更开水二大碗，将宫碗之露水等隔水炖热，睡醒时缓缓温服之。甘所以杀虫，露去诸经之火，参补气，蜜润肺，治一切虚损劳证有奇功。可知露本养阴扶阳，又得荷叶之清气，故能奏功如此。陆定圃曰：噎膈之证，当由肝过于升，肺不能降，血之随气而生者，留积不去，历久遂成有形之物，汤液入胃，已过病所，必不能去有形之物，故不效。其专治此证之药，必其性专入咽喉而力能化瘀解结者也。昔金磎一书贾患此，向余乞方，余思韭上露善治噤口痢，或可旁通其意，遂煎《千金》芦荟汤加入韭露一半，时时小啜之，数日竟愈。张兆嘉曰：露在夏末秋初，阴气之液也，能滋养万物，悦泽容颜。其解暑者，以白露降则炎暑退也。故凡治疟药，煎成露一宿者，亦是解退伏暑之意。至于白花上露，虽有润肺之功，然花有优劣，用者宜慎。

冷水　冷水类。

性皆寒，味各异，烹茶煎药，功用亦殊。急流水迅于通便，逆流水最宜吐痰。百沸水气腾性散，善能发汗；百劳水激浊扬清，可除沉积。黄齑水涌痰吐食，阴阳水定乱调中，新汲水去热除烦，地浆水清暑解毒，阿井水下膈消痰，山泉水洗肠清胃。

按：水虽入胃，能通行十二经，既可煎服，亦可冷饮。张路玉曰：古人饮药必择水火，故凡汤液，多用新汲井华水，取天真之气浮于水面也。宜文火煎成，候温暖，缓服之。《金匮》云：凡煮药饮汁以解毒者，虽云救急，不可热饮，诸毒病得热更甚，宜冷饮之。此言治热解毒及辛热药味，当确遵此例。一切调补药即宜温服，苦寒祛火药则宜热饮，热因寒用之法也。仲景煎实脾药，作甘澜水扬之万遍，取其流利不助肾邪也。勺扬百遍名百劳水，取其激扬以除积也。成无己曰：仲景治伤寒瘀热在里身黄，麻黄连翘赤小豆汤，煎用潦水，取其味薄不助湿热也；以新汲水煎沸如麻，名麻沸汤，取其轻浮以散结热也；以水空煎，候熟极煮药，名清浆水，取其下趋，不至上涌也。服涌吐药用齑水，取其味浊，引食上窜以吐诸痰饮宿食，酸苦涌泄为阴也。煎荡涤邪秽药用东流水煎，利水药用急流水，取性走也。煎水逆呕吐药，用逆流水，取其上涌痰涎也。煎阳盛阴虚，目不得瞑药，用千里流水，取其性之疾泻也。煎中暑神昏药及食枫树菌笑不止，用地浆水，取救垂绝之阴也。煎中暑亡汗药及霍乱泄利不止，用酸浆水，取收欲脱之阳也。英美学说云：以冷水疗治各证功效亦大。如以冷水浴身，始觉凉后觉热，可知其能引气血；又如枪伤、刀伤等证，以湿布敷之，则可免积血发炎；又如扭伤骨铰宜用冷水浸三点钟，并以湿布敷之，可散血止痛；又如肠内热痛，宜用布带蘸冷水缠之，外加干布拥护。若以冷水疗治大热证有三法：一以冷水淋身；二以冷水抹身，此法随时可用；三以衾蘸冷水覆盖全身，外加衣被护卫，此法须于发热时用之，令冷气渐透入脏腑，历三点钟，并饮冷水少许，庶能散血退热。以上敷法均宜频换冷水则见效自易。其功用又能平脉，凡患热证皆可饮之；外用能止血、消炎、退热。辨江河、井泉、雨雪之水有五法。第一煮试：取清水置净器，煮熟，倾入白瓷器中候澄，清下有沙土，此水质浊也，水之良者无滓。又水良者，煮物易熟。第二日试：清水置白瓷器中，向日下，令日光正射水，视日光中若有尘埃，氤氲如游水者，此水质不净也，水良则澄清澈底。第三味试：水，无气也，无气无味，无味者真水。凡味皆从外合之，故试水以淡为主，味佳者次之，味恶者下。第四称试：有各种水欲辨优劣，以一器更酌而衡之，轻者为上。第五纸试：用纸、用绢帛之类，色莹白者，以水蘸而干之，无痕迹者为上。

冰　水类。

味甘性寒，气轻质重。消暑毒，解烦渴，去酒热，灭瘢痕。

按：冰可外治，亦可内服，为清暑解毒、醒酣除烦之药。英美学说云：以冰水疗各证功用甚大。如人周身发热，以布蘸冰水敷之，可略散甚热及头脑积血作痛，身上诸热肿痛敷之，均能散血止痛消肿，第须久敷频换。又如妇人月经过多，宜用冰一盘，以板横搭，令坐其上，使冷气透入而经水即能自止。以上各证均宜冰水疗治。其功又能平脉，治咽喉类病呕吐不止，外用止血消炎；治脑类病，装橡皮袋或猪尿泡亦可。惟脏腑发炎则不宜用。

大凉血热药（计三十三品）

黄连 山草类。产川中者，中空，色正黄，截开分瓣者为上，云南水连次之，日本吴楚为下。治心藏火，生用；治肝胆实火，猪胆汁炒；治肝胆虚火，醋炒褐色；治上焦，酒炒；中焦，姜汁炒；下焦，盐水炒；气分郁结肝火，煎吴茱萸汤炒；血分块中伏火，同干漆末炒；食积火，同黄土拌炒。解附子、巴豆、轻粉毒。忌猪肉。

味苦性寒，气薄质燥。泻火清肝，专除目痛眦伤、胸中烦闷；调胃厚肠，善治腹疼赤痢、膈间痞满。兼去心窍恶血、子宫肿痛；亦止口干鼻蜃、吐苦呕酸。

按：黄连入心、肝、胆、脾、胃、大肠六经，为清火燥湿、凉血杀虫之药。轻用三分至六分，重用八分至一钱。配淡竹茹、姜半夏、广皮，专治热呕；合白头翁、北秦皮、黄柏，善治赤痢；配吴茱萸、生白芍，治湿痢腹痛；合防风、青子芩，治积热下处；配陈阿胶、炒干姜、乌梅炭，治阴虚久痢；合滁菊花、鲜大青、鸡子白，治目痛暴赤。张元素曰：黄连之用有五：一泻心火，二去中焦湿热，三诸疮必用，四去赤眼暴发，五止中部见血。韩飞霞曰：火分之病，黄连为主，不但泻心火，善治目疾，配以人乳浸蒸，或点或服，均效。生用为君，佐以官桂少许，煎百沸，入蜜，空心服之，能使心肾交于顷刻。若入五苓、滑石，大治梦遗。以黄土、姜汁、酒、蜜四炒为君，以四君子为臣，白芍药酒煮为佐，广木香为使，治小儿五疳。以茱萸炒，加木香等分，生大黄倍之，水丸，治五痢。此皆得制方之法也。刘河间曰：诸苦寒药多泄，惟黄连、黄柏性冷而质燥，能降火去湿，故止泻痢以为之君。寇宗奭曰：今人但见肠虚泻痢，微似有血，便用黄连，不顾寒热多少，惟欲尽剂，遂致危困。若初病气实，热多血痢，服之即止，不必尽剂。虚而冷者，慎勿轻用。李时珍曰：香连丸用黄连、木香，水火散用黄连、干姜，左金丸用黄连、吴茱萸，姜黄散用黄连、生姜，口疮方用黄连、细辛，皆一冷一热，寒因热用，热因寒用，阴阳相济，最得制方之妙。徐洄溪曰：凡药能去湿者必增热，能除热必不能去湿。惟黄连能以苦燥湿，以寒除热，一举两得，莫神于此。故《本经》主目痛、眦伤、泪出、明目，除湿热在上之病；肠澼、腹痛、下痢，除湿热在中之病；妇人阴中肿痛，除湿热在下之病。王孟英曰：川连不但治湿热，乃苦以降胃火之上冲，得半夏之辛开以通，格拒搏结之气，用治呕哕，其效如神。又与苏叶同用，以治胎前恶阻甚妙。东西医治作用，黄连为收敛及苦味健胃药，与龙胆草同，如胃不消化、不思食、虚弱黄疸、寒热泻痢等症，用此药皆能疗治。惟张路玉谓黄连泻实火，凡阴虚烦热、脾虚泄泻、五更肾泄、妇人产后血虚烦热、小儿痘疹气虚作泻及行浆后泄泻者皆忌。以余所验，黄连虽善治湿热，惟舌苔黄腻者或配瓜蒌、半夏，或配干姜、枳实，取其苦降辛通，以奏功效。若舌苔白滑，湿重热郁者切忌。即丹溪翁治热痢，配人参为噤口之要药，惟湿热阻滞胃口，病在中期，气虚血热者相宜。

　　胡黄连　山草类。一名胡连。忌猪肉，犯之令人漏精。

　　味苦性寒，气膻质燥。专除孕妇胎蒸、小儿干热，兼治大人劳复、男子黄疸。

　　按：胡黄连入胃、胆、肾、肝四经，为清骨退蒸、泄湿除热之药。轻用三分至四分，重用六分至八分。配乌梅，治小儿血痢；合鸡肝，治小儿疳眼；配干姜，治果子积；合猪胰，治梅疮毒；配鲜生地、鲜茅根、猪胆皮煎汤，治鼻衄吐血；合小川连、芦荟、麝香为丸，治肥热疳瘦；配青蒿脑、地骨皮、银胡，治男妇骨蒸；合焦山栀、乌梅炭、生姜，治伤寒劳复。钱仲阳曰：凡小儿疳热肚胀、潮热发焦者，此热劳已极，但不可用大黄、黄芩伤胃之药致生他证，只以胡黄连五钱、五灵脂一钱为末，雄猪胆汁丸绿豆大，米饮下一二十九。张路玉曰：胡黄连苦寒而降，大伐脏腑、骨髓邪淫火之毒也。张兆嘉曰：胡黄连从胡地来，其性与川连相似，而苦寒无川连之盛。古人虽称其入肝、胆二经，然苦寒之品断无不及于心、脾者。观其治小儿疳热、大人劳复黄疸等病，非脾之湿热而何？故用药不可执泥也。大抵川连与胡连亦如柴胡与银胡，故银胡、胡连二物每每并用。胡黄连其根外黄中黑，与川连之纯黄不同，故此入肝胆之功较川连为尤胜也。缪氏《经疏》曰：凡阴血太虚、真精耗竭、胃气脾阴俱弱者，虽难见如上证，亦忌。即用亦须佐以健脾安胃药。

鲜生地 湿草类。雷公曰：采得即用者为生地黄。

味甘性寒，气清质润。凉而能散，解络热而利水道；润而不腻，止胎漏而住血崩。鼻衄、吐血皆灵，血厥、心闷亦效。

按：鲜生地入心、胃、肝、肾四经，为清火凉血、润燥散瘀之药。轻用四钱至五钱，重用八钱至一两，极重二两。配细木通、生甘梢、淡竹叶，泻小肠血热；合犀角汁、赤芍、丹皮，清心营火炽；配石膏、知母、生甘草、粳米，清心胃火灼；合童便、白蜜、陈酒、姜汁，治吐血便血。张元素曰：生地黄大寒凉血，血热者须用；熟则微温，补肾血衰者须用。王硕曰：男子多阴虚，宜熟地；女子多血热，宜生地。王海藏曰：钱仲阳泻丙火，生地与木通同用以导赤也。诸经血热，与他药相随亦能治之，溺血、便血皆同。张路玉曰：生地黄性禀至阴，功专散血，入手足少阴、厥阴，兼行足太阴、手太阳。

《别录》治妇人崩中、血不止及产后血上薄心、胎动下血、鼻衄吐血，皆捣汁饮之，以其能散血、消瘀、解烦也；其治跌扑损伤、面目青肿，以生地黄捣烂罨之即消。此即《本经》治伤中血痹、折跌筋伤等证之义。昔人治心痛，以鲜地黄汁作冷淘食之取吐，不吐则利出长虫如辟宫而安，此即《本经》除寒热积聚之验。因思《千金》灵飞散中生地黄即不可得鲜者，咸取干者应用，乃知《本经》末后续出"生者尤良"一语，见古圣之苦心，无所不用其极也。但生与干功用不同。徐之才《别录》云：生地黄乃新掘之鲜者，为散血之专药。观《本经》主治皆指鲜者而言，故凡伤中日久，积聚内形，寒热外显，并宜鲜者作汤，统领他药，共襄破宿生新之功。设混用干者，则瘀伤愈结，安望其有髓充肉长之绩乎？予尝综览诸方，凡药之未经火者，性皆引散，已经炙焙，性皆守中，不独地黄为然也。张兆嘉曰：生地未经蒸晒，即今所谓鲜生地，色黄、味甘、性寒，入心、胃，散血清热。凡热邪内干营分、胃阴告竭者，颇属相宜。惟胸膈多痰、气机不畅者均忌。

剪草 蔓草类。叶似茗而细，色黑。根名曰药蜜，炙用。

味苦性寒，气降质润。凉血清热，善治痨瘵咳血及血妄行；解毒杀虫，兼除疥癣风瘙，主诸恶疮。

按：剪草入肺、心、肝三经，为清营止血、消痈除虫之药。轻用三分至五分，重用六分至八分。配细辛、藁本、薄荷，漱风虫牙痛；合丹皮、天冬、麦冬，止上部失血。许学士《本事方》云：剪草治痨瘵吐血肺损及血妄行，名神传膏，其法每一斤洗净晒为末，入生蜜二斤和为膏，以器盛之，不得犯铁器，九蒸九晒，日一蒸晒，病人五更起，面东坐，不得语言，以匙抄药如粥服之，每服四两，服已良久，以稀粟米饮压之，药只冷服，米饮亦勿太热，或吐或下皆不妨。如久病肺损咯血，只二服愈；寻常咳嗽血妄行，每服一匙可也；若小小血妄行一啜而愈矣。此药绝妙，若此而世失传，惜哉！李时珍述《和剂局方》有滑肌散，治风邪客于肌中，浑身瘙痒，致生疮疥，及脾肺风毒攻冲，生疮干湿，日久不瘥。用剪草七两不见火，轻粉一钱为末，掺之，干者麻油调搽。沈竿绿曰：茜草、剪草均为治血要药，但茜草止血又能行血，故既止吐衄崩尿，又能消瘀通经，是惟能行，故能止也；剪草但止血而不行血，故吐咯损肺及妄行者皆治。虽二药之性皆凉，而用实不同若此。缪氏《经疏》云：剪草大苦大寒之药，虽治血热妄行神效，若脾肾俱虚，胃口薄弱，见食欲呕及不思食，泄泻者，勿遽投之，法当先理脾胃，俟能进食而后施治乃可。

土旱莲 阴草类。《纲目》名鳢肠草，一名龙齿草，俗名滴落乌。鲜者佳。

味甘带涩，性凉质滑。专通小肠，故主血痢兼肾水，能乌须发。

按：土旱莲入胃、大小肠、肝、肾五经，为凉血滑肠、排脓止血之药。轻用三钱至五钱，重用六钱至一两。配车前草，治小便尿血；合青糖，治小肠赤痢；配生姜、白蜜熬膏，能生发；合炒槐米、陈酒煎汤，治肠风痔漏。张路玉曰：旱莲草，肾经血分药也。《唐本草》治灸疮发洪血，不可止者，敷之立已；汁涂眉发，生速而繁。皆益肾凉血之验。乌头发方用之，单用熬膏治大便下血甚效。但脾胃虚、大便易泻者勿服。张兆嘉曰：旱莲草甘酸而寒，折之中有汁出，其色黑，故入肾，能凉血补阴、敛营止血。然沉寒之性，阳虚便滑者仍宜禁之。

鲜大青 湿草类。茎叶俱用。

味咸微苦，性寒质润。专治肠毒斑疹，凉解肌表；善退时行温热，直清心营。口疮喉痹皆灵，毒痢黄疸并效。

按：鲜大青入心、肝、胃三经，为解散热毒、清凉血分之药。轻用二钱至三钱，重用四钱至五钱。配牛蒡子，治男妇喉痹；合小川连，治小儿口疮；配陈阿胶、淡豆豉、赤石脂、生甘草，治热病下痢；合犀角、生山栀、淡豆豉、牛蒡子，治温疫发斑。李时珍曰：大青能解心胃热毒，不特治伤寒也。朱肱《活人书》治伤寒发赤斑烦痛，有犀角大青汤、大青四物汤。故李象先《指掌赋》云：阳毒则狂斑烦乱，以大青、升麻，可回困笃。张路玉曰：大青性禀至阴，其味苦咸，故能入肝。《本经》取治蛊疰诸毒，专予清解温热诸毒也。阳毒发斑、咽痛必用之药。而茎、叶性味不异，主治皆同。日华子治天行热狂、疔肿风疮。朱肱治发斑咽痛，皆取其叶，以治温热毒盛、发斑之叶，非正伤寒药也。盖大青泻肝胆之实火，正以去心胃之邪热，所以为小儿痱热丹毒之要药。张兆嘉曰：大青咸苦、大寒、色青，专入心、肝、胃三经血分，治时行温热、斑疹丹毒等病，皆因大热入胃，扰乱营血所致，散血分邪热是其所长。若脾胃虚寒者均忌。

小青叶 湿草类。

味淡苦，性清凉。煎汤治血痢腹痛，生捣敷痈肿疮疖，兼解蛇毒，亦杀异虫。

按：小青叶入肝、胃二经，为清热凉血、解毒杀虫之药。轻用一钱至钱半，重用二钱至三钱。配香白芷、陈酒调服，治蛇虺螫伤；合鲜青蒿、砂糖捣汁，治中暑发昏。张路玉曰：小青捣敷肿疖甚效，善解狼毒、射罔、斑蝥、砒石等毒。

《千金》以蓝叶捣汁治腹中鳖瘕。夏子益《奇疾方》用板蓝汁治腹内应声虫。陈实功以蓝同贝母捣敷人面疮，取其苦寒以散蕴结之热毒也。

上青黛 湿草类。浮者为青黛，俗名靛青花。沉者即蓝淀，乃蓝与石灰做成者，市肆每以干淀充之，便有石灰，宜水飞淘净石灰，名上青黛。

味咸微苦，性寒质燥。消毒杀虫，解小儿惊痫、疳热；清火止血，治男妇噎膈、赤痢。

按：青黛入肝、胃、肠三经，为除热解毒、凉血杀虫之药。轻用二分，重用三分至五分。配甜杏仁、牡蛎粉、真柿霜、血见愁，治肺热咯血；合细生地、生白芍、归身、川芎，治产后发狂；配海蛤粉、淡竹沥，治肺火痰嗽；合飞滑石、生甘草，治肝热尿闭。寇宗奭曰：青黛乃蓝为之者。一妇人患脐下腹上，下连二阴，遍生湿疮，状如马瓜疮，他处并无，痒而痛，大小便涩，出黄汁，食亦减，身面微微肿，问其人嗜酒[①]，喜食鱼蟹、发风

---

① 问其人嗜酒：据文义，结合寇宗奭《本草衍义》之相同医案应为"问之，其人嗜酒。"

等物，急以马齿苋四两杵烂，入青黛一两，再研匀涂之，即时热减，痛痒皆去。此盖下焦蓄风热毒气也，若不出，当发肠痈内痔。张路玉曰：青黛乃蓝淀浮沫、搅澄、掠出、收干，泻肝胆、散郁火，治温毒发痈及产后热痢下重。《千金》蓝青丸用之天行寒热头痛，水研服之，与蓝同类，而止血、拔毒、杀虫之功似胜于蓝。又治噎膈之疾，取其化虫之力也。和溺白垢、冰片，吹口疳最效。张兆嘉曰：青黛即靛青之沫和石灰粉为之，无灰者绝少，其功与靛药相近，虽色青入肝，而轻浮咸寒之性，功用概可想见，故清火解毒、杀虫治疮，即可为青黛赞之，青黛本专入肝，治血分郁火，以其轻浮上达，故又能入肺胃、降瘀热，治瘟疫斑疹、咽喉口舌等疾。如阴虚之火及大便不实、脾胃虚寒者均忌。

甘蕉根　湿草类。一名芭蕉根，俗名干罗根，杵汁用。以竹筒插入皮中取出原汁，曰蕉油。

味甘带涩，性寒质滑。治瘟疫狂热之湿热黄疸，解消渴烦闷，去血淋漓痛。捣敷肿痛最效，汁涂痈毒亦灵。

按：甘蕉根入胃、肾、小肠三经，为泻火利尿、凉血解毒之药。轻用二瓢，重用四瓢。配土旱莲、车前草，治血淋尿痛；合苏薄荷、北细辛，漱风虫牙痛；配生藕汁、生姜汁，治产后血胀；合人中黄、金汁，治天行热狂；油配薄省汁涂布囟门，定急惊发痉；合淡竹沥炖温和服，治头痛烦渴；叶配大青汁、姜汁，涂肿毒初发；合生麻油、轻粉，搭歧毒初起。张路玉曰：甘蕉汁和酒服疗痈肿，并以滓涂肿处，良。小儿游风，卧蕉叶上即愈。《别录》治痈疽结热。《肘后》治发背肿毒。《圣惠》治血淋漓痛。苏颂治风痫欲倒，饮之取吐，效。惟阴疽不赤肿者禁用。

龙胆草　山草类。或酒炒，或盐水炒，或甘草汤浸一宿用。

味苦而涩，性寒而降。专退骨间寒热，善平实热惊痫。杀虫消痒肿，泻下焦之湿火；通淋明目眦，清肝胆之阳邪。兼去肠中小虫，亦除冲任伏热。

按： 龙胆草入胃、胆、肝、肾四经，为泻火解毒、除湿杀虫之药。轻用二九，治身弱、胃不消化。张元素曰：龙胆之用有四：一除下部风湿，二去中下焦湿热，三止脐下至足肿痛，四除寒热脚气。下行之功与防己同，酒浸则能上行、外行。以柴胡为主，龙胆为使，治目疾必用之药。李时珍曰：相火寄在肝胆，有泻无补，故龙胆益肝胆之气，正以其能泻肝胆之邪热也。但大苦大寒，过服恐伤胃气，反助邪热，亦犹久服黄连反从火化之义。张路玉曰：龙胆草苦寒沉降，凡胃气虚人服之必呕，脾气虚人服之必泻。虽有湿热，慎勿空腹服，令人小便不禁。张兆嘉曰：龙胆草味苦，苦如胆汁，泻下焦，专清肝肠一切有余之邪火。苟因虚而致病者决不可用，如下虚者误服每致遗不禁，胃虚者过服每致伤阳败胃，慎之。惟有东西医治作用，龙胆草为苦性补品，如胃不消化，并病方退而欲补其精神，惟此为有名之药。间有人用以依时而作之疟，并用驱虫药，与他种苦性药组合用，水泡、酒泡均可。

黄柏 乔木类。或酒炒，或蜜炙，或盐水炒。根名檀桓。

味苦而清，性寒而降。专除男子黄疸、肠痔、湿火、泻痢，兼治女子阴阳蚀疮、漏下、赤白。泻肝火而平横逆，蛔厥心痛最灵；坚肾阴而利膀胱、痿躄骨蒸亦效。

按： 黄柏入肝、肠、内肾、膀胱四经，为清肝坚骨、泻火利尿之药。轻用三分至四分，重用五分至八分。配白蜜，涂口舌生疮；合苍术，治两足皆痿；配童便蒸晒，糯米炼丸，治遗精白浊；合酒醋炒透，净白蜜为丸，治脏毒痔漏；配槟榔为末，猪油调敷，治口鼻疳疮；合蒲公英捣汁，鸡子青调涂，治痈疽乳发；配焦山栀、西茵陈，治身黄发热；合知母、官桂，治肾炎尿闭。张元素曰：黄柏之用有六：一泻膀胱实火，二利小便结热，三除下焦湿肿，四止痢疾先见血，五除肌中痛，六补肾不足、壮骨髓。凡肾水膀胱不足，诸痿厥腰无力，于黄芪汤中加用，使两足膝中气力涌出，痿厥便去，为瘫痪必用之药。蜜炒研末，治口疮如神，故《雷公炮炙论》云口疮舌折立愈。黄酥谓以酥炙黄柏含之也。李东垣曰：黄柏配苍术乃治痿要药，凡下焦湿热肿痛并膀胱火邪，小便不利及黄涩者并宜。黄柏、知母为君，茯苓、泽泻为佐。昔人病小便不通，腹坚如石，脚腿裂水，双睛凸出，遍服治满利小便药无效，此膏粱积热，损伤肾水，致膀胱不化，火气上逆而为呕哕，遂以滋肾丸主之，方用黄柏、知母，入桂为引导，服少时，前阴如火烧，溺即涌出，顾盼肿消。《金匮》治误食自死六畜中毒，用黄柏屑捣服方寸匕解之，不特治高粱积热。盖苦以解毒，寒以泄热也。李时珍曰：黄柏性寒而沉，生用则降实火，熟用则伤胃，酒制则治上，蜜制则治中，盐制则治下。昔洁古、东垣、丹溪皆以知、柏为滋阴降火要药。近时虚损及纵欲求嗣之人用补阴药，往往以此二味为君，然必少壮气盛能食者为宜。若中气虚而邪火炽者，久服则降令太过，脾胃受伤，真阳暗损，精气不暖，致生他病。张路玉曰：黄柏苦燥，为治三阴湿热之专药，其根治心腹百病、魂魄不安，皆火气内元之候。一种小而实如酸石榴者，名小柏，性亦不甚相远。《千金翼》阿迦陀丸用之。大抵苦寒之性利于实热，不利虚热，凡脾虚少食，或泻或呕，或好热恶寒，或肾虚五更泄、小腹冷痛，阳虚发热、瘀血停止，产后血虚发热，痛疽肿后发热，阴虚小便不利，痘后脾虚小便不利，血虚烦躁不眠等证皆忌。惟王秉衡谓黄柏特擅坚肾之功。《经》言：肾欲坚，急食苦以坚之。凡下部之不坚者多矣，如茎痿遗浊、带漏痿躄、便血泻利等证。今人不察病情，但从虚寒治之，而不知大半属于虚热也。盖下焦多湿，始因阴虚火盛而湿渐化热，继则湿热阻其气化及耗精液，遂成不坚之病，皆黄柏之专司也。去其浊阴之病，正是保全生气，谁谓苦寒无易于生气哉？盖黄柏治下焦湿热诸证，正与蛇床子治下焦寒湿诸证相对峙。或竟是谓为毒药，痛戒勿用，岂非议药不议病之陋习乎!

苦参 山草类。止血醋炒，凉血酒炒，坚阴盐水炒。若照雷公炮制用糯米浓泔浸一宿，其腥秽气并浮在水面上，需重淘过，即盖之，从巳至甲，取晒，切用尤良。

味苦而劣，性寒而降。除疥杀虫，消痈逐水，止渴醒酒，明目固齿，坚肾阴而梦遗精滑皆治，清血热而赤痢肠红并效。

按：苦参入胃、肠、肾三经，为凉血清火、燥湿杀虫之药。轻用二分至三分，重用四分至五分，极重一钱。配苏薄荷、白蜜，治热病发狂；合土旱莲、元参，治肠热便红；配炒白术、牡蛎粉、猪脂炼丸，治梦遗食减，除赤白带下；合鲜地汁、莱菔汁、枯矾和匀，滴鼻疮脓腥，敷汤火灼伤。朱丹溪曰：苦参能清补阴气，久服每致腰重者，因其气降而不升也。其治大风有功，况风热细疹乎？李时珍曰：子午乃少阴君火对化，故苦参、黄柏之苦寒皆能补肾，盖取其苦燥湿、寒除热也。热生风、湿生虫，固又能祛风杀虫。惟肾水弱而相火胜者用之相宜。若火衰精冷、真元不足及年高之人切不可用。张路玉曰：苦参直入心肾，内有湿热者足以当之，故始得有补阴驱邪之方、清热明目之功。湿热既去而又服，必致苦寒伤肾、腰重脚弱。张兆嘉曰：苦参直入肾脏血分，降性太过，非下焦湿火炽盛者不宜用。最宜于洗方、丸方中为佳，若煎方不可少用。惟日医作寒苦健胃剂，与《别录》平胃气，令人嗜食之说相合。

山豆根 蔓草类。或生用，或酒炒，或蜜炙。

味苦而劣，性寒而降，善解药毒，专杀小虫，龈肿齿痛皆治，喉痒喉风最效，兼除喘满热咳、腹痛赤痢，亦除人马急黄、五痔诸疮。

按：山豆根入心、肺、大肠三经，为泻火解毒、消肿杀虫之药。轻用二分至三分，重用四分至五分。配陈醋含漱，吐喉痛黏涎；合麻油调涂，治头风热痛；配炒黑丑，治赤白下痢；合煨甘遂，治水虫腹大。张路玉曰：

山豆根大苦大寒，故能治咽喉诸疾。苏颂言：含之咽汁，解咽喉肿痛极效；或水浸含漱，或煎汤细呷，又解豆疹热毒及喉痹，药皆验。盖喉证多属火气上逆，故用苦寒以降之。时珍谓：腹胀喘满，研末汤服；血气腹胀，酒服三钱；猝患热厥心痛，醋磨汁服。总赖苦寒以散之。但脾胃虚寒作泻者禁用，胃虚善呕者亦忌。

白药子 蔓草类。叶名剪草。入汤蜜炙，磨汁生用。

味苦微辛，性寒而降。散火消痰，解毒降瘀。专消咽肿喉痹，亦止热嗽吐血。

按：白药子入肺、胃二经，为专消肿毒、清降血热之药。轻用二分至三分，重用四分至五分。配防风、黑丑拌炒为末，治风热痰壅；合冰片、薄荷炼丸含咽，止咽喉肿痛。陈藏器曰：陈家白药性味苦寒，无毒，主解诸毒药；甘家白药其汁饮之如蜜，功用与陈家相似。二物性冷，与霍乱下痢人相反。张路玉曰：白药子辛凉解毒，故能治金疮出血太多、发热，用以凉血清热则痛自止、脉自生。惟胃虚善呕者忌。

黄药子 蔓草类。菱州出谓之黄药子，施州出谓之赤药子，秦州出谓之红药子。外涂、含咽，生用；磨汁、入汤剂，须蜜、酒炒透。

味大苦，性寒降。凉血泻火、解毒消瘿。主治恶疮喉痹，兼消蛇犬咬毒。

按：黄药子入心、肺、胃三经，为大清血热、专解疮毒之药。轻用一分至二分，重用三分至四分。配陈酒浸汁，消项下瘿气；合红花煎汤，定产后血晕；配鲜茅根、生蒲黄煎汤，治鼻衄咯血；合苦白矾、飞滑石同研，搽天疱水疮。《大明》曰：黄药子专治马心肺热病。苏颂曰：《千金》治瘿疾，以黄药子半斤，无灰酒一升浸药，固济瓶口，糠火煨香，瓶口有津而止，时饮一杯，不令绝，三五日即消，勿饮，不尔，令人项细也。以余所验，味较白者尤苦而劣，用醋、矾汁含咽，善吐黏涎，以开喉痹，与土牛膝汁同功。汤剂中宜少用、轻用为安。

地榆　山草类。止血酒炒，凉血生用。

味苦微酸，性寒而降。凉血清营，善治血崩赤痢；消酒除渴，亦除吐衄肠风。月经不止最灵，瘀热作疼亦效。

按：地榆入胃、大肠、肝、肾四经，为清血治热、止带治崩之药。轻用二钱至三钱，重用四钱至五钱。配陈醋，止男子吐血、妇人经漏；合苍术，治久病肠风、小儿疳痢；配酒炒条芩，治诸疮痛痒；合炒椿白皮，治久痢赤白。寇宗奭曰：地榆性沉寒，入下焦，若热血痢则用，若虚寒人及水泻白痢，不可轻使。李时珍曰：地榆治下焦热，大小便血证，止血，上截切片炒用，其梢则能行血，不可不知。取汁酿酒治风痹，补脑，捣汁涂虎犬蛇虫伤。张路玉曰：地榆体沉而降，善入下焦理血，若气虚下陷而崩带及久痢脓血，瘀晦不鲜者切禁。惟性能伤胃，误服多致口噤不食。烧灰，香油调敷火汤，因其能行血中之火毒。张兆嘉曰：地榆入肝凉血是其本功，痔漏等证虽由于大肠，然皆出于血分中之湿热，地榆能清血中之热，热清则痢自止。地榆非疏风药，不过血热则生风，血凉则风息耳。至其治崩者，亦由血为热逼而妄行所致，当痔[①]黑用之。如因脾虚肝郁而不由于热者禁用。

侧柏叶　香木类。止血炒焦，凉血生用。

味甘苦而性寒，气芳香而质燥。凉血消瘀、吐衄肠风皆效，除风胜湿、历节酸疼亦灵；既用除崩止痢，又能生肌杀虫；灸罨冻疮，汁乌髭发。

按：侧柏叶入肺、肝、肾、大肠、子宫五经，为救阴清血、凉肝坚肾之药。轻用二钱至三钱，重用四钱至五钱。配黑炮姜、陈阿胶、青童便，治吐血不止；合茯神木、嫩桑枝、青松针，治历节风痛。张路玉曰：侧柏叶性寒而燥，大能伐胃亡血，虚家不宜擅服，过用每减食作泻、瘀积不散。

---

① 痔：疑为"制"字之误。据文义，应将地榆炮制成炭，以增强止血作用。

他如柏节坚劲，用以煮汁酿酒，去风痹、历节风；烧取其油，疗恶疮疥癞；柏脂治身面疣，同松脂研匀涂之，数日自落；根白皮以腊猪脂调涂，火炽热油汤疮，能凉血生毛发。张兆嘉曰：柏属木，皆向阳，此独西指，盖禀西方之气而有贞德者也。入药取叶，扁而侧生者良。凉血燥湿是其本功，故凡一切吐血、衄血、血痢、血崩、肠风、脏毒等症，血中有湿热瘀结者皆可用之。

生梓白皮　木类。《大明》曰：梓有数种，惟楸梓皮入药佳，余者不堪。取根皮，去外黑皮用。

味苦性寒，气芳质燥。解热毒，去三虫，疗温病复感寒邪变为胃哕，洗小儿壮热生疮、一切疥癣。

按：生梓白皮入肺、胃、脾三经，为利湿泻热、凉血消瘀之药。轻用五钱至重八钱。配麻黄、连翘、光杏仁、赤小豆、炙甘草、生姜、红枣，治伤寒瘀热身黄；合川椒、生绿豆、葱皮、西瓜皮、冬瓜皮、刨花盐卤，洗小儿壮热、疮疥。陈修园曰：无此可用绵茵陈代之，若脾湿除黄不宜用。

李根白皮　果木类。取东行者，刮去皱皮，炙黄用。

味苦微咸，性寒气降。止奔豚，解心烦，治妇人赤白带多，除小儿血热丹毒，尤疗赤痢，兼除齿疼。

按：李根白皮入脾、胃、肝三经，为止渴除烦、养血镇冲之药。轻用五钱，重用八钱。配当归、川芎、白芍、生甘、半夏、黄芩、生姜、葛根，治肝火奔豚冲胸，寒热腹痛；合银花、连翘、地丁、野菊、桔梗、生甘、射干、山豆根，治小儿暴热丹毒，咽喉猝闭。张路玉曰：《药性论》云：入药用苦李根皮，而仲景治奔豚气，奔豚丸用甘李白根皮。时珍疑二种，不知仲景言李，《药性》论根。但辨紫者入厥阴血分，黄者入阳明气分。《别录》治消渴、奔豚，《大明》治赤白痢下，《千金》烧存性敷小儿丹毒，甄权治消渴脚气，孟诜治妇人赤白带下，皆取苦咸降气也。若肾寒水热奔豚者切忌。

寒水石 石类。即古之方解石，若古之寒水石即凝水石。产卤地，入水即化，药肆无研细用。

味淡微咸，性寒质重。质味与凝水石大异，功用与硬石膏相同。肃肺清胃，善能解渴除烦，凉血降气，亦治伏暑留热。兼驱蛊毒，又退黄疸。

按： 寒水石入肺、胃、大肠、肾四经，为天凉气热、更清血分之药。轻用钱半至二钱，重用三钱至四钱。配白知母、生甘草、陈仓米，治大汗烦渴；合生石膏、飞滑石、青蒿子，治伏暑热灼。苏颂曰：此物大体与石膏相似，燥热不减，石膏似可通用，但主头风则不及，解肌发汗亦不如此。味微咸，入肾走血，除热之功较方解、石膏等石尤胜，禁与石膏同。

人中黄 人类。造法用大竹截断两头，留节，削去外皮，旁钻一孔，用甘草细末入满于中，塞实，冬至日纳粪池中，至立春后取去，悬风处晒干。或用前空筒入粪池取汁亦可。

味甘而咸，性寒质润。专解天行狂热，善治湿毒发斑，豆疮黑陷最灵，中毒恶菌亦效。

按： 人中黄入胃、大小肠三经，为大解火毒、凉泻血热之药。轻用一钱至钱半，重用二钱至三钱。配犀角汁，治大热狂渴；合清便，治蒸骨热痨。《斗门》曰：人有奔走发狂，热病似癫，如见鬼神，久不得汗及不知人事，乃阳明蕴热也，非此不除。张路玉曰：人中黄有二种：一用老竹筒浸取汁者名粪清汁，性速而能下泄；二用甘草制者名甘中黄，性缓而能解毒。张兆嘉曰：无论一切内外诸证，凡有热毒者皆可用之。惟缪希雍曰：伤寒瘟疫非阳明实热，痘疮非大热，因血郁而紫黑、干陷、倒靥者均忌。

人中白 人类。一名尿白垢，瓦煅过用。

味咸性凉，气浊质滑。消瘀降热，专治咽喉口齿诸疮；凉膈泻心，善止口鼻肌肤出血。兼疗疳𧏾，亦杀痨虫。

按：人中白入肺、肝、肾、膀胱四经，为除热降火、消瘀止血之药。轻用二分至三分，重用四分至五分。配丝锦绸煅研，治大衄不止；合人中黄为末，治痘疮黑陷。朱丹溪曰：人中白能泻肝、三焦及膀胱诸火从小便出尽，膀胱乃其故道也。李时珍曰：人中白降相火、消瘀血，盖咸能润下走血也。张兆嘉曰：人中白即尿缸中澄结在下之白垢也，味咸性寒，消瘀降火，仍从过道而泄。惟药肆多以伪充，莫如尿浸石膏为良。

金汁　人类。腊月取粪置坛中，埋土内，越三年取出，如水者是，一名粪清。冲服，忌煎。

味咸微苦，性寒质润。主治热狂时疫，大解诸般恶毒，兼消食积，善降火。

按：金汁入胃、肠、肝、心四经，为专解火毒、大凉血热之药。轻用一两，重用二两。配生锦纹、元明粉、生甘草，治大热发狂；合青蒿脑、地骨皮、清童便，治骨蒸痨极。张路玉曰：金汁得土气最久，大解热毒，故温热时行、昏狂势剧者，灌咽即减。周时小儿毒邪不散，服一二合，胜化毒丹，能解胎毒，减痘疹神效。张兆嘉曰：金汁咸苦、甘寒、无毒，除一切热，降一切火，解一切毒，无论误食各种毒物皆可用之。禁忌与人中黄同。

童便　人类。童子者佳，不可见火，见则腥臊难服。

味咸性寒，气清质润。善治阴虚久嗽，咳血火蒸；专定血闷热狂，失音气逆。退骨热而清里，痨瘵堪医；导络瘀以下行，吐红立愈。

按：童便入心、肺、脾、胃、肾、膀胱六经，为滋阴降火、止血消瘀之药。轻用一碗，重用二碗。配生甘草，治肺痿久嗽；合炼白蜜，治骨蒸痨热；配梨汁，治热病咽痛；合姜汁，治吐血鼻红。褚彦道曰：童便降火甚速，降血甚神，为疗厥逆头痛之圣药。失血证饮之百无一死，服寒凉药百无一生。寇宗奭曰：童便为除痨热骨蒸、咳嗽吐血及妇人产后血晕闷绝之圣药。吴球《诸症辨疑》云：诸虚吐血、咯血，需用童便温服，以滋阴降火、消瘀血、止诸血。成无己曰：伤寒少阴证，下利不止，厥逆无脉，干呕欲饮水者，加童便、猪胆汁咸苦寒物于通阳姜、附药中，其气从下，可无格拒之患。朱丹溪曰：童便降火甚速，凡阴虚火动，热蒸如燎，服药无益者，非此不除。张路玉曰：童便性纯、咸寒、降泄，凡产后血晕，温服一杯，压下败血而苏然。多服、久服损胃、滑肠，故食少便溏者忌。能助呕势，胃虚作呕者亦忌。张兆嘉曰：童便先入肺部，引热下行，从膀胱而去，以此物得人之气化，故能清降之中又有助元之力。凡阴虚有火者皆宜。惟血证由于阳虚者，恐成寒伐阳，禁用。

青盐　卤石类。《本经》名戎盐。

味咸微甘，性寒质润。功归血分，治达肾家。清火凉血，吐血与尿血并治；明目固齿，目痛同齿痛皆效。解斑蝥、芫花之毒，消腹瘕、肾积之痛。

按：青盐入心、肾二经，为专除血热、补助水脏之药。轻用一分，重用二分。配赤苓、白术，治小便不通；合木耳、豆腐，治肠红不止。寇宗奭曰：青盐之功，专平血热。张路玉曰：戎盐禀至阴之气，生涯涘之阴，功专走血入肾，观《本经》主治皆是热淫于内，治以咸寒之旨也。张兆嘉曰：青盐出于土中，性味虽同食盐而略带甘味，能益肾而不助水邪，故主治较胜。

西瓜汁　果类。附皮、红。皮名西瓜翠衣。

味甘性咸，气清质润。止咳除烦，解暑清热。善治酒毒、血痢，兼疗口疮喉痹。泻心火如神，利小便最效。皮甘凉而仁微温，一治食瓜过伤，烧灰涂口唇生疮；一治善噫瓜气，烧熟能开豁痰涎。

按：西瓜汁入心、肺、脾、胃、肾五经，为清暑泄热、利尿解毒之药。轻用二瓢，重用四瓢。配生地汁、甘蔗汁、郁金汁、香附汁，治津枯浊壅，胆火上冲；皮合鲜竹叶、水芦根、冬瓜子、枇杷叶、建兰叶，治暑重湿轻，胃气不舒。汪颖曰：西瓜性寒解暑，有天生白虎汤之号。李时珍曰：西瓜、甜瓜皆属生冷，有伤脾助湿之害。张路玉曰：西瓜能引心包之热从小肠、膀胱下泄，善治阳明中暍及热病大渴。凡春夏温热病者服之良。入药，非大热、大汗、渴烦者不可用。惟皮善解皮肤间热，凉性较减。

熊胆汁 兽类。试法：取少许研滴水中，挂下如绵，直至水底不散者，真。

味苦性寒，气清质润。泻肝火而明目，耳痔、鼻蚀皆灵；清胆热以除疳，赤痢、暑痉并效。去翳障最妙，涂痔漏如神。

按： 熊胆汁入包络、心、胃、肝、脾、大肠六经，为泻火退热、消疳杀虫之药。轻用二滴，重用四滴。配头梅冰，去目翳鼻蚀，年久痔漏；合猪胆汁，治肠风痔漏，风虫牙痛。李时珍曰：熊胆苦入心，寒胜热，故能凉心、平肝、杀虫，为惊痫、疰忤、翳障、疳痔、虫牙、蛔痛之剂。张兆嘉曰：熊胆汁之去目翳、止牙痛与夫耳痔、鼻蚀等症，皆外用为功，取其苦寒凉润之力耳。

猪胆汁 兽类。附胆皮。

味大苦，性凉润。清肝胆之实火，润大肠之燥结。兼治小儿疳痢，亦定男妇癫痫。胆皮味苦较减，功用相同。

按： 猪胆汁入心、肝、胆、大肠四经，为泻火润燥、清胆滑肠之药。汁轻用二滴，重用四滴；皮轻用二分，重用五分。汁配附子、炒干姜、葱白、童便，治阴盛格阳；皮合郁李仁、炒枣仁、竹茹、川连，治胆热不眠。张路玉曰：猪胆汁取其泻肝、胆、心之火。张仲景白通汤用为向导，盖寒能胜热，滑能润燥，苦能入心也。

羊胆汁 兽类。

味苦性寒，气膻质润。专清肝胆，亦滑大肠。善治青盲目暗，能通疳积便闭。

按：羊胆汁入肝、胆、大肠三经，为清胆润肠、凉肝明目之药。轻用三滴，重用四滴。张路玉曰：凡入胆汁，充则目明，减则目暗。古方碧云膏，腊月取羖羊胆，以蜜拌盛，悬檐下，待霜出，取藏，点眼神效。

牛胆汁　兽类。腊月黄牛胆最良。

味极苦，性大寒。善除心腹热渴及口舌鱼燥，能止小肠赤痢，兼治痔泻，善益目睛，尤退黄肿。

按：牛胆汁入肝、胆、大小肠四经，为镇肝明目、除黄杀虫之药。轻用一滴，重用二滴。陈飞霞曰：余制金粟丹，用九制牛胆南星二两，姜炒天麻二两，炒白附一两，炒全蝎一两，明乳香五钱，代赭石一两，僵蚕一两，金箔五十张，麝香二分，梅冰三分，共为细末，炼蜜为丸，贴以金箔，每用一丸，姜汤化服，专能疏风化痰、清火降气，并治咳逆上气、喘息不定、音声不转、眼翻手搐。凡诸家截风定搐之方，无如此怪^①。惟虚寒之痰、无根之气、绝脱之证忌用，以其降令重也。

蚺蛇胆　蛇类。小者为佳，狭长通黑，皮膜极薄，舐之甜苦，磨以注水，即沉不散。

味苦微甘，性寒小毒。治目肿痛，止血热痢，善消五痔，又定人痫。

按：蚺蛇胆入肝、胆、大小肠四经，为明目去翳、凉血杀虫之药。轻用一滴，重用二滴。配净白蜜调和，点男妇目翳；合通草汤研化，治小儿痔痢。李时珍曰：蚺禀己土之气，胆受甲乙风木，故苦中有甘。入厥阴、太阴二经，能明目凉血，除痔杀虫也。

青鱼胆　鳞类。腊月收取，阴干。

味苦性寒，气腥质润。内服吐喉痹毒涎及鱼骨外骰，治涂目赤肿痛，兼疗恶疮。

------

① 怪：疑为"圣"字。

按： 青鱼胆入肺、胃、肝、胆四经，为泻火吐痰、退肿止痛之药。轻用四滴，重用八滴。张路玉曰：东方色青，入通于肝，开窍于目，胆有点目治鲠之功，以水磨点喉痹、痔疮，功同熊胆。

鲤鱼胆 鳞类。腊月收取阴干者良。

味苦性寒，气清质润。滴耳治聋，点眼退翳，外涂小儿热肿，善治目赤燥疼。

按： 鲤鱼胆入肝、胆、小肠三经，为泻火润肠、明目止痛之药。轻用二滴，重用四滴。配雄鸡胆研末，雀卵为丸，治大人阴痿；合大青叶和匀，蚯蚓泥调涂，治小儿咽肿。邹润安曰：鲤得水之精能资火之照，而其胆之精气本通于目，故为善治目病，因水不滋而火遂炽者甚效。

卷四　和解剂（统计十品）

和解表里药（计六品）

柴胡　山草类。古写"茈胡"。外感生用，有汗咳者蜜水炒；内伤升气酒炒，下降用梢。东南各省用古城产。

味淡微苦，性平质轻。入经达气，入络和血；升不上乎巅顶，散止及于腠理。轻清胆火之内郁，故治寒热往来，胁痛耳聋；疏透肝阳之下陷，故治经水不调，热入血室。

按：柴胡入肝、胆、三焦三经，为解表和里、疏郁升阳之药。轻用五分至八分，重用一钱至钱半。配枳壳、白芍、甘草，治四肢热厥；合黄芩、半夏、青皮，治肝胆邪疟；配前胡、枳壳、桔梗，治胸膈痞闷；合石膏、知母、炙草，治胆胃热结；配条芩、枳壳、竹茹、半夏、广皮、赤苓、生甘草，治湿热类疟；合东参、黄芪、白术、炙草、当归、陈皮、升麻，治气虚下陷。成无己曰：柴胡为物，固非芩、连之寒，亦非麻、葛之发，然其性微寒而能豁壅郁，故于清解少阳适合，但其力稍缓，故佐以黄芩。寇宗奭曰：柴胡，《本经》并无一字治痨，然有一种郁痨，如经验方中治痨热，青蒿煎之，用柴胡正合，热退即止，若无郁热得此愈甚。李时珍曰：痨有五：痨在肝胆，郁热、寒热往来者，则柴胡疏肝清胆必用之药；痨在脾胃，有热或阳气下陷者，则柴胡为升清退热必用之药。惟痨在肺肾者不可用。王秉衡曰：柴胡为正伤寒要药，不可以概治湿热诸感；为少阳疟主药，不可以概治他经寒热；为妇科要药，不可以概治阴虚阳越之体。用者审之。朱维伟曰：柴胡升提颇猛，火郁不泄少用。以发之使散，固未尝不可透泄少阴、厥阴之郁热，然是举之使上，非平之使下也。以余所验，柴胡气味清轻，在半表能开腠理以达邪，在半里能疏胆气以散火，在中能散肠胃之结气。惟病在太阳皮毛及肺病初起者，早用则引贼入门，轻则耳聋胁痛，重则神昏谵语；病在少阴心肾者复用，则反劫其阴，轻则干呕呃逆，重则液枯动风。即专以柴胡为治疟主药，亦惟营阴充裕，或温热暑湿之邪本不甚重，兼感风寒表邪，初传少阳经者，始可见功。张凤逵曰：柴胡最劫肝阴。叶亦信而引之，故云：凡虚人气升呕吐及阴虚火炽炎上均忌，疟非少阳经者勿入。

小青皮 果类。作四界者曰莲花青皮，细如豆者为蔻青皮。醋炒用。

味苦而辛，性温气烈。长于疏滞，亦能发汗，破肝经之结气，除小腹之疝疼，善消乳肿，兼治疟母。

按：青皮入肝、胆二经，为疏里达表、消痞削坚之药。轻用三分至五分，重用六分至八分，极重一钱。配白檀香、炙食盐，治胸脘气滞；合姜半夏、川贝、柴胡，治肝脾痰疟；配瓜蒌仁、生石膏、甘草节、蒲公英、银花、没药、皂角、青橘叶，消乳房结核；合小茴香、炒橘核、炙延胡、川楝子、山楂核、焦山栀、乌药、生甘梢，治下焦疝气。王好古曰：陈皮治高，青皮治低，与枳壳治胸膈、枳实治胃肠同义。朱震亨曰：青皮乃肝胆二经之气分药，故人多怒有滞气、胁下有郁积及小腹疝痛用之，以疏通二经之气也，若炒黑则入血分。李时珍曰：青皮乃橘之未黄而色青者，薄而光，其气芬烈，炒之以醋，所谓肝欲散，急食辛以散之，以酸泄之，以苦降之也。陈皮浮而升，入脾肺气分；青皮沉而降，入肝胆气分。一体二用，物理自然也。小儿消积多用青皮。最能发汗，有汗者不可用。以余所验，青皮与柴胡皆为和解三焦肝气之使药，俱能达膜以发汗。惟柴胡疏上焦肝气，青皮平下焦肝气。肝气郁而不达者，利于柴胡；肝气横而上升者，利于青皮。若中气虚弱者忌，孕妇气虚下陷者尤忌。

杜藿梗　芳草类。即藿香之茎身。广产者良，但叶甚少，土人每以排草叶伪充，最难辨别。须于茎上括去色绿，未经霉坏者方效。但今药肆，广藿梗每有蒸遏浊气，不如浙江土产者气味纯正，故予喜用杜藿梗。

味淡微辛，性平微温。宣气和中，疏滞避秽，止霍乱而平呕逆，调脾胃而醒气机。

按：杜藿梗入脾、胃二经，为疏中快气、化水辟瘴之药。轻用二钱，重用三钱。配厚朴、广皮、防己、大豆卷、茯苓皮，治湿郁中焦；合苍术、赤苓、谷芽、橘红、六和曲，治湿滞胃钝；配枳壳、焦栀、黄芩、前胡、川朴、大腹皮、佩兰叶、淡豆豉、紫金片，治湿温夹秽；合滑石、通草、川朴、广皮、猪苓、茯苓皮、白蔻仁、大腹皮、冬瓜子，治暑湿白痢。《寿世医窍》曰：湿阻脾困，藿香梗之气香体空，能运动而调达之，佐白术则补而不泻，佐苍术则燥而不枯，同香薷散暑甚速，合茯苓利水最捷，不寒不热，脾家良药。唐容川曰：藿梗之利，既居上下之交而气味和平，则不升不降，一主于和，所以专和脾胃之气也。以予所验，藿香梗味淡气芬芳，能宣肺气以避秽；淡能渗湿以和中，为和解上中二焦之良药。惟胃热化燥、阴虚火旺、中无留湿者均忌。

薄荷梗　芳草类。即南薄荷之茎身。

味淡微辛，性平气缓。轻宣肺气，略解表邪，清利咽喉，缓通关节。药力虽薄，虚体相宜。

按：薄荷梗入肺、肝二经，为疏风泄热、利气和肝之药。轻用一钱，重用二钱。配紫苏梗、广皮红、瓜蒌皮、牛蒡子、苦桔梗，治感冒风热；合竹茹、冬桑叶、丝瓜络、广橘络、佛手干，治气阻肝络。唐容川曰：凡药之茎身，在根梢之间，居不升不降之界，自主于和。然亦有偏于升、偏于降者，亦视气味之轻重以定之也。则薄荷梗味虽微辛而淡，不比其叶之升散而气质轻扬。轻则气浮而走皮毛，以宣肺气；扬则气升而上头目，以散风热。用梗而不用叶者，取其微辛力薄，故治虚体感冒，皆可随证酌用，无所避忌。

新会皮　果类。产粤东新会，陈久者良，一名广皮。阴虚干咳，蜜水炙用；妇人乳房痈癖，醋拌炒用。

味辛微甘，性温气芳。快膈调中，燥湿止泄。止嗽定呕，颇有中和之妙；清痰利气，劫①无峻烈之厌。

按：新会皮入肺、脾、胃三经，为宣上疏中、和气调胃之药。轻用一钱至钱半，重用二钱至三钱。配广藿香，治霍乱吐泻；合生姜，治反胃吐食；配麝香，治妇人乳痈；合甘草，治产后乳吹；配枳壳，治痰膈气胀；合竹茹，治气逆呃噫；配鲜生姜、广木香，治脾寒胀满；合食盐、白蜜，治胃中停滞；配姜半夏、浙茯苓、清炙草，治肺胃痰饮；合赤苓、猪苓、泽泻，治脾肾湿热。张洁古曰：陈皮、枳壳，利其气而痰自下，同杏仁治大肠气秘，同桃仁治大肠血秘，皆取其通义也。李东垣曰：广橘皮气薄味厚，可升可降，为脾肺二经气分药。留白则补脾胃，去白则理肺气。其体轻浮，一能导胸中寒邪，二破滞气，三益脾胃。加青皮减半用之，善去滞气，推陈致新。但多用久服亦能损元气也。李时珍曰：广橘皮苦能泄能燥，辛能散，温能和，其治百病，总是取其理气燥湿之功，同补药能补，同泻药能泻，同升药则升，同降药则降，随配合而为之，补泻升降也。合观众说，则新会皮为和解肺、脾、胃之良药。惟中气虚、气不归元者，忌与耗气药同用；胃虚有火呕吐者，忌与温热香燥药同用；阴虚咳嗽有痰者，忌与半夏、南星等同用。

---

① 劫：疑为"却"。

阴阳水 水类。即新汲水与百沸水和匀，一名生熟汤。又井水与天雨水同用，煎百沸，亦名阴阳水。

味淡微咸，性平气清。善能洗涤胃肠，专治霍乱吐利。

按：阴阳水入大小肠、胃三经，为升清降浊、调阴和阳之药。轻用二碗，重用四碗。陈藏器曰：凡痰疟及宿食毒恶之物，胪胀而作干霍乱者，即以食盐□阴阳水中，进一二升，令吐尽痰食即愈。李时珍曰：上焦主纳，中焦主化，下焦主出，三焦通利，阴阳调和，升降周流，则脏腑畅达。一失其道，二气淆乱，浊阴不降，清阳不升，故发为霍乱吐利之病。饮此汤辄定者，分其阴阳，使得其平也。故凡呕吐、不能纳食及药危甚者，饮数口即定。汪讱庵曰：霍乱有寒热二种，猝然患此，脉候未审，慎勿轻投偏寒偏热之药。曾见有霍乱服姜汤而立毙者。惟饮阴阳水为最稳。王孟英曰：汲井泉以上升，天雨水而下降，故汲者于新而降者宜熟也。以之煎疟疾药，盖取分解寒热之邪而和其阴阳也。

和解三焦药（计四品）

制香附 芳草类。入血分补虚。童便浸炒调气，盐浸炒行经络，酒浸炒消积聚，醋浸炒气血不调，胸膈不利则四者兼制。肥盛多痰，姜汁浸炒；止崩漏血，童便制，炒黑；走表药中则生用之。

味苦微辛，性平气芳。生用上行胸膈，外达皮毛；熟用下走肝肾，外彻腰足。利三焦而解六郁，引血药以至气分，止崩带而调月候，消痞满而除腹痛。

按：香附入肺、肝、三焦三经，为调气开郁、和血疏滞之药。轻用钱半至二钱，重用三钱至四钱。配参、术，则益气；和归、地，则调血；配沉香、木香，则升降诸气；合苍术、川芎，则解诸郁；配山栀、小川连，则降火清热；合小茴、补骨脂，则引气归元；配紫苏、葱白、豆豉，则散寒解表；合枳壳、厚朴、半夏，则决壅消胀；配茯苓、广皮、炙草，则交心肾；合青皮、三棱、莪术，则消磨结块；配艾叶、沉香、紫石英，则暖子宫而种子；合潞参、黄芪、炙草，则疏滞而补虚。李时珍曰：制香附炒黑止血，童便浸炒入血分而补虚，盐水浸炒入血分而润燥，青盐炒补肾虚，酒浸炒行经络，醋浸炒消积聚，姜汁炒化痰饮。乃气病之总司，妇科之主帅也。大抵妇人多郁气，行则解，故服之尤效，非宜于妇人不宜于男子也。沈芊绿曰：香附乃妇人仙药，总治诸郁，虽通行十二经八脉气分，实则入血中快气，能引血药至气分而生血，为肝、三焦气分主药。惟李中梓曰：此治标之剂，气实血未大虚者宜之，不然恐损气而伤血，愈致其疾病。故缪氏《经疏》曰：月事先期血热也，法当凉血，禁用此药，误犯则愈先期矣。

全青蒿　湿草类。《本经》名草蒿茎。紫者良。

味苦性寒，气芳质轻。茎与叶清芬透络，善解湿热，故疗热黄而除久疟；子则苦寒直降，专清伏暑，故治痨热而除骨蒸。兼能杀虫，亦消尸疰。

按：全青蒿入肝、胆、三焦三经，为清暑透络、除热清蒸之药。轻用一钱至钱半，重用二钱至三钱。配桂心、陈酒，治疟痰寒热；合细辛、石膏，治牙风肿痛；配党参、麦冬、陈仓米，治虚劳盗汗；合杏仁、胆汁、童便，治骨蒸烦热；配生鳖甲、桑叶、丹皮、知母、花粉，治伏暑夜疟；合地骨皮、川朴、知母、乌梅、童便，治肝肾伏热。张路玉曰：青蒿有二种：一发于早春，叶青如绵茵陈，专泻丙丁之火，能利水道，与绵茵陈之性不甚远；一盛于夏秋，微黄如地肤子，其茎紫，专司甲乙之令，为少阳、厥阴血分之药。有杀虫之功善，治骨蒸痨热而不伤伐骨节中阳和之气者，以其得春升之令最早也。此与青蒿之性大都相类。其子又能明目，善清肝肾之虚热，但性偏苦寒，脾弱虚寒泄泻者勿服。王秉衡曰：青蒿专解湿热而气芳香，故为湿温疫疬妙药；又清肝胆血分之伏热，故为女子淋带、小儿痦疹痧疆之神剂。惟味甚苦，胃气虚弱者须回护也。吴鞠通曰：青蒿芳香透络，从少阳领邪外出，虽较柴胡力软而气禀清芬，逐秽开络之功则较柴胡有独胜。就予所知，吾绍通行黄蒿，味纯苦而气芬，叶主上散而子主下降，故全青蒿为和解肝胆三焦之良药。杭省通行青蒿，味淡微苦，而清香之气远不及黄蒿，故与绵茵陈之用相同，但能清渗湿热，而乏透络散邪之力也。

桔梗 山草类。味甘者为荠苨，苦者为桔梗，咬之臭清者为木梗，不堪入药。

味辛微苦，性平质清。开宣肺气，通鼻塞而利咽喉；表散风寒，快胸膈而疗头目。腹满与肠鸣皆效，干咳同白痢并治。其芦生研末，白汤调服，吐膈上风热实痰。

按：桔梗入肺、心、胃、肠四经，为开发和解、疏利三焦之药。轻用八分至一钱，重用钱半至二钱。配枳壳，治胸膈痞满；合甘草，治咽喉痹阻；配银花、连翘，治肺痈唾脓；合川贝、巴霜（即三百散），治膈上痰闭；配荆芥、防风、连翘、生甘，治时毒喉痛；合桑叶、茶菊、木贼、谷精，治肝风眼黑。朱丹溪曰：干咳由痰火郁在肺中，宜桔梗开之；痢疾腹痛由肺气郁在大肠，亦宜此以开之，后用痢药。张隐庵曰：桔梗治少阳之胁痛，上焦之胸痹，中焦之肠鸣，下焦之腹满。又惊则气上，恐则气下，悸则动中，是桔梗为气分之药，皆可治也。张元素不参经义，谓为舟楫之药，载诸药而不沉，今人熟念在口，终身不忘。若以元素杜撰之言为是，则《本经》几可废矣。徐洄溪曰：桔梗升提，凡嗽证、血证，非降纳不可，此品却与相反，用之无不受害。故桔梗同清火疏痰之药，犹无大害；若与辛燥等药，无不气逆痰升、涎潮血涌，余目睹甚多。绮石曰：桔梗禀至清之气，具升浮之性，兼微苦之味。气清故能清金，性升故能载陷，微苦故能降火，且其质不燥不滞，无偏胜之弊，世之医者每畏其开提发散，而于补中不敢轻用、多用，没其善而掩其功，可惜也。王秉衡曰：桔梗开肺气之结，宣心气之郁，肺气开则府气通，故亦治腹痛下痢，昔人谓其升中有降是也。然毕竟升药，病属上焦实证而下焦无病者固宜，若下焦阴虚而浮火易动者即忌，或病虽在上而来源于下者亦忌。总惟邪痹于肺，气郁于心，结在阳分者，始可用之。如咽喉痰水等症，惟风寒邪闭者宜之。不但阴虚内伤为禁，即火毒上升之宜清降者，宜为禁药。

鲜荷梗 果类。

味苦微涩，性平质轻。色青入胆，上止吐衄，下止崩痢；中空通气，兼能利尿，亦消浮肿。

按： 鲜荷梗入胃、肝、胆、膀胱四经，为升清降浊、疏通三焦之药。轻用五寸，重用八寸。配蒲黄，治吐血不止；和贼草，治脱肛不收。李东垣曰：荷梗生于水土之下、污秽之中，其色青，其中空，疏达小肠、胆气，以裨助胃中升发之清气。凡阴虚于下、肝气上升者亦忌。

卷五　开透剂（统计三十六品）

芳香开窍药（计七品）

鲜石菖蒲　水草类。石生，细而节密者佳，根叶并用。微炒香或搓熟生冲，勿犯铁器。

味辛性温，气芳质清。开心孔，通九窍，明耳目，出声音。风寒湿痹宜求，咳逆上气莫缺。治噤口痢屡用辄效，止小便利亦有殊功。清解药用之，赖以驱痰积之停留；滋养药用之，藉以宣心思之郁结。

按：石菖蒲入心、胃二经，为开发心阳、温健胃气之药。轻用八分至一钱，重则钱半至二钱。配犀角、连翘、鲜生地，治热邪入络、神昏；合人参、茯苓、石莲肉，治痫痢噤口不食。洄溪老人云：菖蒲能于水石中横行四达，辛烈芳香，则其气之盛可知，故入于人身亦能不为湿滞痰涎所阻。王秉衡曰：石菖蒲舒心气，畅心神，怡心情，益心志，妙药也。而世俗有散心之说，不知创自何人，审是；则周文王嗜此，何以多男而寿，考耶。但性温助阳，凡阳亢阴虚，鳏寡失合者，均忌。

连翘心　湿草类。

味辛性平，气香质滑。开包络气壅，除心家客热，兼通小便，亦利五淋。

按：连翘心入心与心包络二经，为辛通心窍、芳香化浊之药。轻用三分至五分，重用八分至一钱。配灯心、莲子心、竹叶卷心，开络闭而清心神；合藕梢、生草梢、红甘蔗梢，止淋痛而利尿道。汪颖曰：连翘状似入心，两片合成，其胡仁甚香，乃心与包络气分主药也。故叶香岩先生但用其心，以心能入心，取其芳香化秽浊而利心窍也。但香气甚烈，心气虚而神不收舍者，最忌。

胡荽子 菜类。一名蔗荽，又名香荽子、胡菜，略炒用。

味辛性温，气香质燥。内通心窍，外达四肢。发寒郁之痘疹，消冷滞之谷食，兼解肉毒，亦杀鱼腥。

按：胡荽子入心经，兼入肺、脾、胃三经。为芳香辟秽、辛通里窍之药。轻用六分至八分，重用一钱至钱半。炒研配砂糖、生姜，治赤白痢疾；煎汤用麸皮、乳香，熏痔漏脱肛。但辛香发散，气虚人不宜食；痘疹出不快，非风寒外袭，秽恶触犯不宜食；一切补药及药中有白术、丹皮，均忌。

薄荷霜 芳草类。一名薄荷脑，又名薄荷饼。制作尖锭则为薄荷锭。

味辛而香，性凉而散。宽胸开膈，消闷止疼，兴奋心脏之机能，活泼神经之作用，亢进知觉，唤醒昏迷。

按：薄荷霜入心、肺、脑三经，为芳香辟秽、辛凉开窍之药。轻用一厘，重用二厘。配连翘心、辛夷仁为末，治痧秽中恶；合净樟脑、熟猪油调膏，搽脑病腰疼。西医云薄荷脑之功用，外治最灵。如搽患处，能治各种脑气筋疼；用酒化，以棉花蘸塞牙痛穴内，善治牙痛。但香散太烈，最伤脑气，切勿多用、久用，气虚者尤忌。

苏合香 香木类。出天竺、昆仑诸国，由诸香汁合成。其质如黏胶者为苏合油。色微绿如雉斑者良，微黄者次之，紫赤者又次之。以簪挑起径尺不断如丝，渐屆①起如钩者为上；以少许擦手心、香透手背者真。忌经火。

---

① 屆：《本经逢原》为"屈"。

实验药物学

味辛性温，气香质润。逐邪辟恶，开窍通神。能消山岚恶瘴，善开痰凝气厥，兼解虫毒，亦去三虫。

按：苏合香入心、脑、肺、胃四经，为开透关窍、兴奋气机之药。轻用五滴，重用八滴。配犀角、麝香，治大人疯癫、小儿痉痫；合香附、沉檀，治痧秽霍乱，中恶绞痛；配米粉、轻粉，等分蜜丸，治水肿特效；合樟脑、蛇床，猪油调膏，擦疥癣甚验。沈括《笔谈》云：黄文正公气赢多病，宋真宗面赐药酒一瓶，令空心服之，可以和气血、辟外邪，公饮之大觉安健，次日称谢。上曰：此苏合香酒也。每酒一斗，入苏合香丸一两同煮，极透，能调和五脏，却腹中诸疾。每冒寒凤兴，则饮一杯而安。自此臣庶之家皆仿为之，从此盛行于世。但辛烈气窜，阴虚火旺者忌，气虚痰多者亦忌。

麝脐香 兽类。麝见人捕而剔其香为生者最佳，当门子亦妙，散香最劣。因价昂，多有作伪者。华人云：或搀辛夷仁末，或搀荔枝壳末以伪之。西人云：内杂鼻烟血块、铅、铁、碱等，图增分两。欲辨真伪，须于炭火上，有油滚出而成焦黑者真，若假则化白灰而为木类也。

味颇苦辣，气极芳香，性温而烈，质润有油。内透骨髓，外彻皮毛，开窍通经，穿筋入络。兴奋神经之机能，增多原夫之分泌；定痉痫而理客忤，杀虫蛊而去风痰；辟恶逐秽，催生堕胎；能蚀溃疮之脓，善消瓜果之积。

按：麝脐香通行十二经及奇经八脉，为开关利窍、走窜飞扬之药。轻用一厘至二厘，重用三厘至五厘，极重一分。配青油和灌，治中风不省；合乳汁调服，治中恶客忤；配肉桂末，饭和为丸，治诸果成积、伤脾作胀；合枳棋子，煎汤送下，治饮酒过多、消渴不止；配桂心末，温酒调服，治死胎不下；合雄黄末，羊肝裹吞，治误中虫毒；配香油，绵裹塞牙，治牙虫作痛；合炒盐，包熨患处，治偏正头痛。李时珍发明麝香曰：严济生谓：

中风病必先用麝香，盖因麝香走窜，能通诸窍之不利，开经络之壅遏。若诸风、诸气、诸血、诸痛、惊痫、癥瘕诸病，经络闭塞，孔窍不利者，为用引导，以开之、通之最效，但不可过耳。曹锡畴《麝香辨》云：一、麝香堕胎，妇女咸知，孕妇不独不敢服，且不敢嗅，故凡膏丹丸散，内有麝香，则云孕妇忌服。麝香下胎之说已几百年于兹矣，岂知《神农本草经》原文二十八字并无"孕妇忌服"之四字，至《名医别录》始见有"堕胎"二字，诸家仍之，遂为堕胎作俑。然其采《日华本草》一条则又云：纳子宫，暖水脏，止冷带下。如此则补胎圣药也，何得指为堕胎乎？更将西书互参，如孔继良译撰之《西药略释》，言其功用为壮脑安神（显然补药）；言其主治，凡腹痛抽筋（治霍乱极佳），作闷作呕及干咳证服此最妙，兼治妇人周身不安，气虚血弱，头昏目眩（疗疮门合雄黄、朱砂，治眼花），心跳肚痛（犯胎药能如是乎），胃不消化，月经不调等症（据此不伤胎且能种子），其服法每用一分至三分，日三四次。洪士提反之，《万国药方》言其功用能解转筋、行血，言其主治为病人虚弱、心悸、久暖气。由此观之，所谓下胎者何在？每见用以下死胎者，服至一钱八分，仍无影响。尚且常见重用此药，一而再，再而三，犹屹然不动。二、麝香治中风证，古方用者甚多，甚有治中风不语，用至二钱，此等胆识，真驾乎西医之上。自东垣学说出，用者日少，试述其说而辨证之。东垣云：风在骨髓者宜用，若在肌肉，用之则引入骨。按中风本属脑病，脑居骨内，何用引为？麝香乃壮脑之药，以之治中风病，开关通窍，固正攻邪，甚为合拍，反谓引邪入骨，如油入面，遂使良药见疑，沉疴莫起，深可惜也。三、麝香止呕，法见张子和《儒门事亲》。子和喜用吐法，间有吐不止者，则用此以止之。惟时医鲜用，故少见多怪。余初用时不独病家不肯服，而药肆问人服剂亦不肯卖，止得引古证今，详为开导，并将通用方之重用麝香者示之，始得释然。而近年则司空见惯，甚至妇人、女子亦能用之，此无他，以其效验之速也。西医用皮肤针将吗啡射入皮内以止呕，不经脏腑间道入血，颇为直捷，然仍不如麝香之有把握。余经用数年，不验者极少，甚有服至两次者。故一切内外等证，凡有呕吐者，无不效。其服法：用正川麝一分，清茶吞下，约十五分钟久，即行服药，定必止呕，切勿以汤药同服，反为不应。甚者须用滚水同研，俟麝香溶化，即行与服；或加烧酒数滴，研匀，滚水冲服；或用麝香酒亦佳。此酒须平时预备，如将麝香一钱，浸烧酒三钱，每酒一分计有麝香三分之力，用时加水冲服，此西医制法，也颇便利，余喜用之。曹氏此辨，可谓发前人所未发者矣，于是而麝香之功用乃大白于天下。

龙脑香 香草类。一名冰片，又名片脑白。如冰作梅花片者良。头梅为上，二梅次之，三梅又次之。

味辛苦，性微温，气极芳香，质亦轻松。开通关窍，芳透郁火。疗喉痹，平脑痛，消鼻瘟，除齿痛；催妇人产难，起小儿痘陷；善消风而化湿，使耳聪而目明。

按：龙脑香入脑、肺、肝三经，为宣窍开闭、穿经透络之药。轻用一厘至二厘，重用三厘至五厘。研末点目翳舌出最灵；烧烟熏鼻塞脑疼亦效。配灯心灰、黄柏灰、枯白矾研细，吹风热喉痹；合制南星、乌梅炭、硼砂末擦齿，开中风牙噤。李时珍曰：古方眼科、小儿科皆言龙脑辛凉，能入心经，故治目病惊风，痘疮倒靥者多用之。其实目病、惊病、痘病，皆火病也。火郁则发之。龙脑辛香发散，使壅塞通利，则经络条达而惊风自平、疮毒自出。但辛散太烈，凡中风非由外来风邪而由气血虚，小儿吐泻后成慢脾风，亦属虚寒，非若急惊实热，均忌。目昏暗由肝肾虚，不宜入点药。东医诸子氏等试验云：龙脑有镇静或麻痹之效，然因是而生之害亦不少。试投龙脑于温血动物，则反射机能减退，心脏及血管亦渐渐麻痹，因是而血压大为沉降，至于死亡。故以龙脑之有害也，宁废弃之，况其价亦不廉乎！然以余所验，轻用、暂用，实有奇功而亦无大害。

幽香开窍药（计四品）

牛黄 兽类。产西戎者为西黄，产广东者名广黄。试真假法：揩摩透甲，其体轻气香，置舌上，先苦后甘，清凉透心者为真。喝迫而得者名生神黄。圆滑，外有血丝，嫩黄层多者为上。杀后取之者，其形虽圆，下面必扁者，次之。在角中者名角黄，心中剥得者名心黄，胆中得之者名胆黄，则又次之。

味苦性凉，体轻气香。平肝阳，泻心火，镇热盛之狂痉；通里窍，透胞络，清痰迷之神昏。

按： 牛黄入心与胞络、肝、胃四经，为幽香开窍、轻清透络之药。轻用五厘至一分，重用二分至三分，极重八分。配朱砂、黄连、郁金、菖蒲，治热陷神昏；合犀角、羚角、玳瑁、金汁，治风动痉厥；配竹沥、梨汁、麝香，治大人中风不语；和黄连、生甘、白蜜，治婴儿胎热风痉。王晋三曰：凡温邪内陷包络，舌绛神昏者，必藉牛黄幽香物性，内透包络，立展神明，非他药所可及。戴北山曰：热入心包者，神志虽昏，多清少然，神清时犹省人语，宜以黄连、犀角、羚羊角为君。热直入心脏，则昏沉而厥，全不省人事矣，最为难救，重用牛黄，犹可十中救一，须用至钱许，少则无济。非若小儿惊风诸方，每用分许，即可有效。徐洄溪曰：牛之精气不能运与周身则成黄。牛肉本能健脾化痰，而黄之功用犹速，且黄多结于心下，故又能入心与胞络，以驱热涤痰而益其精气也。唐容川曰：牛黄系牛之病，多生肝胆中，或生心膈间，或生角中，能自行吐出。盖火发于肝胆而走于膈膜，以运周身，故牛黄生无定处，皆是其膈膜中之火所生也。因火生痰结而为黄，是盖牛之痰积也。以牛之痰积治人之痰积，为同气相求，以故诱敌之妙剂。其黄由火而生，故成为火味而苦。色黄气香，故用以退泻人身之火气；幽香善走，故透达经络脏腑而无所不到。其祛痰者，火降则痰顺也。

安息香 香木类。出西戎及南海波斯国。树中脂也，如胶如饴。今安南、三佛齐诸番皆有之。如饴者曰安息香，紫黄黑相和如玛瑙，研之色白为上；粗黑中夹砂石、树皮者为次，乃渣滓结成也；质屑末不成块者为下，恐有他香夹杂也，烧之集鼠者为真。修制最忌经火。西医云：安息香产海南波斯及暹罗国临近诸岛。入药者有二种：一则成块，入松香；一则颗粒粘连，内含一色略白凝结一圈者，其色棕黑，均堪取用。第药肆中所售者，类多溷杂，宜择用之。若研细作散嗅之，即能令人喷嚏。

味先甜而后辣，气清芬而性平，香而不燥，窜而不烈。止猝然心痛、呕逆，疗中恶气逆、痰迷，辟秽除邪。服之令人气畅，开阖通窍；烧之令人神清。

按：安息香入心、肺、脑三经，为行气化痰、宣窍清神之药。轻用一分至二分，重用三分至五分。配炒黑丑、杜牛膝，下妇人鬼胎；和杜霍梗、母丁香，止小儿肚痛。石顽老人云：安息香治妇人为邪祟所凭，夜与鬼交，烧烟熏丹田穴，永断，故传尸、痨瘵咸用之。其苏合香丸至宝丹用之，各有转日回天之功，洵非寻常方药可比也。东西医治作用曰：安息香为行气药，吹入口内，令其渐透进肺部。其一法则用炭火一炉，以安息香放入炉内，俟其发烟上腾，令咳者纳其烟入口；又一法则用沸水一罂，以安息香放其中，则此香发气上升，亦令咳者吸入口内。以上各种疗治之法，凡犯咳证均能疗治。至外治恶疮，或用安息香酒及甘油调匀涂之，或用酒开搽之均可。

连翘 湿草类。根名连翘。《逢原》云：如无根，以实代之。

味苦辛，性凉散，气清芬，质轻浮。泻心家客热，散诸经血积；排脓止痛，通窍聪耳；善清鼠瘘痈肿，能除恶疮瘿瘤；兼通月经，亦利小便。

按：连翘入心与包络二经，兼入胃、小肠二经，为苦泻心火、芳透络热之药。轻用钱半至二钱，重用三钱至四钱。配银花、牛蒡、荆芥穗、淡豆豉，治风温发热；合香薷、厚朴、银花、扁豆花，治冒暑无汗；配薄荷、蝉衣、苇茎、焦栀皮、绿豆皮，治风热时郁；合地丁、天葵、野菊、鲜银花、蒲公英，治温毒天花。张元素曰：连翘之用有三，一泻心经客热，二去上焦诸热，三为疮家圣药。故张路玉曰：十二经疮药中不可无此。但性味苦寒，仅可以治热肿郁疸。溃后脓清色淡及胃弱食少者，均忌。

广郁金　芳草类。市肆所售广郁金即川郁金，体圆尾锐，外皮糙白粗皱，折开，质坚色黄，嗅之微香不烈。川郁金即温州所产之郁金，质坚色黑，香气尤微。

味甘带苦，性平微香。凉心开窍，平肝止疼。治妇人倒经鼻红，安定女子宿血心痛。

按：广郁金入心与包络、肝、胃四经，为降气解郁、凉血散瘀之药。轻用钱半至二钱，重用三钱。配白矾、朱砂，治妇人失心风痫；合姜汁、童便，治产后败血冲心；配升麻、胆矾，善解蛊毒；合降香、香附，最平肝气。缪仲淳曰：郁金本属血分之气药，其治诸血证者，正谓血之上行皆属内热火炎。此药能降气，气降即火降，而其性又入血分，故能降下火气，使血不妄行也。张路玉曰：广郁金幽香不烈，先升后降，入心及包络，治吐血、衄血、唾血、血腥、血淋、尿血及妇人经脉逆行，皆破宿生新之功。凡病属真阴虚极、阴火上溢而非心热气逆、肝火动血者，均忌。陈修园曰：女科谓妇人之病多起于郁，郁金能解诸郁，为妇科之良药，而不知此药《神农本草》不载，而《唐本》有之。《唐本》云：郁金味苦寒，主血积下气，生肌下血，破恶血、血淋、尿血、金疮。原方只有此二十三字，并无"解郁"二字，不见经传，切不可惑此邪说。若经水不调，因实而闭者，不妨以此决之；若因虚而闭者，是其寇仇。且病起于郁者，即《内经》所谓二阳之病发心脾，大有深旨。若错认此药为解郁而频用之，十不救一。至于怀孕，最忌攻破，此药更不可以沾唇。即在产后，非热结停瘀者，亦不可轻用。若外邪未尽者，以此擅攻其内，则邪气乘虚而内陷；若气血两虚者，以此重虚其虚，则气血无根而暴脱。此女科习用郁金之害人也。

轻清透络药（计十九品）

皂角刺　乔木类。一名天丁。去尖用，否则脱人须发。

味淡微辛，性平质轻。善开泄而上行，极锋锐以达病。痘疹气滞，不能起顶灌脓者最效；大风恶疾，甚至鼻崩眉落者亦验。善散痈疡，专解蛊毒，兼治妒乳，亦下胎衣。

按： 皂角刺入肺、胃二经，兼入子宫，为搜拔风毒、锋利透络之药。轻用二分至三分，重用五分至八分。若烧灰为末，可用三钱；煮粥服，有用之八钱者。烧灰配蛤粉、青皮同研，酒送，治妇人乳痈；合朴硝、冰片少许，掺舌，消小儿重舌；配胡桃肉、炒槐米为末，饮调下，止肠风下血；合补骨脂、冬葵子同研，无灰酒服，通小便淋闭。杨士瀛曰：皂角刺能引诸药上行，治上焦病最妙。朱丹溪曰：能引至痈疽溃处，甚验。李时珍曰：皂荚刺治风，杀虫功与角同，但其锐利直达病所为异耳。吴坤安曰：凡斑不得透，毒不得解，疹点隐隐不能外达者，必加皂角刺数分以透之。但性善开泄，透表过锐，肿疡服之即消，溃疡服之难敛。痘疹痈疽气虚者，慎勿误用。即痘疮血滞，不能起顶灌脓，又需鲮鲤，亦非角刺所宜。

山栀子　灌木类。清上中焦生用，治下焦热病及止血炒黑用；内热用子，表热用皮。

味苦性寒，体轻气浮。轻宣心肺之郁热，善治胸中懊侬、烦不得眠；

凉泻三焦之湿火，能疏脐下血滞、小便不利。面赤酒皶最效，血淋黄疸并疗。

按：山栀子入心、肺、胃三经，为轻宣郁火、凉透上焦之药。轻用钱半至二钱，重用三钱至四钱。配片芩，善清肺热；合豆豉，凉解胸闷；配连翘、竹叶，除心中烦闷；合黄柏、茵陈，消五种阳黄；配厚朴、枳实，治胸闷膈热；合生藕、茅根，治赤痢血淋。徐洄溪曰：栀子体轻虚，走上而不走下，故入心肺；色正黄，故入胃。胃家蕴热蒸心，此能除之。又胃主肌肉，肌肉有近筋骨者，有近皮毛者，栀子形开似肺，肺主皮毛，故专治肌肉热毒之见于皮毛者也。但苦寒泻火，凡脾胃虚弱、血虚发热、心肺无邪、小便闭由膀胱气虚者，均忌。

紫草　山草类。广西产色深紫而脆者良，嫩苗尤良。酒洗用。若淡紫质坚者，曰紫梗，不入药。

味苦甘咸，性凉质滑。凉而不凝，滑以利窍，内通络脉，外达皮毛，透血热之痘疹，解火壅之疮毒。

按：紫草专入肝经，兼入心包络，为凉血宣发、泄热解毒之药。轻用一钱至钱半，重用二钱至三钱。配瓜蒌仁煎汤，通肠痛便闭；合腰黄熬汁，点痘毒黑疔；配广皮红、葱白，消解痘毒；合鲜大青叶、连翘，宣发痤疹。李时珍曰：紫草味甘咸而性寒，入心包络及肝经血分，其功专于凉血活血，利大小肠，故痘疹欲出未出，血热毒盛，大便闭涩者宜用之。已出而紫黑，便闭者，亦可用。若已出而红活及白陷，大便利者切忌。故杨士瀛曰：紫草治痘，能导大便，使发出亦轻。得木香、白术佐之，尤为有益。又曾世荣《活幼新书》云：紫草性寒，小儿脾气实者犹可用，脾气虚者反能作泻。古方惟用茸，取其初得阳气以发痘疹；今人不达此理，一概用之，非矣。唐容川曰：痘科所用紫草，即紫草之嫩苗也。今人于前四朝凉血利窍则用紫草；若痘局布齐后即用紫草茸，以血热未清，于凉血中兼寓升散之义也。

今肆中所用色紫而形如松膏者，乃系洋内树脂，与紫草迥异，医不惧不察而用之，不可不急为之辨。

牡丹皮　芳草类。酒洗净，曝干，勿见火。

味辛微苦，性平微寒。气香而窜，故治无汗之骨蒸；色赤入血，故清络中之伏热。风噤与风痹可散，头痛与腰痛皆效；既平寒热癥瘕，亦除癥坚瘀血。胎前慎用，产后最良。

按：牡丹皮入心经，兼入肝、肾、心包三经，为清透伏火、宣散血热之药。轻用一钱至钱半，重用二钱至三钱。配桑叶、竹茹，清胆热而散肝火；合山栀、连翘，透包络以泻心热；配地骨皮及四物，治血虚之骨蒸；合东白薇入六味，泻胞中之伏火。张路玉曰：丹皮味辛气窜，能开发陷伏之邪外散。惟自汗多者勿用，为能走泄津液也。痘疹初起勿用，为其专散血，不无根脚散阔之虑。又凡妇人血崩及经过期不净属虚寒者禁用。王秉衡曰：丹皮气香味辛，为血中气药，专行血破瘀，故能坠胎消癖。所谓能止血者，瘀去则新血自安，非丹皮真能止血也。血虚而入于养阴剂中，则阴药藉以宣行而不滞，并可收其凉血之功，故阴虚人热入血分而患赤痢者，最为妙品。然气香而浊，极易作呕，胃弱者服之即吐，诸家本草皆未言及，用者审之。

新绛　藏器类。丝线用红花膏染透，古时用茜草膏染成，煎之丝线淡黄者真。

味先觉甘淡，后乃微酸苦。性既平和，质亦柔润。煎汤，通肝经而透络脉，使瘀热转出气分；烧灰，敛血海而止崩漏，达血郁以治痛经。兼除男子消渴，又通产后淋沥。

按：新绛专入肝经，为通络和血、达郁解凝之药。轻用八分至一钱，重用钱半至二钱。配旋覆花、青葱管，治肝经血着；合当归须、东白薇，治气冲血厥；配桃仁、松子仁、柏子仁、瓜蒌仁，疏肝络而润肝燥；合芦笋、枇杷叶、旋覆花、郁金汁，宣肺络而透肺热；配四物、旋覆、青葱管，治血虚络郁；合四七、苏子、白前，治络滞痰湿；配墨鱼骨、真阿胶、旋覆花、青葱管，养血濡络；合鸡血藤、广橘络、淡竹茹、鲜茅根，清络止血。王晋三曰：新绛乃红蓝花染成，并得乌梅、黄柏之监制，则通血脉之中仍有收摄之妙。余因其义，采用新绛和血，葱管利气，再复以理气血之品，配合成方，移治郁结伤中、胸胁疼痛等症，屡有殊功。赵晴初曰：新绛为通肝络之要药，余每用二三钱为君，臣以旋覆花、墨鱼骨、茜草根、蜜炙延胡、酒炒川楝子等，使以青葱管，或佐紫金片二三分，或佐红灵丹一二分，治妇人临经痛极而厥，及寡妇室女肝郁胃痛，历验不爽。昔吾乡章氏虚谷治伏暑深入肝络，血瘀气闭，亦以新绛为君，加旋覆花、青葱管、归尾须、桃仁、紫苏旁枝、青蒿脑、鲜茅根等反佐，来复丹一二钱，历试辄验。惟在气分者不必用。

绛通草 蔓草类。通草用红花膏染成，煎之色淡黄者真。若煎成药汤鲜红者则用洋红水伪造。

味淡微苦，性平质轻。宣肺机而通气上达，疏肝络而引热下行。既可催生，又能下乳。胎前宜禁，产后最良。

按：绛通草入肺、肝、胃三经，为通经透络、行血利窍之药。轻用八分至一钱，重用钱半至二钱。配瓜蒌仁、蒲公英、小青皮，善下乳；合紫降香、广郁金、明乳香，能止瘀痛；配当归、泽兰、茜根，通血瘀经闭；合川甲、没药、神曲，治跌打内伤。总之，此药合红花、通草之作用。凡湿热入于血分，络痹气滞，此药能上宣肺气，下利阴窍，中通络脉，善治耳聋、乳痈、水肿、五淋及胎死腹中、产后血晕等症，皆有殊功。惟气血两虚及胎前均忌。

真琥珀 广木类。是松香入地年久变成，含数种松香类。色黄而明莹者名蜡珀；色若松杏，红而且黄者名明珀；有香者名香珀。出高丽、日本国者，色深红，有蜂、蚁、松枝者，尤好。

味淡无臭，性平而和。先上行而清肺安心，后下降而通肾利尿；兼消瘀血，亦破结癥；肾茎作痛最灵，产妇血枕亦效。

按：真琥珀入肺、心、肝、肾四经，为安神定魂、通络散瘀之药。轻用二分至三分，重用四分至五分，极重八分。配玳瑁、朱砂，镇心安神；合钩藤、全蝎，平惊定痫；配大黄、鳖甲为散，治妇人腹内恶血瘀结作胀；合沉香、麝香为丸，治小便不通，腹大如鼓；配葱白、海金沙，治小便转胞，沙石诸淋；合三棱、延胡索，治儿枕作痛，血积诸癥。唐容川曰：琥珀乃松脂入地所化，其汁外凝，其阳内敛。擦之使热，则阳气外发而其体黏；停擦使冷，则阳气内返而其性收吸。故遇芥则能黏吸也。人身之魂，阳也，而藏于肝血阴分之中，与琥珀之阳气敛藏于阴魂之中，更无以异。是以琥珀有安魂定魄之功。西洋化学谓磁石、琥珀内有电气，其能吸引者，皆是电气发力能收引之也。有阴电、有阳电。凡物中含有阳电者，遇有阴电之物即吸。若阴电与遇阴电之物即相推，阳电与遇阳电之物亦相推，其论甚悉。琥珀能拾荆芥而不能吸铁磁石，能吸铁而不能拾荆芥，以所含之电气不同也。然西人单以气论，犹不如中国兼以质论，则其理尤为显然。磁石之质类铁，故以类相从；而吸铁琥珀之质能黏，故以质为用；而拾荆芥药性者，所贵体用兼论也。东西医治作用曰：琥珀之功用能行气，解转筋，渗津液，利小便，治经脉不调及羊痫风、牙关紧闭、抽风等症。然依《和汉药考》，多用通经及利尿药，但淡渗而燥。凡阴虚内热，火炎水涸，因而小便不利者，勿服。服之愈损其阴，反致燥结之苦。

淡竹茹 苞木类。取竹茹，筛选大青竹，磁片刮去外膜，取第二层如麻缕者，除去屑末用之。

味性甘凉，气质清轻。善透胆络，专清胃脘。虚烦呕逆最良，吐血崩中并效；既清五志之火，亦去积浊之邪；调气养营，可塞血窦。胎前产后，无所不宜。

按：淡竹茹入胆、胃二经，为清中通络、止呕除烦之药。轻用二钱至三钱，重用五钱至八钱。配仙半夏、川连、广陈皮，治胃热痰呕；合辰茯神、枳壳、黄芩，治胆热不眠；配枇杷叶、芦根、生姜，治温病呕呃；合西洋参、茯苓、炙草，治产后烦热；醋浸含漱，治齿血不止；陈酒煎服，治妇人胎动；配滁菊花、双勾藤，治风湿发痉；合霜桑叶、丝瓜络，治胎热不安。张隐庵曰：竹茹，竹之脉络也。人身脉络不和，则吐逆而为热甚，有或寒或热者，若皮毛之血不循行于脉络，则上吐血而下崩中矣。凡此诸病，竹茹皆能治之，乃以竹之脉络而通人之脉络也。但性寒而滑，凡胃寒呕吐、感寒夹食作吐，均忌。

白茅根　山草类。俗名地甘蔗。去皮用。

味性甘香，气质轻清。先上行而清肺定喘，后下降而通瘀利尿。凉透络中之伏火，血闭寒热最良；甘养胃腑之清津，劳伤虚羸亦效。既止吐衄诸血，又通瘀热五淋。

按：白茅根入心、肾、胃、肠四经，为凉透伏热、轻通血瘀之药。轻用三钱至五钱，重用一两至二两。配枇杷叶，治肺热气喘、温病呃逆。合芦根，治风温发疹、食入即呕；配西茵陈，治五种黄疸；合生藕梢，治五种热淋。徐洄溪曰：白茅根交春透发，能引阳气达于四肢，又能养血清火，为清轻血热之良药。惟因寒发哕、中寒呕吐、湿痰停饮、发热，均忌。

广橘络　果木类。一名橘瓤上丝。酒微炒。广产者良，衢产次之。

味淡微辛，性平质轻。宣气疏滞，舒络活血；力虽甚薄，体弱相宜。

按：广橘络入肺、肝二经，为宣畅肺气、轻通络脉之药。轻用八分至一钱，重用钱半至二钱。李时珍曰：引《大明》曰：治口渴吐酒，炒热煎汤饮，甚效。金御乘曰：橘络专能舒经络滞气，予屡用以治卫气逆于肺之脉胀，甚有效。但力究薄弱，不过取为佐使药而已。故洄溪老人云：橘内筋、荷叶边、枇杷核、山楂核、扁豆壳，皆古方书所弃，今编取之以示异。惟性极和平，服之亦无大害。

青松叶 香木类。一名青松针，俗名鲜松毛。

味苦微辛，性平气芳。善驱风，历节风痛最效；能燥血中之湿，阴痒可除。毛发脱者能重生，红斑痧亦有特效。

按： 青松针入肝、脾二经，为通络活血、驱风燥湿之药。轻用五钱至八钱，重用一两至二两。配麻黄、陈酒，治大风恶疮；合荆芥、白芷，治中风口喝；配食盐，酒煎含漱，消风牙肿痛；合樟脑，酒浸外擦，退风湿脚气。昔王肯堂谓：肾阴虚、肝阳旺，因而男子遗精、女子带下者，当以清芬之品清肝，不可以苦寒之药伤胃。常以青松叶、侧柏叶为君，佐以生地、玉竹、天冬、藕节、女贞子、墨旱莲草等煎膏，久服颇效。王孟英名曰清芬耐岁膏。观此则青松叶于去血中风湿外，又善清泻肝阳之作用矣。过玉书曰：青松、毛竹解毒，能散血中之风，指疗用之作引，取其象形也。惟热盛火旺宜于寒泻者不必用，用亦无效。

灯心 湿草类。

味淡性凉，质轻中空。宣肺气，清肺热，通心窍，降心火。煎汤，通五淋，除水肿；烧灰，吹喉痹，止夜啼。

按： 灯心入心、肺、小肠三经，为宣气利窍、清热行水之药。轻用三分至五分，重用六分至一钱。研末配二苓、滑、泽，参膏和丸，治小儿百病；烧灰合轻粉、麝香，共研细末，擦男女阴疳。缪仲淳曰：其质轻通，其性寒，甘味淡，故能利小肠，热气下行从小便出；小肠为心之腑，故亦除心经热。惟性专通利，虚脱人不宜用，气虚小便不禁者尤忌。

竹叶卷心 苞木类。

味甘性寒，体轻气薄，卷而质嫩，锐而中空。善通心窍，极清心火；除新久风邪之烦热，平喘咳气逆之上冲；开温疫之迷闷，定热壮之惊悸。

按：竹叶卷心入心、肺二经，为清通心窍、凉透包络之药。轻用五分至一钱，重用钱半至二钱。配淮小麦、生石膏，治时行发黄；合广橘红、枇杷叶，治上气发热。汪讱庵曰：叶生竹上，故专除上焦发热；宣肺消痰，凉心解渴，故能治咳逆喘促、呕哕吐血、中风不语、小儿惊痫等症。惟风寒湿痰切忌。

莲子心　水果类。《纲目》名莲薏，即莲中之青心。

味苦微咸而涩，性寒气清而通。凉血热而解口渴，清心火以安心神。

按：莲子心专入心经，为清心驱热、凉血解渴之药。轻用七支至十四支，重用二十支至三十支。配糯米拌炒为末，治劳心吐血；合辰砂拌干研细，治心热遗精；生研末米饮服，治产后血热而渴；生冲灯心汤下，治温病心烦不寐。吴鞠通曰：膻中为心之宫城，此药但用心者，凡心有生生不已之意。心能入心，即以清秽浊之品，便补心中生生不已之生气，救性命于微茫也。莲心甘咸，倒生根，由心走肾，能使心火下通于肾，又回环上升，能使肾水上潮于心，故为清宫之使。

水芦根　湿草类。芦与苇为二物，细不及指者为苇，其干较大者名芦根。须逆水生者良，其笋尖尤良，去发节用。

味性甘凉，气质轻清。上宣肺络，透热郁之疹瘑；中清胃气，止热伤之噎哕；下输膀胱，止内热之泻痢。既消时疾烦闷，亦解犬马肉毒。

按：水芦根入肺、胃、肾三经，为清热止呕、解毒利尿之药。轻用八钱至一两，重用二两至三两。配芦根，治翻胃上气；合童便，治呕哕不止；配橘红、生姜，治霍乱肿胀；和连翘、薄荷，治疹瘑不透；配厚朴，益胃加飱；合麦冬，清烦消闷；配橄榄，解河豚毒；合紫苏，解鱼蟹毒；配竹茹、生姜、粳米，治干呕不食；合橘皮、通草、陈米，治呃呕尿闭；配藿香叶、枇杷叶、佩兰叶、薄荷叶、淡竹叶，治湿热脘闷；合麦门冬、浙茯苓、地骨皮、新会皮、生姜皮，治骨蒸肺痿。邹润安曰：形如肺管，甘凉

实验药物学

117

清肺。且有节之物生于水中，能不为津液闷隔而生患害者，尤能使之通利。余春山曰：阳为湿郁，不能外达下行，每见恶寒足冷。若拘伤寒恶寒之说，投以温散，其寒反甚。但重用芦根，配以灯草，轻清甘淡，通阳利窍，滚煎热服，下咽即觉热从外达，津津汗出而解，屡验不爽。石帝南曰：芦根中空，节节通灵，凉而能透，淡而能渗，泄热化湿，两擅其长。配细辛、白芥子、牛蒡子、苦杏仁等，既能开表，又能通里，治湿热郁蒸过极，内蒙清窍，神烦而昏，俗名湿蒙，得此芳淡开透，蒙闭即开，屡试辄验。惟舌苔白滑而腻，寒湿甚重者忌。因寒而霍乱、呕吐者，亦忌。

薏苡根 谷类。如无，以鲜菩提子根代之，功用相同。

味淡微苦，性凉质轻。形类麻黄，功胜苇茎。治肺痈，初起可消，已溃可敛；杀蛔虫，胃痛能止，腹满能除。既消黄疸，又善堕胎。

按：薏苡根入肺、胃、小肠三经，为宣肺泄热排毒化脓之药。轻用五钱至八钱，重用二两至三两。配苇茎、桃仁、冬瓜子，专治肺痈；合芦根、茅根、枇杷叶，极清肺火；配雷丸、槟榔、使君子，能下三虫；合乌梅、胡连、炒川椒，善止胃痛。张路玉曰：取薏苡根一味，捣汁热饮三合，连饮五六次不拘，肺痈之已溃、未溃，服之最捷。

野菰根 俗称野茭白根。生在河堰水中，形状与水芦根无异。

味辛甘凉，气质轻清，形同笋。开肌表而透疹痦，力胜苇茎；肃肺脏而解脓毒，兼利小便，亦止热呕。

按：野茭白根入肺、胃、肾三经，为透发疹痦、清宣肺肾之药。轻用六钱至八钱，重用二两至三两。配淡竹茹、枇杷叶、新会皮，治胃热呕呃；合菩提根、冬瓜子、干苇茎，清肺痈脓毒。此物生于水中，横行四达，体轻中空，且系有节之物，节节通灵，状如芦笋，故入于人身，亦能不为湿滞、痰涎、脓毒所阻，走络达窍而宣通之，与活水芦笋形、色、味、性、功用皆同。

紫苏旁枝 芳草类。即紫苏两旁之嫩枝，非苏梗也。

味甘微辛，性平气芬。宣通脉络，疏利机关。畅肝经血中之气，宣肺经气中之血；即擅和中，又能安胎。

按： 紫苏旁枝入肺、胃、肝三经，为宣中透络、以枝达肢之药。轻用八分至一钱，重用钱半至二钱。配桂枝、桑枝，治四肢麻痹；合橘络、络石，治一身络郁。陈修园曰：紫苏两旁小枝通十二经关窍脉络，观此则紫苏旁枝性主四散，能疏两胁之积气。枝多横行，能达四肢之郁血而为十二经脉报使，十六络脉之向导，皆取其横行四达之象也。佐温、佐凉无所不宜，胎前、产后亦无所忌。

大麦须 谷类。一名大麦芒，又名大麦秸。

味淡性平，气清质轻。上宣肺络，宣气宽胸；下输膀胱，退黄利尿。

按： 大麦须入肺、膀胱二经，为轻清透络、甘淡利尿之药。轻用三钱至五钱，重用一两至二两。配赤茯苓、白术、赤小豆，善治水肿；合茵陈、栀子、生锦纹，专消黄疸。惟形锐而利，其性善窜，气虚者亦宜慎用。

大凉透络药（计六品）

犀角 兽类。镑成以热手掌摸之，香者为真，臭者假。忌油、盐、乌。附按：苏颂以黑者胜，角尖尤胜。岂知原支只有一条黑色，其余皆白，故市肆每多黑以为之，其实色白者亦未始无功。

味苦酸咸，性寒质坚。善透络直入心脏。通里窍以清神。狂言妄语、燥热闷皆效；凉血热而解毒，烦毒入心、风毒攻脑最灵。止血如神，杀虫亦验。既可定惊明目，又能消痈化脓。

按： 犀角专入心、脑二经，兼入胃经。为通窍透热、凉血解毒之药。轻用三分至五分，重用六分至八分，极重一钱。配牛黄、麝香、玳瑁、琥珀、朱砂，治热盛昏谵；合鲜地、丹皮、赤芍、黄连、大黄，治中风不语；研末，配竹沥、姜汁服，治风热惊痫；合地榆、生地蜜丸，治下痢鲜血。唐容川曰：朱南阳有"如无犀角，以升麻代之"之说，以其同于一透也。岂知犀角乃清透之品，升麻之味，一重于清，一重于升，其性不同，其用自异。若夫风寒壅遏、疹点未透者，斯为升麻之任；而温邪为病、丹斑隐现者，又系犀角之司。如以升麻为代，其肺气热者，必致喉痛，甚增喘逆。营分热者，必致吐血，轻亦衄宣。其误若此岂可代乎？又角生于首，故用为透剂充以下降之品，亦不可不辨。陆九芝曰：犀角入药之始，始于《小品》芍药地黄汤，主清化瘀血。他若《外台秘要》历载犀角方，无一不涉及恶血。不独《经疏》主治悉属吐衄下血，即如汪讱庵之《医方集解》尚能历叙吐衄及畜血诸证，则汪尚能知病涉于血，方用犀角。凡属三焦大热，诸见恶血及阳毒发斑，色紫黯者，犀角之所司也。历观热入血室之病，一用犀角，邪即外达，岂不以其能深入至幽至隐者以拔之使出乎？若夫热专在气，不涉于血，而误投犀角，送邪入里，转陷转深，永不得出，病无不死夫。以已陷之邪，犀角既能拔出，则未陷之邪，犀角既能送入，其势必然。况其性走散，比诸角能消胎气，孕妇忌食。痘疮，气虚无大热，伤寒阴虚发躁，脉沉细，足冷，渴而饮不多且复吐出者，均忌。

羚羊角 兽类。古名麢[①]羊角。山羊、山驴、羚羊三种相似，而羚羊有神，夜宿防患，以角挂树，不着地。但角弯中深锐紧小，有挂痕者真；疏无痕者伪。镑片用。若入丸散中，须胸前煨热，令脆，研如粉，否则粘入肠胃。

味咸性寒，体轻质坚。平脑定风，凉肝舒筋。具益气起阴之力，有安神镇痉之功。辟蛊毒不祥，驱恶血注下。孕妇子痫必用，小儿急惊最灵。

按：羚羊角入脑、心、肝三经，为凉肝清脑、息风镇痉之药。轻用五

---

① 麢：líng，同"羚"。

分至八分，重用一钱至钱半，极重用二钱。煎汤配童便和食，治一切风热攻脑；烧末合陈酒送服，治产后恶血冲心；配犀角汁、鲜生地，治热毒血痢；合鲜竹沥、双钩藤，治中风筋挛；配石决明、滁菊花，治肝风头痛；合小枳实、赤芍药，治产热烦闷。李时珍曰：羚羊入肝经，甚捷。肝开窍于目，发病则目暗障翳，而羚羊角能平之。肝在合为筋，发病则小儿惊痫、妇人子痫、大人中风搐搦及筋脉挛急，历节掣痛，而羚羊能舒之。魂者，肝之神，发病则惊骇不宁，狂越僻谬，魇寐猝死，而羚羊能安之。血者，肝之脏，病则瘀滞下注、疝痛毒利、疮肿瘰疬、产后血冲，而羚角能散之。相火寄于肝胆，在气为怒，病则烦懑气逆、噎塞不通、寒热及伏热，而羚羊能降之。羚之性灵，而筋骨之精在角，故又能辟邪恶而解诸毒，碎佛牙而烧烟走蛇虺也。张路玉曰：诸角皆能入肝，散血解毒，而犀角为之首推。以其专食百草之毒，兼走阳明，力能驱之外出也。故痘疮之血，热毒盛者必需。若痘毒在肝经气分，而正面稠密不能起发者，又须羚羊以分解其势，使恶血流于他处，此非犀角之所能也。但知羚羊能消目翳、定惊痫而散痘疮恶血之功，岂知羚羊角治青盲目暗，与羚羊不殊特。羚羊角专消磨翳障，羚羊角能补救瞳人而辟除邪魅虫毒，亦相仿佛，惜未之闻，惟消乳癖丹方用之。陆九芝曰：热入心包，既入血室，非石膏、大黄所能了事者，则在肝之病必用羚羊，亦犹入心之病必用犀角也。惟血虚无热、气虚无汗者均忌。

玳瑁 介类。即瑇瑁。入药生者良。

味甘微咸，性寒质坚。解毒清热之功同于犀角，镇心安神之力等于珍珠。清烦热而疗心风，止惊痫而泄肝火；热结狂言最效，痘疮黑陷尤灵；既消痈疡，亦解蛊毒。

按：玳瑁入心、肝二经，为宣通脉络、凉解血热之药。轻用五分至八分，重用一钱至钱半。磨汁服，既解蛊毒；生佩之，亦辟蛊毒。配犀角汁，善解痘毒；合紫草苗，亦起痘陷；配羚羊角、石燕、薄荷，治迎风月①泪；合辰砂、琥珀、珠粉，治心热虚烦。李时珍曰：玳瑁遗精名撒八儿，出西海中，蛟吞入吐出，年深结成者。其假如金伪作者，乃犀角粪也。窃谓此物贵重，如此必有专功，附录以俟博识。但以余所验，生玳瑁极难得，故其功究不如犀角之速效。但性亦寒，凡气血虚寒、痘疮排陷者均忌。

猪尾血　兽类。即猪尾尖之处剖刮而出者也。取雄猪尾血者佳。

味甘微咸，性凉质润。凡血皆热，惟此泄热清营。猪尾善动，尤能活血通络，斑毒红滞必用，痘疮黑陷最宜。

按：猪尾血入心、肾、肝三经，为活血宣络、清营通瘀之药。轻用一酒盏，重用二酒盏。配鸡冠血、蚯蚓血、金汁、紫雪，治痘疫根紫顶陷；合犀角汁、鲜大青、地丁、冰片，治疗毒内陷走黄。黄宫绣曰：猪通身皆宝，食饱即卧，其活只在一尾，而尾尖则又活中之至活者也。故费建中治痘，凡遇毒盛而见于红晦滞、紫艳干燥之象，轻则用桃仁、地丁、红花、赤芍，重则用猪尾尖血，取一盏、二盏，入药同投，兼佐冰片开泄腠理，通达内外，诚发千古未发之奇法也。惟因虚而燥、因寒而凝者忌。聂久吾曰：疫痘以解毒为要，古方用人牙、金石、脑麝悍猛之药以劫散毒气，而损伤血气殆甚，予不敢用。惟毒入心经，狂躁不知人事者，用猪尾血一钱，冰片一分，温酒调下，名猪尾膏，尚可间用。

蚯蚓血　虫类。以白颈蚯蚓陈酒捣取汁用，干地龙亦可代。

味咸微甘，性凉善窜，通经络而活血，解湿热而利溺。痘顶紫陷、温疫发狂必用，热病癫痫、咳血黄疸亦灵；专杀蛇瘕、三虫，善治大腹、脚气。

按：蚯蚓血入胃、肝、肾三经，为凉血解毒、通经活络之药。轻用一瓢，重用二瓢。配葱白汁，善治暴聋；合童便，专除热毒；配荸荠汁、陈

① 月：疑为"流"字之误。

甜酒，治痘疮紫陷；合鸡冠血、猪尾血，治痘顶黑陷。朱松坪曰：地龙善窜，活血通经，能引诸药直破恶毒所聚之处。活者捣汁尤良，但其性大寒，能除有余邪热。故伤寒非阳明实热狂躁者忌，温病无壮热及脾胃素弱者忌，黄疸缘大劳腹胀属脾肾虚、尸疰因阴虚成劳瘵者，均忌。复有小毒，中其毒者以盐水解之。

西瓜硝 卤石类。一名琼瑶雪。冬月取厚皮大西瓜，剖盖去瓤，入火硝装满，以棕线结络，挂阴处约十余日，瓜皮有霜透出，用帚拭取。惟火硝须预先备，四月间取火硝十斤，用缸盛之，入泉水斗许，俟硝熔化后，澄去泥沙，将硝水入瓦盆内，加牙皂四两、皂角刺八两，浸半月捞出，将硝烈日晒干。

味甘咸，性大寒，质轻浮，气凉沁。穿经透络，宣肺清心。烂喉丹痧最效，中暑昏厥如神。

按：西瓜硝入心、肺、胃三经，为散火解毒、透络通脏之药。轻用一分，重用二分。配人中白、明雄黄、头梅冰研末并吹，治时疫白喉、风火喉蛾、喉癣喉痹等证；合行军散、鲜竹叶、细牙茶泡汤送下，治中热急痧、烂喉痧闭、暑厥温毒、疔毒等证。祝补斋曰：方省庵喉科紫雪丹无二硝，以西瓜硝八钱为君，加冰片三钱，治咽痛喉风、重腭痰核、舌疔紫疱等症，其效如神。汪日贞曰：西瓜硝为咽喉要药，并治唇舌齿目等症，配合得法，投无不效。过玉书曰：西瓜硝名银粉雪，功并紫雪，须用磁瓶固藏，否则化水。

卷六　通利剂（统计四十七品）

通气利尿药（计十二品）

通草　蔓草类。原名通脱木。

味淡体轻，色白性凉。清宣肺气，善治耳聋、鼻塞、失音；淡渗阴窍，故能利尿、通淋、退肿。既可明目去热，亦善下乳催生。

按：通草入肺、胃、膀胱三经，为宣肺通气、泄热利尿之药。轻用一钱至钱半，重用二钱至三钱。配王不留行、鲜猪蹄，治乳郁不通；合川桂枝尖、细辛，治冷积膀胱；配淡竹茹、广橘皮、生姜、水芦根、枇杷叶，治胃热呕呃；合光杏仁、生苡仁、滑石、浙苓皮、焦栀皮，治气分湿热。李时珍曰：通草味淡气寒，故入太阴肺经，行热下降而利小便；入阳明胃经，通气上达而下乳汁。然以余所验，清肺利尿丝通草固有确效，而通气下乳尚不及苏梗、木通。惟善利阴窍，孕妇亦忌。

生苡仁　谷类。入利水湿药生用，入理脾肺药姜汁拌炒。

味甘淡，性微寒。上清肺热，故治虚咳劳嗽、肺痿肺痈；中理脾湿，故治筋急拘挛、水肿脚气。兼利小便，亦治热淋。

按：生苡仁入肺、肝、脾、胃、大肠五经，为清肺健脾、行水利尿之药。轻用三钱至四钱，重用六钱至八钱。配郁李仁，治水肿气喘；合陈仓米，治湿痹拘挛；配麻黄、光杏仁、炙甘草，治风湿身疼；合桔梗、生甘草、金银花，治肺痈咯血。寇宗奭曰:《本经》言:苡仁主筋急拘挛，但拘挛有两种，《素问》注中大筋受热则缩而短，故可用苡仁。惟力和缓，须加倍乃效。若《素问》言，因寒则筋急者，则虽多用无益。李时珍曰:苡仁阳明药也，故能健脾益胃，虚则补其母，故肺痿、肺痈用之。筋骨之病以治阳明为本，故筋挛湿痹亦用之。又能利水除湿，故泻痢水肿用之。东医学说云:苡仁之成分为含窒素脂肪，含水炭素、灰分物，乃汉医于劳瘵、肺病、痿多用之，谓有特效。云其实对肺结核无丝毫之效果，不过一种营养品而已。故中东合观，并无堕胎之说。则虽陈氏《妇人良方》及《胎前药忌歌》有堕胎之文，均是谬言。

茯苓皮　寓木类。

味甘淡，性微凉。开腠理，通水道，治湿热溺赤，消水肿肤胀。

按: 茯苓皮入肺、脾、膀胱三经，为达膜行皮、利水消肿之药。轻用二钱至三钱，重用四钱至五钱。配新会皮、桑白皮、生姜皮、五加皮，治一身水肿;合生苡仁、大腹皮、猪苓、丝通草，治三焦湿滞。双梧主人云:茯苓本利水之药，其皮为甚，昔人谓利小便如奔马，盖极言其利也。痘犯脾湿不靥者，以之利湿，其功最捷。以余所验，茯苓皮合皮膜同用，虽主以皮行皮之作用，实有开腠达膜之功，且能上行入肺，泻去肺中湿热以清其源，而后能下输膀胱以利湿热也。惟其皮能泄利津液，膜能燥渗经络。凡小便不禁、阴虚遗精者均忌。

桑白皮　灌木类。蜜炙用。

味甘淡，性微寒。泻肺热之有余，定喘止嗽;疏小肠之气滞，逐水宽胀。善能下气调中，亦可消痰退肿。

按: 桑白皮入肺、小肠二经，为清肺降气、利水消肿之药。轻用二钱至三钱，重用四钱至五钱。配糯米为末，治咳嗽吐血;合马粪灰，涂金刃疮伤;配地骨皮、生甘草、生粳米，治肺热咳嗽;合款冬花、炙百部、苏合，治肺火咳血。李东垣曰：肺中有水则生痰作嗽，除水正所以泻肺火，实则泻其子也。火退气宁，则补益在其中矣。李时珍曰：桑白皮利于通小水、清肺热，故肺中有水气及肺火有余者宜之。吴鞠通曰：桑白皮治热病后与小儿痘后，外感已尽，真气不得归元，咳嗽上气，身虚热者，甚良。若兼一毫外感，即不可用。如风寒、风温正盛之时而即用桑皮，如油入面，锢结不解。何则？桑根之性下达而坚结，由肺下走肝肾。内伤肺气，藉以清保肺，用之不妨。外感则引邪入肝肾之阴，而咳嗽永不愈矣。

冬瓜子及冬瓜皮　菜类。

味甘淡，性微凉。去头面热，除胸膈满。大解热毒，能治肠痈；善利小便，故可通沙淋。清胃止渴，醒脾进餐。

按：冬瓜皮入脾、胃、大小肠、膀胱五经，为利尿泄热、清暑走湿之药。轻用三钱至五钱，重用六钱至八钱，鲜者一两。配桃花、橘皮，能悦泽面容；合黄连、麦冬，治消渴不止；配糯米粉、海蛤粉，治白浊白带；合薏仁、桃仁，治肠痈肠燥。王秉衡曰：冬瓜凉而润肺，甘能凉胃，极清暑湿，止烦渴，利二便，消胀满，治暑湿、霍乱、泻利皆有殊功。子润肺化浊痰，皮解风热消浮肿。蔬圃中如品也。

茵陈　湿草类。有二种，一种叶细如青蒿者，名绵茵陈，又名西茵陈；一种生子如铃者，名山茵陈，又名铃茵陈。

味苦气芬，性凉质轻。专清湿热，善治黄疸；利小便，通关节；头痛眼疼并效，瘅疟气瘕亦治。

按：绵茵陈入脾、胃、膀胱三经，为清热利尿、除湿去疸之药。轻用钱半至二钱，重用三钱至五钱。配白鲜皮，治热瘅发黄；合车前子，治眼热赤肿；配焦栀、黄柏，治阳黄色明；合干姜、附子，治阴黄色晦；配白术、桂枝、猪苓、赤苓、泽泻，治尿闭发黄；合枳实、厚朴、焦栀、黄柏、大黄，治便闭阳黄。邹润安曰：外复有热，但头汗出，小便不利，始为茵陈的治。其所以能治此者，新叶茵陈干而生清芬，可以解郁热，苦寒可以泄停湿。盖陈干本能降热利水，复加以叶之如丝如缕，挺然于暑湿蒸近之时，先草木而生，后草木而死，不必能发散而清芬洋溢、气畅不敛，则新感者遂不得不解矣。王秉衡曰：茵陈乃蒿属，昔人多种以为蔬。《本经》所载主风湿寒热、热结黄疸、湿伏阳黄所主之病，皆指绵茵陈而言，其叶细于青蒿，干之作淡青白色，今人呼为羊毛茵陈是也，其性专利水，故为黄疸湿热之要药。

葶苈子 湿草类。药肆所备皆伪。惟吾绍乡间所种，俗名过江绿豆者真。

味甘苦，性大寒。专治肺痈，通利水道，除胸中痰饮，平上气喘咳。风热痱痒悉治，面目浮肿亦效。

按：葶苈子入肺、胃、大肠、膀胱四经，为下气行水、泄热除痰之药。轻用八分至一钱，重用钱半至二钱。配大枣，泻肺消痈；合桑皮，退肿泄满；配知母、贝母、砂仁、大枣，治痰火咳嗽；合白芥子、萝卜子、苏子、冬瓜子，治肺痹气喘。李东垣曰：葶苈苦寒，气味俱厚，不减大黄，能泄肺中之闭，又泄大肠，利小便。但大降气，只可与辛酸同用，以导肿气。王海藏曰：甜者性缓，虽泄肺而不伤胃；苦者性急，泄肺而易伤胃。故必以大枣辅之。然肺停水气，偾满追急者，非此不能除。但水去则止，不可过剂。凡肿满由脾虚不能制水，小便不通由膀胱虚无气以化者，均忌。

石韦 石草类。去黄毛及梗，蜜炙用。

味淡微苦，性平微寒。清肺气，通膀胱。善治癃闭，亦去膏淋。

按：石韦入肺、膀胱二经，为清肺行水、利尿通淋之药。轻用一钱至钱半，重用二钱至三钱。配滑石，治小便淋痛；合车前，治孕妇转脬；配桑白皮、地骨皮、生甘草，治肺热咳嗽；合贯仲炭、地榆炭、清童便，治血热崩漏。黄宫绣曰：石韦蔓延石上，其叶与皮功专清肺行水，凡水道不行，化源不清，以致水道益闭，用此味淡性凉，淡则气行金肃，凉则热除水利。是以劳力伤津，伏有热邪而见小便不通及患发背等症，均治。俾肺肃而水亦通，淋除而毒去矣。

葫芦壳 菜类。一名匏瓠，有甜、苦二种。

味淡而苦，性凉质轻。善疗小便不通，专治四肢浮肿；兼利石淋，亦吐蛔虫。

按： 葫芦壳入肺、胃、小肠、膀胱四经，为利水降气、退肿通淋之药。轻用二钱至三钱，重用四钱至五钱。配苦杏仁，治肢瘦腹肿；合炒蝼蛄，治尿闭腹胀；配密陀僧、冰片同研，搽痔疮肿痛；合苦丁茶、麝香为末，点鼻中息肉。黄宫绣曰：匏瓠之种，类形有长短大小，惟味有甜苦平寒及有利有害之别。利者，能降肺气，利水道，治淋闭黄疸、面目浮肿之症；入心与肾，除烦热消渴之症；烧灰存性研末，以擦腋下瘿瘤之症。为暑时必用之品。此言其利也。扁鹊曰：患虚胀者忌，食则患永不瘳。苦者尤伤胃气。故今人治黄疸水气、小便不通，或浸烧饭上蒸，或拌青糖煅存性，必暴病、利病，庶可劫之。若病胃虚，服多吐利，慎之。

金雀花 花类。一名黄雀花，俗名扫把枝，即苕帚花。

味淡微苦，性平质轻。专利小便，能治水膨，兼发痘疮，亦消结毒。

按： 金雀花入肺、肝、膀胱三经，为宣肺疏肝、行水利尿之药。轻用六分至八分，重用一钱至钱半。配芫花、玉簪花，治水胀尿闭；合青橘叶、绿萼梅，治气郁腹满；配银花、连翘、青皮、蒲公英，治乳痈初起；合桃仁、红花、乳香、没药，治跌扑损伤。赵恕轩曰：丁未，余馆奉化刘明府署，时明府幼孙患痘不起发，医用金雀花，询其故，云此药大能透发痘疮。以其得先春之气，故能解毒攻邪，且能和血疏风，兼治乳痈。西医学说云：金雀花为利小便药，如食其小服，能利小水；食其大服，则作呕吐、大水泄。然此药专用以利小便，未有作吐剂者，其功用为消水臌、利小便之上品，服之屡效。

三白草　湿草类。

味甘微辛，性寒小毒。专治水肿脚气，兼消胸痞膈痰。

按：三白草入肺、胃、肠、膀胱四经，为利水退肿、泄热消痰之药。轻用钱半至二钱，重用三钱至四钱。配紫花地丁捣烂涂布，消疔退肿；合生常山绞汁热服，吐痰除疟。何氏秀山曰：三白草色白微香，气亦清轻，故能上宣肺气，下输膀胱，治汤水化肿、湿热脚气是其兼长。但性寒而有小毒，凡脾虚化肿者忌，风寒化疟者亦忌。

椒目　味类。即川椒子，杵碎用。

味辛微苦，性平质轻。利小便，善治膀胱胀急；纳肾急，能疗耳猝鸣聋。兼止气喘，亦消腹胀。

按：椒目入脾、肾、膀胱三经，为快脾行水、纳肾降气之药。轻用二分至三分，重用五分至八分。配巴霜、黑枣为丸吞服，治留饮腹痛；合菖蒲、黄蜡为梃纳耳，治肾虚耳鸣；配白术、官桂、赤苓、猪苓、泽泻，治水气肿满；合香附、苍术、川芎、焦栀、蛤粉，治腹痛带多。李时珍曰：椒目下达，能行渗道，不行谷道，所以能下水、燥湿、定喘、清虫也。

通血利溺药（计十二品）

赤苓　寓木类。色白者为白茯苓，色赤者为赤茯苓。

味淡而渗，性平而和。泻心导赤，利窍行水，兼破结气，亦伐肾邪。

按：赤苓入心、小肠、膀胱三经，为专除湿热、利水偏长之药。轻用钱半至二钱．重用三钱至四钱。配广皮、猪苓、泽泻，治湿盛热郁；合椒目、泽兰，绛通，治血肿尿涩。王好古曰：赤苓入心、脾、小肠气分，虽利小便而不走气，与车前子相似。惟小便不禁、虚寒精滑者均忌。

车前子 湿草类。入汤剂炒用；入丸散，酒浸一夜，蒸熟，研烂作饼，晒干焙用。附叶。

味甘微咸，性寒质滑。导小肠邪热，专止暑湿泻痢；通膀胱气癃，善治男女淋沥。益精明目，滑窍催生。

按：车前子入肝、肾、小肠、膀胱四经，为行水泄热、利窍通淋之药。轻用二钱至三钱，重用五钱至八钱。配草节煎汤，治孕妇热淋；合生粳米煮粥，治老人虚淋；配熟地、菟丝子为丸，治肾虚目暗；合生地、原麦冬研末，治久患内障。张路玉曰：车前子虽主清热利窍，但利小便而不走气，与茯苓同功。若《别录》云：强阴益精者，盖因男女阴中有二窍，一窍通精，一窍通水，二者不兼开。水窍得气化乃出，精窍得火动乃泻。车前专通气化行水道，疏利膀胱湿热，不致扰动真火而精气宁谧矣。故凡泻利暴下、小便不利而痛者，用此为末，米饮，服二钱，利水道，分清浊而谷脏止矣。又治目疾，水轮不清，取其降火而不伤肾也。惟阳气下陷、肾气虚乏者忌。其叶捣汁温服，疗火盛泄精甚验。若虚滑精气不固者亦忌。

绛通草 湿草类。用红花膏染成，若洋红染者勿用。

味淡微辛，性平质轻。上达心包而轻宣肺气，下输肝络而淡渗膀胱；善通血脉关节，能消痈肿积聚；腹中瘀痛最灵，孕妇胎前悉忌。

按：绛通草入肺、心、肝、肾、膀胱、子宫六经，为消肿止痛、活血破瘀之药。轻用八分至一钱，重用钱半至二钱。配紫荆皮、赤小豆，善消血肿；合当归尾、泽兰叶，极止瘀痛。总之，绛通一味，为后人所制之品，合有通草、红花之功用。凡抑郁伤肝、病久入络者，较之新绛奏功尤捷，配合于产后生化汤中最妙。惟孕妇胎前切忌。

防己 蔓草类。向传有汉防己、木防己二种，汉防己是根，木防己是苗。今药肆只备汉者，酒炒或盐水炒。

味苦微辛，性寒气悍。专去下焦之湿，善消血分之热；水肿脚气最效，尿闭便结亦灵。

按：防己入小肠、内肾、膀胱三经，为利湿去热、凉血消肿之药。轻用一钱至钱半，重用二钱至三钱。配黄芪、桂枝、茯苓、甘草，治皮水跗肿；合白术、炙草、生姜、大枣，治风水恶风；配防风、冬葵子，治小便淋涩；合藿香、白芷，治霍乱吐利。李东垣曰：防己为消血分湿热之要药，兼亦能泻大便。凡下部肿痛脚气，非此不可。但臭而可恶，下咽则心烦减食。如饮食劳伤、阴虚内热，以防己泄大便，则重亡其血，其不可用一也；大渴引饮及久病津液不行、上焦湿热等症，防己乃下焦湿热药，其不可用二也；外感邪传入肺经，气分湿热而小便赤热，此上焦气分病，其不可用三也。大抵上焦湿热皆禁，即下焦湿热，又当审其二便不通利者方可用之。凡胃虚、阴虚、自汗、盗汗、口苦、舌干、肾虚小便不利及产后血虚，虽有下焦湿热，均忌。

川楝子 乔木类。即金铃子，酒炒或盐水炒。

味苦性寒，兼有小毒。专利小便水道，善止下部腹疼；兼疗热狂躁闷，亦治诸疝虫痔。

按：川楝子入心包、肝、小肠、膀胱四经，为泄肝通肠、止痛利尿之药。轻用八分至一钱，重用钱半至二钱。配延胡索，治热厥心痛；合吴茱萸，治肾囊冷肿；配小茴香，治肾消膏淋；合炒槐米，治脏毒下血。庞安常曰：能入肝舒筋，导小肠、膀胱之热，因引心包相火下行，故心腹痛及疝气为要药。张路玉曰：昔人以川楝为疝气腹痛、杀虫利水专药，然多有用之不效者，不知川楝所主，乃囊肿茎强作痛，湿热之疝，非痛引入腹、厥逆呕涎之寒疝所宜，皆言迥出前辈，然犹未达至治之奥。夫疝瘕皆由寒束热邪，每多掣引作痛，必须川楝子之苦寒，兼茴香之辛热，以解错综之邪。更须察其痛之从下而上引者，随手辄应；设痛之从上而下注者，法当辛温散结，苦寒良非所宜。诸痛皆而不独疝瘕为然。根杀三虫，专治蛊毒。

若脾胃虚寒者，均忌。

赤小豆 谷类。即赤豆之小而圆长，色紫暗者，俗名野赤豆，又名杜赤小豆。亦可研末，发芽用。

味甘微酸，性平质燥。利水杀虫，排脓消痈；行津液而止渴，凉血热而清烦；除痢疾止吐逆，通乳汁下胞衣。

按：赤小豆入心、肾、小肠三经，为行水散血、燥湿除虫之药。轻用二钱至三钱，重用四钱至六钱。配茅根，治水蛊腹大；合当归，治肠痈便红；配苏梗，通治乳汁不通；合杜牛膝，治胞衣不下。李时珍曰：赤小豆小而色赤，心之谷也。其性下行，引津液通小便，能入阴分，治有形之病，故能消胀除肿，治下痢肠癖，解酒止吐，除寒热痈肿，排脓散血，通乳汁而下胞衣，兼治产难，皆病之有形者。久服则降令太过，津血渗泄，所谓令人肌瘦身重也。其吹鼻瓜蒂散及辟瘟用之，亦所以通气除湿散热耳。又按：《朱氏集验方》云：宋仁宗在东宫时，患痄腮，命道士赞宁治之，用赤小豆七粒为末，傅之而愈。有僧发背如烂瓜，邻家乳婢用此治之如神。此药治一切痈疽疮疥及赤肿，不拘善恶，但水调涂之，无不愈者。但其性黏，干则难揭，入苎根末即不黏，此法尤佳。

冬葵子 湿草类。即向日葵子。种类最多，蜀中独胜。

味甘性寒，质滑气降。润利二便，疏泄败精，消水退肿，下乳滑胎。花治带下，赤白咸宜。

按：冬葵子入胃、大小肠、外肾、子宫五经，为润燥滑窍、利尿通淋之药。轻用二钱至三钱，重用四钱至五钱。配滑石、琥珀、川草薢、杜牛膝，治败精阻窍；合川芎、归尾、淮牛膝、榆白皮，治难产不下；配春砂仁为末，治乳房胀痛；合鲜茅根煎汤，治小便淋证。张子和曰：冬葵子之功，利窍通乳、消肿滑胎是其专长。张元素曰：蜀葵子花赤者，治赤带；白者，治白带。赤者，治血燥；白者，治气燥。皆取其寒润滑利之功也。

张路玉曰：被狗啮者食之，疮永不瘥。

蒲黄粉 水草类。即蒲草花上黄粉。行血生用，止血炒黑。

味甘而淡，性平而凉。生用质滑，故能行血消瘀、止痛利尿；炒黑兼涩，故能止血住崩、固带涩精。

按：蒲黄粉入心包、肝、肾三经，为凉血活血、散结除热之药。轻用一钱至钱半，重用二钱。配上青黛、鲜生地，治肺热衄血；合鲜地龙、炒广皮，能临产催生；炒黑配银花炭、地榆炭，止便血血痢；合陈阿胶、大生地，治口耳大衄。言闻曰：手足厥阴血分药也，故能治血治痛。生则能行，炒则能止。与五灵脂同用，治一切心腹痛甚效。张石顽曰：蒲黄配五灵脂名失笑散，虽能消痛肿、去瘀积、去产妇儿枕痛，然胃气虚者入口必吐、下咽则利，以五灵脂味浊恶也。配干姜末同研掺舌上，虽能治舌胀满口，然舌根胀痛亦有属阴虚火旺者，误用则转伤津液，每致燥涩愈甚，不可不审。凡一切劳伤发热、阴虚内热无瘀血者，均忌。

土茯苓 蔓草类。大如鸭子，连缀而生，俗名冷饭团，有赤白二种，白者良。

味淡微苦，性平微凉。主治杨梅恶疮，兼疗瘰疬疱肿；解轻粉之毒，去形秽之邪。

按：土茯苓入脾、胃、肝、肾四经，为渗湿解毒、缓肝舒筋之药。轻用四钱，重用五钱。配苡仁、银花、防风、木通、白鲜皮、皂荚子、党参、当归，治杨梅结毒；合海藻、海带、昆布、桔梗、海螵蛸、天葵子、连翘、川贝，治瘰疬坚核。查杨梅毒疮，从交媾不洁之妇人而起，与形秽湿热之邪互结而成，以凉解血毒为首要。土茯苓即仙遗粮，性虽冷淡而渗利不过，去湿热以利筋骨、利小便以止泄泻是其专长。他如患脓疥而血气旺者，煎汤代茶亦妙。若治杨梅疮毒，其力甚薄，仅可为解血毒药之佐使耳。且其性与茶相反，故用此必须忌茶。但淡渗伤阴，肝肾阴亏者忌。

鸡矢白 原禽类。先将白雄鸡饲以煮干大麦，俟解出干粉，看有白点，用竹刮取，以酒洗晒干用。

味微咸而带涩，性微寒而质滑。利大小便，治腹鼓胀、破石淋、消癥瘕；善止肝热转筋，兼疗中风失音。

按： 鸡矢白入肝、胃、大小肠、肾五经，为泄热解毒、导滞消胀之药。轻用一分，重用二分。配黑豆、陈酒浸服，治男妇风痹；合蝉衣，煎汤调下，治小儿惊啼；配大黄、桃仁为末，姜汤送服，治单腹鼓胀；合赤豆、秫米为散，茵陈汤下，治面目黄疸。李时珍曰：鼓胀生于湿热，亦积滞成者，鸡矢白能下气消积，通利二便，故治鼓胀有殊功。王晋三曰：水气鼓胀，用鸡矢白者，鸡无前阴，溺屎同窍，用有二法：一佐以桃仁、大黄，微利水湿，从大便而出；二佐以陈酒，使其气达于皮毛、行于脉络、下通水道，使水湿从小便而出。二便通利，腹胀潜消。凡脾肾虚寒而化水肿者忌。

荸荠草 湿草类。

味甘微寒，质滑而降。清络中之湿热，功类茅根；通尿管之血淋，用同藕节。虽长利尿，亦可通瘀。

按： 荸荠草入内肾、膀胱二经，为凉血行水、通尿治淋之药。轻用一尺，重用二尺。配生甘梢、琥珀末，治小便淋痛；合绛通草、鲜茅根，治尿管瘀塞。查此草色青中空，味淡性凉，寓有鲜茅根之凉血通窍，麦窍草之利尿消肿。世人以贱，忽之叶而不用，惜哉！惟肾气不化，因而溺闭者，用之无效。若妊妇胎气不固，虽如子淋、子肿，亦宜慎用。

蝼蛄 虫类。俗名土狗。去翅足炒用。

味咸性寒，气臭微毒。通便而二阴皆利，善治石淋；逐水而十肿俱平，又能解毒。捣贴痒燥颇效，消化骨鲠亦灵。

按： 蝼蛄入胃、大小肠、肾四经，为行水消肿、利便通淋之药。轻用二枚，重用六枚。配紫菀、白前、姜夏、炒商陆，治水肿气喘；合大戟、芫花、煨甘遂、大红枣，治腹大水肿；配冰片、麝香捣遏脐中，治小便不通；合当归、川芎煎汤引下，治胞衣不下。黄宫绣曰：蝼蛄性甚奇特，将此分为上下左右四截。若以上截治肿，即见上消；下截治肿，即见下消；左截治肿，即见左消；右截治肿，即见右消。又将自腰而上以治，则能拔水上行，使二便皆涩；自腰而下以治，则能使便立下。妇人难产亦照此法。小儿脐风，配甘草等分研傅，即平。然究其治效，总因性善攻穴，其性急迫，故能治此取效也。惟朱震亨曰：蝼蛄治水甚效，但其性急，虚人戒之。

通利淋浊药（计十七品）

木通 蔓草类。古名通草。

味苦而劣，性凉而降。上通肺经、包络，下通小肠、膀胱。善治五淋，能宣九窍；耳聋鼻息、喉痹咽痛皆效，亦下乳催生，通经堕灵胎[①]。

按：木通入肺、包络、小肠、肾、膀胱五经，为通淋降火、退热除烦之药。轻用五分至八分，重用一钱至钱半。配鲜生地、生甘梢、淡竹叶，治心热尿赤；合川草薢、焦山栀、琥珀末，治热淋尿痛。李东垣曰：木通下行，泄小肠火，利小便与琥珀同，无他叶可比。朱丹溪曰：君火宜木通，相火宜泽泻，利水虽同，所用各别。又凡利小便者，多不利大便，以小水愈通则大便愈燥也。木通入大肠，兼通大便。淋沥不通者，下焦火也。心与小肠为表里，心移热于小肠，故淋闭。木通能通心火，故治之。杨仁齐曰：人遍身胸腹隐热、疼痛、拘急、足冷，皆是伏热伤血。血属于心，宜木通以通心窍，则经络流行。赵晴初曰：《重庆堂随笔》谓：木通味苦，故泄心火由小肠出。诸本草皆云甘淡，或言微辛，岂诸君未经口尝，且鹬芫

---

① 堕灵胎：疑为"堕胎灵"。

亦未询乎？按：木通，古名通草；今之通草，古名通脱木。云木通味甘淡，或通草之传误，未可知其实。今之木通，味极苦且劣。世谓黄连是苦口药，不知黄连之味苦而清，木通之味苦而浊，且性极迅利，不宜多用。沈杏南曰：曾见一小儿误服重剂木通汤，小便遂不禁，继之以白膏如精状，叫号惨痛而死，死后尿窍端有精珠数粒。用木通者审之！凡胃虚肾冷及伤寒大便结燥、表虚多汗者忌；精滑自遗及阳虚气弱，内无湿热者均忌；妊娠尤忌。

猪苓 寓木类。即枫树苓削去皮用。

味淡而苦，性平而降。泄膀胱湿热，除小便急痛。主水胀腹满，治带下脚气；专疗子淋胎肿，又能解毒杀虫。

按： 猪苓入肾、膀胱二经，为渗湿泄滞、利窍通淋之药。轻用钱半至二钱，重用三钱至五钱。配茯苓、泽泻、滑石、阿胶，治湿热呕渴；合桂枝、白术、茯苓、泽泻，治肾闭肿满；配鸡子矢白，治小儿尿闭不通；合金雀花，治孕妇身肿淋痛。张石顽曰：猪苓入肾与膀胱血分，性善疏利经府。世人但知为利水专药，不知其有治痎疟虫蛊之功。即清利小便无如此，决非泽泻比，故不入补剂，久服必损肾气，昏人目。凡阴虚水涸，虽小便不利，亦忌。

泽泻 水草类。利小便生用，入煎剂盐水拌或酒浸。

味淡微咸，性寒质滑。通小便淋沥，逐膀胱湿热，去胕中留垢，消心下水痞，廉治耳鸣脚气，亦止呕吐泻痢。

按： 泽泻入肾、膀胱二经，为渗湿利窍、泻火通淋之药。轻用钱半至二钱，重用三钱至四钱。配白术、茯苓，治水饮肿胀眩冒；合鹿衔、生术，治酒风身热汗出。张石顽曰：泽泻性专利窍，故素多湿热之久服耳目聪明。亦不可过用，若水道过利，则肾气虚。故扁鹊云：多服病人眼。今人治泄精多不敢用，盖有肾与膀胱虚寒而失闭藏之令，得泽泻降之而精愈滑矣。

当知肾虚精滑，虚阳上乘，面目时赤者戒之。若湿热上盛而目肿，相火妄动而遗泄，得泽泻清之，则目肿退而精自藏矣，何禁之有？王秉衡曰：泽泻有聪耳明目之功，人皆疑之。《理虚元鉴》谓：究其命名之义，善泽者，泽其不足之水；泻者，泻其有余之火。不可视为消阴损肾之品也。然以余所验，泽泻究为利窍滑精之药。《别录》谓补虚损者误，扁鹊谓害眼者确。故病人无湿、肾虚精滑者，均忌。

滑石 石类。水飞净用。

味淡性寒，气轻质滑。荡胃中积热，通九窍津液；善逐凝血，偏主石淋；退身热而除渴，分水道而实大肠；水肿脚气并治，泄癖瘪闭皆效；兼能催生，亦疗乳痈。

按： 滑石入肺、胃、内肾、膀胱四经，为清暑燥湿、利窍通淋之药。轻用二钱至三钱，重用四钱至五钱。配鲜葱白、淡豆豉、鲜生姜、生甘草，治暑湿兼寒；合光杏仁、生苡仁、白蔻仁、薄川朴，治湿温中满；配朱砂、麝香、冰片、灯草，治大热狂乱；合香薷、藿香、丁香，治伏暑吐泻；配鲜葱白、川椒目，捣贴脐下，治孕妇子淋；合煅石膏、枯白矾，研末搽之，治脚趾缝烂。张元素曰：滑石气寒味甘，治前阴窍涩不利，其质沉重，能泄上气、令下行，故曰滑则利窍，不与诸淡渗药同。李时珍曰：滑石利窍不独小便也，上能利毛腠之窍，下能利精尿之窍。盖甘淡之味，先入于胃，渗走经络，游溢精气，上输于肺，下输膀胱。肺主皮毛，为水之上源，膀胱司津液气化则能出，故滑石上能发表，下利水道，为泻热燥湿之药。发表是荡上中之热，利水道是荡中下之热；发表是燥上中之湿，利水道是燥中下之湿热。散则三焦宁而表里和，湿去则阑门通而阴阳利。刘河间用益元散通治上下表里诸病，盖是此意，但未发明耳。凡元气下陷，小便清利及精滑者忌；久病阴虚内热及燥热烦渴以致小水短少赤涩，虽有泄泻，均忌；孕妇胎前尤忌。

大麻仁 谷类。俗名火麻仁。微炒用。

味甘性平，质滑而降。利小便，疗热淋；润脾滑肠，催生通乳。

按： 大麻仁入脾、胃、大肠三经，为润燥滑窍、利尿通淋之药。轻用钱半至二钱，重用三钱至四钱。配食盐、粳米煮粥，治便闭淋痛；合赤小豆、生绿豆煎汤，治血痢脚肿；配小枳实、薄荷、川朴、生大黄、光杏仁、白芍药为丸，治脾约便难；合松子仁、柏子仁、甜杏仁、净白蜜、榆白皮煎服，治液枯肠燥。张路玉曰：麻仁滋润，初服能令微泄，久服能令肥健，有补中益气之功，脏腑燥结者宜之，老人血虚、产后便闭者尤宜。凡男子精滑、妇人带多及湿滞便难，均忌。

白茅根 山草类。名地筋，即茅草根。

味甘性寒，气清质润。利小便，下五淋；能消水肿黄疸，清络瘀，止吐衄；善除血闭寒热，专平热呃，兼解酒毒。虽通经闭，亦治崩中。茅针溃痈，茅花止血。

按： 白茅根入胃、肠、心、肾、子宫五经，为清火止血、利尿通淋之药。轻用二十支至三十支，重用四十支至五十支。配枇杷叶，治肺热气喘；合生葛根，治温病热哕；配水芦根，治反胃上气；合赤小豆，治水肿尿闭；配西洋参，治鼻衄不止；合白木耳，治肺痨咳血；配车前草，治小便热淋；合生藕节，治小便出血；配茵陈、焦栀，治五种黄疸；合藕汁、童便，治一切热瘀。李时珍曰：白茅根甘能除伏热，利小便，能止诸血、哕逆、喘急、消渴、黄疸、水肿，乃良物也。世人因微而忽之，惟争苦寒之剂致伤冲和之气，乌足以知此哉？张石顽曰：白茅根与百脉根相类，善能止渴去热及痘疮干紫不起。《本经》主治伤劳虚羸者，以甘寒能止虚热而无伤犯胃气之虚也。言补中益气，胃热除而中气复，是指客邪入伤中州，渐成虚羸而言，非劳伤本病所致所宜。若茅针甘温，色白轻虚，力能上升入肺，散热止衄。屋上败茅研敷斑疮湿烂，取其收湿之力也。徐洄溪曰：茅根交春透发，能引肠气达于四肢，又能养血清火，为热深厥亦深、便血肢冷之良药。凡因寒发哕，中寒呕吐，湿痰停饮发热，均忌。

瞿麦 蔓草类。家种者曰洛阳子，颇似麦，故名。竹沥浸一伏时，晒干用。

味苦微辛，性寒而降。通心经，利小肠，决痈肿，拔肉刺，破胎堕子，明目去翳，专主五淋，亦通经闭。

按：瞿麦入心、肾、小肠、膀胱四经，为利水、破血、通淋之药。轻用一钱至钱半，重用二钱至三钱。配花粉、赤苓、山药、淡附片，治小便不利；合栀、炙草、灯心、鲜葱白，治下焦结热；配生锦纹、车前子、焦山栀、六一散、萹蓄、灯心，善治热淋；合牛膝、冬葵子、飞滑石、真琥珀、鲜茅根、小蓟，专治热淋。沈芊绿曰：瞿麦降心火，利尿窍，善逐膀胱结热，为治淋必须之药。但性猛利，善下逐，凡肾气虚、小肠无大热、胎前产后、一切虚人患小便不利及水肿蛊胀，脾虚者，均忌。

生甘梢 山草类。

味甘性平，质润而降。清胸中之积热，达肾茎而止痛。

按：生甘梢入胃、肾、冲三经，为清热润燥、缓急止痛之药。轻用五分至六分，重用八分至一钱。配延胡索、川楝子、制香附，治胸中痛热；合鲜生地、细木通、淡竹叶，治肾茎肿痛。李言闻曰：直达下焦须用草梢，盖取其甘淡以止痛，清热以化毒，而又缓冲脉之逆、带脉之急。惟呕家、酒家亦忌。

榆白皮 乔木类。有赤白二种，赤为榆，白为粉。去粗皮取白用，俗名刨花，非白皮。

味甘性平。质滑而降通二便，利五淋；走水道以行津液，渗湿热而消痈肿；既得滑胎，又能催生。

按：榆白皮入大小肠、内肾、膀胱、子宫五经，为渗湿泄热，滑窍通淋之药。轻用钱半至二钱，重用三钱至五钱。配光杏仁、麻黄、射干，止齁平喘；合冬葵子、车前子、滑石，滑胎催生。李时珍曰：榆皮、榆叶性皆滑利下降，故治二便不通、五淋肿满、喘嗽不眠、经脉胎产诸病。取其利窍渗湿热，消留著有形之物。气盛而壅者宜之。若胃寒而虚者，久服渗利，恐泄真气。以及脾虚便溏、孕妇胎前均忌。

地肤子　湿草类。一名落帚子。

味苦而淡，性寒而降。利小便，通五淋；兼消疝瘕，亦治丹肿。

按：地肤子入肾、膀胱二经，为利水泄热，退肿通淋之药。轻用二钱，重用三钱。配生甘梢，治阴虚湿热；合白薇，治男妇带浊；配白术、桂心为末，治狐疝阴癫；合地榆、黄芩煎汤，治赤痢血多。王旭高曰：小便不禁或频数，古方多以为寒而用温涩。不知属热者多，盖膀胱火邪妄动，水不得宁，故不禁或频数。法甚补血泻火以治本。宜用地肤子为君，以除膀胱虚热、利水通淋；略佐收涩，如山萸、五味之类以治标。观此，则地肤子之功用为治肾与膀胱、清血虚湿热、利水通淋之良药。故李时珍曰：此物能益阴气，通小便，无阴则阳无以化，亦李东垣治小便不通，用黄柏、知母滋肾之意。但黄柏味纯苦，地肤子味苦兼甘，虽其力稍逊，若小便因热而频数或不禁，用地肤子苦以入阴，寒以胜热，使湿热尽从小便而出，较之知、柏犹稳。惟老年阳虚及中气下陷因而小便不禁或频数者，均忌。

海金沙　湿草类。市肆每以沙土杂入，次淘净，取浮者晒干，拈之不黏指者真。

味甘淡，性寒降。利小肠湿热，治五淋茎痛；善消肿满，兼解血毒。

按：海金沙入小肠、膀胱二经，为利湿泄热，消肿通淋之药。轻用二钱，重用三钱。配飞滑石、生甘梢，治热淋急痛；合生晒术、炒黑丑，治脾湿肿满；配生山栀、马牙硝、硼砂，治伤寒热狂；合杜牛膝、真琥珀、茅根，治血淋痛涩。张子和曰：海金沙治伤寒热狂者，退大热，利小便，釜底抽薪之义也。李时珍曰：海金沙，小肠、膀胱血分药也。热在二经血分者宜之。小便不利及诸淋，由于肾亏阴不足者，均忌。

萹蓄 湿草类。一名扁竹。

味苦微淡，性凉而降。利小便，治热淋；杀虫安蛔，退黄消疸；兼疗女子阴蚀，亦除小儿䘌病。

按： 萹蓄入肠、胃、肾、子宫、膀胱五经，为渗湿泄热、通淋杀虫之药。轻用二钱，重用三钱。配飞滑石、生甘梢，治热淋涩痛；合绵茵陈、焦山栀，治黄疸湿热。张石顽曰：萹蓄《本经》主治浸淫、疥瘙、疽痔，皆湿热之病，三虫亦湿热所生也。凡肾气下陷而成劳淋、虚淋者，均忌。

荜澄茄 味类。与胡椒一类两种，向阳生者为胡椒，向阴生者为荜澄茄。

味辛性温，气香质油。下气消食，疏中宽肠。治霍乱吐泻，止呕吐呃逆；通尿道而泄浊，温子宫而止带。

按： 荜澄茄入脾、胃、肾、子宫、膀胱五经，为利气解结、通尿利浊之药。轻用三分，重用五分。配白豆蔻，治噎食不纳；合高良姜，治伤寒呃逆。泰西医治作用曰：荜澄茄为行气药，在溺管内发其功力，东方多为暖胃药。此药能限制膀胱溺管放如种流质，故流白浊等病（凡初患白浊有痛，须先服泻药，并以湿布敷之，俟其略安，可用此研末服之）宜用此药，寻常能治愈。惟应在生炎初退后服之，因其能惹溺管之路，令外肾胀大。其功用又能化痰，治白带、咽喉类症。但阴虚血分有热、发热咳嗽者，忌。

苎麻根 湿草类。有人种、野出两种，种者曰黄麻根，野者苎麻根。

味甘性寒，气清质润。清滋瘀热，通利血淋。主治小儿赤丹，善止孕妇胎漏；热渴心烦皆效，蛇伤虫咬亦治。

按： 苎麻根入肝、肾、子宫三经，为凉血润燥，解热散瘀之药。轻用三钱，重用五钱。配鲜竹叶，治漏胎下血；合白茅根，治小便热淋。朱丹溪曰：苎麻根大能补阴而行滞血，方家恶其贱而勿用，惜哉！李仲南曰：诸伤瘀血不散，野苎麻根捣敷，如瘀在腹，顺流水打汁服即通，血皆化水。秋冬用干叶亦可。凡病人胃弱泄泻及诸病不山^①血热者，均忌。

萱草根 湿草类。俗名鹿葱根，与麦冬相似。

味甘性凉，气清质润。下水气，治砂淋；兼疗酒疸身黄，亦止乳痈肿痛。

按：萱草根入胃、肝、肾、膀胱四经，为利水泄热、消肿通淋之药。轻用十枚，重用二十枚。配胡芦巴壳，治通身水肿；合芭蕉根，治小便不通；配土旱莲，治大便后血；合生绿豆，解食丹药毒；配诸儿参、鲜茅根，治大热衄血；合蒲公英、陈绍酒，治乳吹肿痛。朱丹溪曰：萱属水性，下走阴分，一名宜男，宁无微意也。观此则其根确有清火欲、解诸毒之功矣。惟气虚劳淋亦忌。

芭蕉根 湿草类。《纲目》名甘蕉。

味甘带涩，性寒而润。利小便，专治黄疸赤淋；清燥火，善止烦闷消渴。捣汁治产后血胀，杵烂敷热结痈肿。

按：芭蕉根入脾、肾、膀胱三经，为解热化湿、利水通淋之药。轻用五钱，重用一两。配土旱莲，治血涩淋痛；合西瓜皮，治热盛消渴。以余所验，芭蕉根与白茅根同为治血淋之良药。惟茅根味甘而清，蕉根味甘而涩，性又大寒，服时宜和陈绍酒一小瓢，庶免水伏之弊。惟外治颇有捷效，如取其汁涂汤火伤及疮口不合，同陈酒捣烂涂发背肿毒，皆妙。若阴疽不赤肿者忌。

瓦松 苔草类。《纲目》名昨叶荷花草，一名天草，即屋上无根草。

味淡微酸，性平微凉。专治小便砂淋，亦止大肠血痢，兼疗口中干痛，又涂诸疮不敛。

---

① 山：疑为"出"之误。

按：瓦松入脾、肾、膀胱三经，为行经活络、凉血通淋之药。轻用二钱，重用四钱。配生麻油涂，能染乌髭须；合生柏叶捣敷，治汤火灼伤；配雄黄研贴，治疯狗咬伤；合食盐涂，治唇裂生疮。李时珍曰：按《庚辛玉册》云：瓦松，阴草，生屋瓦上、深山石缝中，茎如漆圆锐，叶背有白毛，有大毒。烧灰淋汁，沐发即落；误入目，令人瞽。捣汁能结草砂，伏雌雄砂术、白矾，其说与《唐本草》无毒及生眉发之说相反。然以余所验，殊不尽然。

通逐败精药（计六品）

杜牛膝　湿草类。即天名精草，一名地菘，俗名臭花娘草。

味淡而苦，气腥而烈，性大寒，质热滑。善除淫秽，专通败精。捣汁服，立吐风痰；杵烂涂，能解蛇咬。

按：杜牛膝入肺、肾、子宫三经，为通逐精败、涌吐风痰之药。轻用二钱至三钱，重用四钱至五钱。配两头尖、川楝子、韭白、小茴、归尾煎汤，治败精阻窍；合清宁丸、炒白丑、桃仁、琥珀、麝香为丸，治瘀血为淋。李时珍曰：天名精并根苗而言，地菘言其苗叶，鹤虱言其子，惟根名杜牛膝，其功只是吐痰止血、杀虫解毒，故擂汁服之能止痰疟、漱之止牙疼，按之敷蛇咬，亦治猪瘟。张石顽曰：杜牛膝煎服，除淫秽邪毒从小便泄出。若咽喉肿塞、痰涎壅滞，捣汁，鹅翎扫入，去痰立效。过玉书曰：杜牛膝为治喉圣药，善能消肿散血、止痛化痰，无论何种喉证，用之皆效，以甚能去风痰毒涎也。用法：取根叶捣汁一碗，重汤炖温，不时漱毕，即低头流去毒涎，再漱再流，须耐心十余次，毒涎方尽。丁福保云：取新捣杜牛膝汁碗许，冲和炖温服之，治乳蛾喉痹等症，得汗或大吐而愈。如遇痰声辘辘，喉间胀塞，取鲜杜牛膝醋研如酱，用羊毛笔蘸之，在喉间连探二三次，即痰出胀消而愈，其妙如神。又治喉腐吹药，用其汁晒干为末乙两，薄荷末五分，青黛末五分，冰片末五分，研匀吹之，极妙。合观各家所说，杜牛膝之功用，上能治喉痹风痰，下能通败精瘀腐。惟能除小虫，与桃仁杀小虫之功相类，尤为其所独擅。然力能堕胎，孕妇胎前均忌；老年虚淋亦忌；阴虚精滑尤忌。

韭白 菜类。韭之茎名韭白，根名韭黄，花名韭菁。

味辛气臭，性温质滑。利窍而疏泄败精，通络而温化瘀血。善治胃寒脘痛，亦开风痰失音；煎汤洗肠痔脱肛，捣汁熏产后血晕。

按：韭白入胃、肾、子宫三经，为通阳泄浊，利窍滑精之药。轻用一钱，重用二钱。配毂鼠矢，治伤寒劳后、阴阳易病；合生姜汁，治产后呕水、赤白带下；配桔梗、乳香、没药，治怒郁血瘀、胃口作痛；合滑石、槐米、白薇，治热伏精室、肾茎刺痛。李时珍曰：韭白生则辛而散血，熟则甘而补中，入足厥阴经，乃肝之菜也。昔有贫叟，病噎膈，食入即吐，胸中刺痛，或令取韭汁，入成梅、卤汁少许，细呷，得入渐加，忽吐稠痰数升而愈。此亦张仲景治胸痹用薤白，皆取其辛温能散胃脘痰饮恶血之义也。王晋三曰：阴易是妇人病温后，毒移男子而成，宜以薤白为君，滑利通阳，疾于下行，佐以鼠粪之阴霾，引入至阴之处，通阴舒阳，效如桴鼓。凡肝阳犯胃，脘中热痛者忌；男妇阴虚火旺因而梦遗、精滑、白带、白淫者均忌。

槐实 乔木类。一名槐角子，俗名槐米，乃槐花未开时采取者，酒炒用。

味纯苦，性凉降。专通任脉结瘀，善治子脏急痛；兼疗热闷难产，亦除湿痒阴疮；肠血与痔血并治，肝风与脑风皆效。

按：槐实入脑、肝、精室、子宫四经，为凉血清火、利窍通阴之药。轻用八分，重用钱半。配陈绍酒，治杨梅毒疮；合棕灰，治热盛血崩；配地榆、当归、防风、枳壳、条芩为丸，治内痔便血；合竹茹、花粉、白薇、川柏、青盐煎汤，治热入血室。王秉衡曰：槐实味苦色黄，清肝胆而凉血。凡清肝凉血之品，类可安胎，独槐实既不能安胎而反堕胎者，何也？则《本经》主子脏急痛一言，已括其义矣！子脏即子宫，属任脉，为受精之所。急痛者，因交合不节所致。槐实专通任脉，直达子宫，能涤射人之精而泄淫欲之火，故孕妇用之，其胎即堕。推之薇疮便毒，利西泰谓发于横骨上，亦秽入于任脉之病。《景岳全书》有一味槐蕊之方，不知传自何人，余服其妙。凡病人脾虚便溏、阴虚血热而非实热者，均忌。

川草薢 蔓草类。产中州，大块色白而松脆者为草薢，若色黄赤者为菝葜也。一种小块质坚韧者为土草薢，不堪入药。忌茗、酸。

味苦而淡，性平而散。强骨节、除腰脊疼；治白浊，止茎中痛。兼疗阴痿失溺，亦去痔漏外疮。

按： 草薢入肝、胃、内外肾四经，为去风渗湿、利溺分清之药。轻用二钱至三钱，重用四钱至五钱。配石菖蒲、益智仁、乌药，治下焦虚寒、白浊频数；合贯仲炭、炒槐米、茅根，治肠风痔漏、下血如注；配冬葵子、飞滑石、杜牛膝、真琥珀，治败精阻窍；合仙灵脾、生川柏、生甘梢、冬青子，治肾热阳痿。李时珍曰：草薢之功长于去风湿，所以能治痹痹、遗浊、恶疮诸病之属风湿者。草薢、菝葜、土苓三物，形虽不同而功不相远。张石顽曰：草薢，昔称其摄精之功，或称逐水之效。但《雷公炮炙论》序云：囊皱旋多，夜煎竹木。竹木，即草薢也。旋多白浊，皆是湿气下流。草薢能治阳明之湿而固下焦，故能去浊分清。何两说之相悬耶？不知胃气健旺则湿浊去而肾无邪湿之扰，肾脏自能收摄也。杨氏草薢分清饮专主浊病，正得此意。又主阴痿失溺、老人五缓者，总取行阳之力以利关节、助健运也。若阴虚精滑及元气下陷，不能摄精、小便频数、大便引急，误用，病必转剧，以其性散不利于阴也。以余所验，浊必有精，尿则有淋无浊，凡小便频数、白浊如膏、茎中痛不可忍者，往往由欲火郁遏，败精瘀腐而成，故白浊多延成下疳重候，与寻常湿热成淋不同。萆薢乃疏泄败精之品，与杜牛膝功用相类，但力较薄，故必重用。又以元明粉化水拌炒始有效力。若肾虚腰痛、阴虚火炽，亦忌。

裈裆灰 器服类。即近阴处之裤裆烧灰。

味苦而浊，性温质滑。阴阳易为专长，治女劳复亦可。

按：裈裆灰专入精室、外肾、子宫，为利窍泄浊、导阴通阳之药。轻用一钱，重二钱。配五苓散，治阴阳易；合六味汤，治女劳复；配苏合丸同研，开水调服，治中恶昏厥；合黑肾丸作散，牛膝汤送，治胞衣不下。李时珍曰：按张仲景云，阴阳易，身体重、少气、少腹里急或引阴中拘急、热上冲胸、头重不欲举、眼中生化、膝胫拘急者，裈裆散主之。取中裈近阴处烧灰，水服方寸匕，日三服，小便即利，阴头微肿则愈。男用女、女用男。成无己解云：此导阴气也，童女者尤良。王孟英曰：阴阳二易，余谓之热入精室证，第阴易较重于阳易，以女人疫热之气本从阴户出也。古人用裈裆之义最精，取其能引热邪仍由原路出，故须剪本人所交接之人为佳。余如竹茹、花粉、韭白、滑石、白薇、槐米、楝实、绿石、甘草梢、土茯苓等药，并走精室，皆可随症采用。

豰鼠矢 兽类。一名牡鼠矢，俗名两头尖。酒炒用。

味淡微咸，性温气浊。善治男子阴易，能通女子停经；兼疗乳痈，亦消疳积。

按：豰鼠矢入肝、肾、子宫三经，为逐瘀泄浊、利窍通阴之药。轻用十粒，重用二十粒。配红枣、麝香为末，治妇人乳吹；合牛膝、陈酒煎汤，治室女经闭；配枳壳、葱白、豆豉、焦栀，治伤寒劳复；合韭白、小茴、归须、川楝、山甲，治败精阻窍。李时珍曰：牡鼠矢入足厥阴经，故所治皆肝经血分之病。但有小毒，食中误食，令人目黄成疸。叶天士曰：酒炒牡鼠矢用以透冲脉之气，引冲脉之血下行，瘀者能和，闭者能通，为经闭之要药。凡经久不止，脐下结痛，乃血以下脐过血海，至冲任会合之处，结闭不行，血瘀子宫，宜海螵蛸、茜草等通之，紫石英、当归等润之，以此屎为向导，投无不效。即经久不至，渐成干血痨证，亦宜牡鼠矢为君，佐当归、丹参以通之，紫石英以润之，久服始效。惟孕妇胎前宜忌，胃虚善呕亦忌。

卷七　攻泻剂（统计二十九品）

攻气泻水药（计十一品）

大腹皮　果木类。用黑豆煎汤洗去毒，净晒干用，或酒洗后再以绿豆汤洗过。其肉粗者耗气，宜摘去之。

味略辛，性微温。散无形之滞气，凡脘腹痞满、胎气胀闷皆宜；逐有形之积水，故皮肤浮肿、脚气上壅最效。其皮皆筋丝似络，其子与槟榔同功。

按： 大腹皮入胃、脾二经，为下气行水、疏中通络之药。轻用一钱至钱半，重用二钱至三钱。配紫苏、香附，能治子悬；合竹茹、广皮，善平恶阻；配麻黄、杏仁、苍术皮、生姜皮，消皮肤水肿；合橘红、苏子、海桐皮、五加皮，导脚气壅滞。沈金鳌曰：大腹皮下气，亦与槟榔同，不独子也。但槟榔破气最捷，其性为烈；大腹皮下气稍迟，其性较缓。病涉虚弱者忌，脾虚化胀者尤忌。

郁李仁　灌木类。即棠棣，一名雀李。汤浸去皮及双仁者，研如膏，勿去油。忌牛马肉及诸酪。查药肆现有两种：一名郁李仁，壳多而仁少，不适用，用其无效；一名郁李净仁，质润而滑，入药当用净仁。

味甘微苦，性平质滑。润达幽门，善通关格；滑利水道，能消肿胀。大肠气滞最灵，膀胱急疼亦效。

按：郁李净仁入脾、胃、大小肠四经，为泄气行水、活血润燥之药。轻用钱半至二钱，重用三钱至四钱。配生苡仁、生粳米煮粥，消男妇脚气浮肿；合生锦纹、滑石末和丸，消小儿二便闭结；配炒枣仁、猪胆皮、小川连、焦山栀、淡竹茹、冬桑叶，治胆热肝横目瞑，则惊悸梦惕；合光杏仁、桃仁泥、松子、柏子仁、新会皮，治脾约肠痹，液结则燥涩不通。李时珍述《宋史·钱乙传》云：乳妇因悸而病，既愈而目张不得瞑，煎郁李仁酒饮之使醉即愈。所以然者，目系内连肝胆，惊则气结胆横不下，郁李仁能去结，随酒入胆，结去胆下则目瞑矣。此盖得肯綮之妙者也。陈承曰：郁李仁性专下降，善导大肠燥结，利周身水气。然下后多令人津液亏损，燥结愈甚，乃治标救急之药。津液不足者忌，年老液枯肠燥者忌。惟西医云：郁李仁、根、皮、果均可入药，其作用为补身平脑药，如病后欠补，尚有微热者服之最宜。又如痨证瘰疬等兼热证者均宜服。其功用又能开胃解痎，治积滞、饭不消化。第治痎较金鸡纳霜则大逊。

皂荚子　乔木类。一名皂角子。煅存性用，或用青糖水炒透。

味咸带辛，性温质滑。上治膈痰吞酸，下导大肠湿滞；能消瘰疬，可涂疮癣。

按：皂荚子入肺、胃、大肠三经，为消痰涤涎、解毒滑肠之药。轻用四分至八分，重用一钱至钱半。配枳壳为丸，治里急后重；合炒槐米作散，治肠风下血；配天葵子，消年久瘰疬；合野菊花，敷一切疔肿。查皂角子内含碱类，故其味咸而涩，质最滑利。余尝用以解酸质之毒，历试辄效。惟服后其质放散而有泻性，故又能导肠中垢腻秽恶，配锦纹二三分，奏功尤捷，以力能洗涤垢腻，洁净脏腑故也。但其质甚滑而性又消导，时珍谓治大肠虚闭，殊谬。

圆肥皂子　乔木类。一名圆皂，须去硬壳黄膜，但取其仁，炒研用之。

味咸而涩，性温质滑。涤顽痰，除垢腻；善治大肠风闭，专消头面霉疮。

按：圆皂仁入肺、胃、大肠三经，为涤垢除涎、解毒滑肠之药。轻用三枚，重用六枚。配天葵子、川贝母、天花粉、牛蒡子、青连翘、元参、甘草为丸，善消瘰疬；合猪胰子、皂角刺、土茯苓、白僵蚕、白鲜皮、银花、蝉退煎汤，专消霉疮，其功不减皂角。惟胃液已虚者忌，肾气内伤者尤忌。

牵牛子　蔓草类。有黑白二种，故名二丑。色白者名白丑，色黑者名黑丑。酒炒用。

味辛甘，有小毒，性温烈，气甚香。白者利肺，治上焦痰饮，除气分湿热，兼通大肠风秘；黑者泻肾，逐下部败精，消脚气肿满，兼导脾经湿滞。既能落胎，又能杀虫。

按：牵牛子入脾、胃、肺、肾四经，为泻气行水、决壅导滞之药。轻用八分至一钱，重用钱半至二钱。配莱菔子、白蔻末为丸，消宿食积气；合花槟榔、紫苏子作散，治水肿虫积；配生军、轻粉、花槟榔，治马脾风证；合姜汁、陈米、小茴香，治诸水饮病。李东垣曰：牵牛乃泻气之药，味辛兼甘，性温有毒，久嚼猛烈雄壮。乃《名医续注》云味性苦寒，所谓苦寒安在哉？李时珍云：牵牛自宋以后，北人常用取快，及刘守真、张子和出，又倡为通用下药。盖牵牛治水气在脾，喘满肿胀，下焦郁遏，腰背胀重及大肠风秘、气秘，卓有殊功。但病在血分及脾胃虚弱而痞满者，切不可取快一时及常服暗伤元气也。黑牵牛能达命门、走精髓，人所不知，惟东垣知之，故治下焦虚阳。天真丹用牵牛以盐水炒黑入，佐沉香、杜仲、破故纸、官桂诸药，深得补泻兼施之妙，方见《医学发明》。又东垣未尽弃牵牛不用，但贵施之得良效。用法大约以四分至五分为丸一回内服之，服后经数时发下痢，其际虽有腹痛，然痛常不剧。西医云"牵牛子能大泻、水泻，每用五分至八分，研末服之"，与东垣曰"凡用牵牛，少则动大便，多则泄下如水",其说不谋而合,中外一辙。

甘遂 毒草类。反甘草。面裹煨熟用。

味苦微辛,性寒有毒。水结胸非此不除,面目浮肿亦效;饮留胃得此则消,满腹湿胀最灵。验水如神,损真极速。

按: 煨甘遂入肺、胃、大小肠、内肾五经,为逐水蠲饮、破积攻坚之药。轻用三分至五分,重用八分至一钱。配炒黑丑,消水肿腹满;合大戟,治水蛊喘胀;配炒白丑、炒车前、官桂,逐水如神;合姜半夏、炒白芍、炙草,蠲饮效;配苍术、川朴、广皮、淡附片、大枣,治肾寒尿秘、小水胀急;合猪苓、赤苓、泽泻、飞滑石、阿胶,治肝郁停饮、小便转脬。李时珍曰:肾主水,凝则为痰饮,溢则为肿胀。甘遂能泄肾经湿气,治痰之本也。不可过服,中病则止。张仲景治心下留饮,与甘草同用,去其相反而立甘草汤,其肿便去。又王璆《百选一方》云:脚气上攻,结成肿核及一切肿毒,用甘遂末水调敷肿处,即浓煎甘草汁服,其肿即散。二物相反而感应如此。

大戟 毒草类。反甘草。入药惟用正根,误服旁株,令人冷泻。枣煎则不损脾,乘软去骨用。

味苦微辛,性寒有毒。发汗消痈,通便利尿;疏通血瘀,故下恶血癖块,通经堕胎;驱逐水蛊,故消腹水满急,蠲饮退肿。

按: 大戟入胃、肠、肾、子宫四经,为逐水消瘀、通肠利肾之药。轻用八分至一钱,重用钱半至二钱。配干姜为散,治水肿喘息;和大枣煎汤,治水蛊腹大;配姜半夏、紫菀、白前,治肺水喘满;合煨甘遂、芫花、黑枣,治支饮痛呕。李时珍曰:痰涎之为物,随气升降,无处不到。入于心则迷窍而癫痫、妄言妄见;入于肺则塞窍而为咳唾稠黏、喘急背冷;入于肝则留伏蓄聚而成胁痛干呕、寒热往来;入于经络则麻痹疼痛;入于筋骨则颈项、胸背、腰胁、手足牵引隐痛。陈无择《三因方》并控涎丹主之,殊有奇效，此乃治痰之本。盖水与湿得气与火则凝滞而为寒、为饮、为涎、为涕、为癖，大戟能泄脏腑之水湿，甘遂能行经隧之水湿，白芥子能^①散皮里膜外之痰气，惟善用者能收奇功也。张路玉曰：若脾胃肝肾虚寒，阴火泛溢，犯之立毙，不可不审。

芫花 毒草类。陈者良。水浸一宿，晒干，醋炒以去其毒。反甘草。

味辛微苦，性温有毒。消胸中痰水，故治咳逆上气、咽肿鸣泄、脘腹胀满；故治四肢挛急、引僻胁痛。根疗疥疮，兼可毒鱼。

按： 芫花入肺、胃、脾三经，为蠲饮行水、开上疏中之药。轻用三分至五分，重用八分至一钱。配枳壳为丸，治水蛊腹满；合椒目研末，治酒疸尿黄；配延胡索、制香附为末，治诸般气痛；合炒大黄、桃仁泥作散，治瘀血经闭。李时珍曰：饮有五，皆由内啜水，外受湿气，郁蓄而为留饮。流于肺则为支饮，令人喘咳、寒热吐沫、背寒；或为悬饮，令人咳唾、痛引缺盆两胁；流于心下则为伏饮，令人胸满呕吐、寒热眩晕；流于肠胃则为痰饮，令人腹鸣吐水、胸胁支满，或作泄泻，忽肥忽瘦；流于经络则为溢饮，令人沉重注痛，或作水泄跗肿。芫花与大戟、甘遂之性，逐水拽湿，能直达水饮窠囊隐僻之处。但可徐徐用之，取效甚捷；不可过剂，拽人真元。

巴豆 乔木类。去壳及心，炒紫黑，或烧存性，或研烂，各随方制。若纸包压去油取霜，最妙。西医取油曰巴豆油，最烈。

味辛质滑，性热有毒。攻坚积破痰癖，直可斩关夺门；荡五脏涤六腑，几于煎肠刮胃。逐寒水消冷滞，一攻殆尽；杀虫鱼除蛊疰，倾倒无遗；善去恶肉，立能烂胎。

按： 巴豆霜入胃、大小肠三经，为扫荡寒积、攻逐阴水之药。轻用三厘至五厘，重用八厘至一分。配蛤粉、黄柏、川贝，开寒饮积胸。李时珍

① 能：原为"若"，依文义而改。

曰：巴豆峻用则有勘乱劫病之功，微用亦有抚绥调中之妙。王海藏言其可以通肠，可以止泻，此发千古之秘也。一老妇年六十余，病溏泄已五年，食油物生冷，犯之则痛，服调脾、升提、止涩诸药，入腹则泄反甚。延余诊之，脉沉而滑，此乃脾胃久伤、冷积凝滞所致。王太仆所谓大寒凝内，久则溏泄，愈而复发，绵历年岁者，法当以热下之，则寒去利止。遂用蜡匮巴豆丸药五十丸与服，二日大便不通，亦大利，其泄遂愈。自是每用治泻痢冷积诸病，皆不泻而痢愈者近百人，全在配合得宜，药病相对耳。苟用所不当，则犯轻用损阴之戒矣。李东垣曰：巴豆不去膜则伤胃，不去心则作呕；以沉香水浸则能升能降，与大黄同用泻火反缓，其性相畏也。王海藏曰：若急治，为水谷道路之剂，去皮、心、膜、油，生用；若缓治，为消坚磨积之剂，炒去烟，令紫黑用。张路玉曰：巴豆、大黄同为攻下之剂，但大黄性寒，腑病多热者宜之；巴豆性热，脏病多寒者宜之。其壳烧灰存性，能止泻痢，亦劫病之效也。惟力能堕胎，孕妇忌用。东医秘田氏曰：余尝用巴豆剂，知其妙不可言，可以吐泻，可以引赤，可以发炮，药力迅速奔放，为极剧之扫荡药。以余所验，与桔梗、杏仁相配，则为峻吐剂；与大黄、轻粉同用，则为峻下剂；与雄黄、轻粉相配，则为杀菌剂。惟初用时必先试服一定量，以验其生理的作用。药物学中尝述巴豆不适于水肿、炎性诸病，然其催胃肠之剧性炎症，诱导脑神经疼痛，夺脓疡肿胀之势，其效果实，他药所不及也。

千金子　毒草类。正名续随子。去壳，取色白者，以纸包，压去油，取霜。用续随，去油务尽，否则误人。去油法用木床、用椹榨后，更纸隔重压，换纸多次，乃净。

味辛有毒，性温质滑。利大小肠，下恶滞物；痰饮积聚最效，水气胀满亦灵；可涂疥癣，又除蛊毒。

按：千金霜入胃、大小肠三经，为破气下水、荡胃涤肠之药。轻用一分，重用二分至三分。配荆芥研末，治水气肿胀；合轻粉为丸，消涎积癥块。李时珍曰：续随子与大戟、泽漆、甘遂茎叶相似，主疗亦相似，其功皆长于利水，惟在用之得法，亦皆要药也。然下水最速，有毒损人，不可过多。张路玉曰：服后泻多，以醋同粥食即止。若脾虚便滑之人误服必死。惟外黑子疣赘，用续随子捣烂时涂之，自落；或以煮绵系瘤根，时时紧之，渐脱。惟俞惺庵云：嘉善一人，胸胀脘闷，诸治不效，薛一瓢用千金霜煎汤，磨沉香、木香、檀香、降香、丁香，服一月泻尽水饮而瘥。可谓善用千金霜矣。

白商陆　毒草类。铜刀刮去皮，水浸一宿，或醋炒，或黑豆拌蒸，用其赤者。但可贴肿，服之伤人，令人见鬼。用生水服，杀人。

味辛酸苦，性寒有毒。力能下行利水，功同大戟、甘遂；水肿腹满最灵，虫胀喉痹亦效。内服堕胎，外敷恶疮。

按：白商陆入脾、胃、大小肠四经，为泻脾通肠、逐水消肿之药。轻用三分至五分，重用八分至一钱。配赤小豆煎汤，治湿气脚软；合白粳米煮粥，治水肿腹满；配制香附、大蒜，治湿滞水肿、气满承疮；合煨甘遂、大戟，治产后腹大、喘不得卧；配酸醋炒，涂喉外，治喉闭不通；合麝香捣，贴脐中，治肿满溺秘。李时珍曰：商陆与遂、戟异性同功，脾胃虚弱者切忌。古赞云：其味酸辛，其形类人，疗水贴肿，其效如神。斯言尽之矣。张路玉曰：仲景治大病后腰以下肿，牡蛎泽泻散主之，以其病后积水，故用急追以散之也。然水肿因脾虚者，若误用之，一时虽效，未岁再发，决不可救。

攻血泻瘀药（计九品）

桃仁　果木类。行血，连皮尖，生用；润燥，去皮尖，炒用。俱研碎，同干漆炒，大破宿血。双仁者有毒，勿用。

味苦而甘，性平质润。行血通经，化瘀除瘕；润大肠之血燥，破血室之热瘀；肝疟与血痢并效，鬼疰及尸虫皆杀；兼止上气咳逆，亦消心下痞坚。

按：桃仁入肝、心包二经，为破血润燥、去瘀生新之药。轻用一钱至钱半，重用二钱至三钱。配香附，治胸满气喘；合广皮，通大肠血闭；配延胡，治猝然生痛；合藕汁，去产后血瘀；配水蛭、虻虫、大黄，治蓄血如狂、小腹满痛；合红花、归尾、赤芍，治月经瘀滞、腰腹胀疼；配当归、川芎、炮姜、炙草，治产后血病，去瘀生新；合旋覆、新绛、归须、葱管，治肝脏结血，活血通①。李东垣曰：桃仁功有四，一治热入血室，二泄腹中滞血，三治皮肤血热燥痒，四行皮肤凝滞之血。唐容川曰：桃花，红属血分，仁在核中，又像入心，味苦有生气，是正入心中，能行血，能生血，不仅治肝脏结瘀也，实为一切血瘀血闭之专药，与别种破血药不同。谭其濂曰：徐灵胎谓小虫为败血所生之虫，桃仁能杀之，凡妇人产后寒热，其血中多微生物，余进以生化汤加红花，或加人参，数服而愈，百不爽一。桃仁之能去血中微生物，其神妙真不可思议也。惟缪仲淳《经疏》曰：桃仁散而不守，泻而无补，过用或不当，能使血下不止，损伤真阴。故凡经闭由于血枯，产后腹痛由于血虚，大便闭涩由于血液不足者，均忌。

五灵脂 禽类。即吾地寒号虫矢，又名鹖鸸，研细，飞去砂石，晒干。生用破血，炒用和血。

气腥秽，味酸，性虽寒，质却润。生用血闭能通，炒用经多能止，善治男妇瘀痛，兼疗小儿肝疳。

按：五灵脂入肝、胃、肠、子宫四经，为入肝通络、行血止痛之药。轻用一钱至钱半，重用二钱至三钱。配生蒲黄，治血气刺痛；合制草乌，

---

① "通"字后疑缺字。

治中风麻痹；配香附、桃仁泥，治产后腹满；合胡连、猪胆汁，治五痫潮热；配乳香、没药、制川乌，治手足冷；合楂炭、槟榔、广木香，消胃脘食瘀。李时珍曰：五灵脂，肝经药也。专治血病，散血而止诸痛。治惊痫，除疟痢，消积化痰，疗疳杀虫及血痹。血眼诸证皆肝病也。配蒲黄名失笑散，不独治妇人心痛、血痛，凡男妇老幼一切心腹、胁肋、少腹痛，疝气，并胎前产后血气作痛及血崩经溢，百药不效者，俱能奏功，屡用屡效，真近世神方也。石顽老人云：五灵脂状如凝脂，其性入肝，散血最速，但味极擅恶，大伤胃气。《纲目》言其甘温，恐非正论。虽有治目翳脘瘀之功，若脾胃虚者亦不能胜其气。藜藿体尚可应用，终非膏粱体所宜。故缪氏《经疏》曰：血虚腹痛，血虚经闭，产后去血过多发晕，心虚有火作痛，血虚无瘀滞者，均忌。

刘寄奴 湿草类。去叶用子。以布拭去薄壳，酒蒸，晒干用。

味虽苦，性微温。破血通经，除癥下胀。过服反令人痢，外治止金疮血。

按：刘寄奴专入肝经，为活血通瘀、下气止痛之药。轻用一钱至钱半，重用二钱至三钱。为末，陈绍酒煎服，治血气胀满；研细，糯米浆调敷，治汤火灼伤；配乌梅炭、陈茶叶，治大便下血；合骨碎补、延胡索，治折伤瘀血。缪仲淳曰：昔人为金疮要药，又治产后余疾，下血止痛者，正以其下血迅速也。惟病人气血虚、脾胃弱、易作泄者忌。《卫生易简方》亦曰：此破血之仙药也。不可过多，令人吐利。

夜明砂 禽类。即蝙蝠屎，一名天鼠屎。淘净，焙用。其砂即蚊虫眼。

味咸，性寒。善破积血，能下死胎；目盲障翳必用，肝疳瘀积最灵。

按：夜明砂入肝、大小肠三经，为破血通瘀、清肝明目之药。轻用八分至一钱，重用钱半至二钱。配石决明、猪肝煎服，治鸡盲眼；合朱砂、麝香为丸，治久疟证；配当归、蝉蜕、木贼、羊肝为丸，善消内障；合官桂、乳香、没药、砂糖调敷，专退脓肿。李时珍曰：夜明砂及蝙蝠皆肝经血分药也，能活血消积，故所治目翳盲障、疟魃、痫惊、淋带、瘰疬、痈肿，皆厥阴之病也。查张长沙抵当汤每用水蛭、虻虫治血积证，取其吸人血故耳。夜明因食蚊虫而化，蚊虫亦食人血，其砂即蚊虫之眼，故能专入肝络，活血消瘀，为治目盲障翳、痈肿积聚之良药。后人遇血积证，不敢用抵当汤者，畏水蛭、虻虫之破血太峻耳。如以夜明砂及五灵脂二物代之，功用相同，较为稳惬。但究为破血之品，血虚经闭者亦忌，胎前产后无瘀者尤忌。

水蛭 虫类。即蚂蟥，一名蜞身，体紧小而有金黄点者佳。凡用水蛭，晒干，猪油熬令黑，研极细。倘炙不透，虽为末，经年得水犹活，入腹尚能复生。凡用须预先熬黑，以少许置水中，七日内不活者，方可用之。

味咸而苦，性平有毒。逐恶血，通月经，破血瘕，堕胎孕。内服治干血痨，砂末调吞多效；外治疗痈毒证，竹筒吮呷有功。

按：水蛭入肝、子宫二经，为破血通瘀、攻积化瘕之药。轻用一支，重用二支。配虻虫、没药、麝香为末，以四物汤调服，治产后血晕，血下痛止；合桃仁、大黄、黑丑作散，用砂糖酒送下，治跌打损伤，瘀尽则愈。成无己曰：咸走血，苦胜血，用水蛭以除蓄血，乃肝经血分药，故能去肝经聚血。徐灵胎曰：水蛭最喜食人之血，而性又迟缓善入，迟缓则生血不伤，善入则坚积易破，借其力以攻积久之瘀，自有利而无害也。

虻虫 虫类。即啖牛血蝇，俗名牛猛。去翅足，酒炒用。

味苦微咸，性寒有毒。攻血，遍行经络，善破坚痞癥瘕；堕胎，只在晨昏，速通子宫阴络。

按：虻虫入肝、子宫二经，为破血通经、攻积消癥之药。轻服以二只，重用三四只。配丹皮为末酒服，消扑堕瘀血；合芒硝煎汤调下，治病笃去胎。张路玉曰：虻虫食血而止血，因其性而为用，肝经血分药也。《本经》

治癥瘕寒热，是因癥瘕而发寒热，与蜣螂治腹胀寒热不殊。仲景抵当汤丸水蛭、虻虫并用，世皆畏其险峻，然治血瘀经闭，用四物加虻虫作丸服，甚良，以破瘀而不伤血也。但其性有毒，故能堕胎。柯韵伯曰：水蛭水物，阴于食血；虻虫飞物，猛于食血。观此破血化癥之功，虻虫较水蛭尤峻。

白桃花 果木类。如无白色者，红桃花亦可代用。

味苦微酸，性平质轻。下三虫，杀尸疰；消水血互结之肿满，通痰饮积滞之便闭；兼破石淋，亦治疯狂。

按： 白桃花入肺、肝、肠三经，为利痰化滞、涤饮通瘀之药。轻用五分至八分，重用一钱至钱半。配冬葵子、滑石、槟榔，治产后瘀秘；合五加皮、木瓜、牛膝，治脚气肿痛。李时珍曰：桃花性走泄下降，利大肠甚快，用以治气实人病水饮、肿浊、积滞、大小便闭塞者则有功无害。若久服即耗人阴血，损元气，岂能如《本草》令人好颜色也？又苏鹗《杜阳杂编》载范纯佑女，丧夫发狂，闭之室中，夜断窗棂，登桃树上食桃花，几尽，及旦，家人接下，自是遂愈。此亦惊怒伤肝，痰夹败血，遂致发狂。偶得桃花利痰饮、散滞血之功，与张仲景治积热发狂用承气汤，蓄血发狂用桃仁承气汤之义相同。

芦荟 香木类。一名象胆，西医名哑啰。只宜为丸吞服，不可入汤药同煎。

味苦而涩，性寒质滑。凉肝明目，清热杀虫；导小肠之火闭，通肝瘀之停经；善治五疳三虫，兼定急惊热痫；解巴豆毒，搽湿热癣。

按： 芦荟入肝、小肠、子宫三经，为涤热杀虫、消瘀通经之药。轻用三分至五分，重用八分至一钱。配朱砂为丸，通大便火闭；合使君子研，治小儿肝疳。吴鞠通曰：因怒郁而肝火上亢、大便不通者，则用芦荟为君，佐胡连、龙胆之极苦，泻火以通小肠，盖小肠火腑，非苦不通。张石顽曰：芦荟入肝经及冲脉，功专杀虫清热。治冲脉为病，逆气里急及经事不调，腹中结块上冲与小儿疳热积滞，非此不除。同甘草为末，治头项顽癣甚效。但大苦大寒，且气甚秽恶，仅可施之藜藿。若胃虚少食者，入口便大吐逆，每致夺食泄泻而成羸瘦怯弱者多矣。东医学说芦荟者下泄、通经、健胃之药也，服少量能增加食物，催进消化，为健胃药用。为下剂则于六时至十二时后奏效。于脑充血、肺充血等症适用之，又于慢性便闭最适用之。亦为通经药，于月经闭止、痔血闭止，以小剂量铁粉与之最效。若用大量则起呕气呕吐，腹痛下痢，直肠、子宫、肾之充血。因是患子宫出血、痔出血、尿溺频数、流产、春情亢进等症亦有之。且能使胆汁、肠液、乳汁之分泌增加，肠之蠕动亢进，甚有发炎性者。

干漆　乔木类。今人多漆渣伪充，必凝结如砖者佳，炒令烟尽为度，否则损人肠胃。

味苦辛咸，性温有毒。去蛔虫，通经闭；削年深坚牢之积，破日久凝结之瘀。

按：干漆入肝、子宫二经，为通经消肿、破血杀虫之药。轻用一分，重用二分。配川甲同煅，善去恶血；合黄连拌炒，最通瘀热；配白芜、青芜为末，治小儿虫病；合淮牛膝、生地为丸，通女子经闭；配麦芽煅红为散，治产后身痛青肿；合米醋煎汤熏鼻，治产后恶血攻心。李时珍曰：漆性毒而杀虫，降而行血，其功只在二者而已。张路玉曰：干漆无积血者，切忌。以其伤营血、损胃气，故胃虚人服之，往往作呕。观产后血晕，以旧器烧烟熏之即醒，盖亦取下血之义而破经络中血滞也。妇人血虚经闭为之切禁。若畏漆者，嚼椒涂口鼻，免生漆疮。误中其毒，以生蟹捣汁或紫苏解之。观此则《本草》"主绝伤、补中、续筋骨、填髓脑、安五脏"等语，恐是传讹，学者切勿遵经。即丹溪"急飞补，积滞去后，补性内行"之说，亦勿妄信。

攻食泻火药（计四品）

元明粉 卤石类。取白朴硝入盆煎炼，在下层者曰朴硝，最粗而浊；在上层者曰芒硝，其质稍清。取芒硝同莱菔子汁、生甘草煎过，曰元明粉，较为清洁；取元明粉以莱菔汁、生甘草再三煎炼，减去咸质，悬当风处吹去水气，轻白如粉，曰风化硝，最为精粹。此以制法别其名也。取白硝入莱菔汁同煎，倾入盆中，经宿结成为冰，谓之盆硝；齐卫之硝上生锋芒，谓之芒硝；川晋之硝上生六棱，谓之牙硝。此以形状别其名也。今专取元明粉、风化硝两种。

味辛甘咸，性寒质滑。消膈上热痰，清胃中燥火，涤肠中宿垢，化膀胱石淋。性较芒硝稍缓，力亦善能堕胎，外搽能消瘰疬，兼敷漆疮。

按： 元明粉入肺、胃、肠三经，为导滞泻火、润燥软坚之药。轻用八分至一钱，重用钱半至二钱。配朱砂，治热盛发狂；合吴萸，消物过饱；配冰片，洗风眼赤烂，退翳明目；合硼砂，搽小儿鹅口、重舌、口疮；配童便，治妇人难产、死胎不下；合白蜜，荡胃中实热、肠中燥结。李时珍曰：元明粉遇有胃肠实热积滞、少年气壮者，量与服之，殊有速效。缪氏《经疏》曰：凡病不由邪热闭结及血枯经涸以致大肠燥结、阴虚精乏以致大热骨蒸，火炎于上以致头痛、目昏、口渴、耳聋、咽痛、吐血、衄血、咳嗽痰壅等症，均忌。东医学说曰：元明粉为凉血泻剂，利小便药，为主要之盐类下剂。凡慢性便秘因心肝肾病而发之，水肿、脑充血、急性浆液膜炎之宜于下泄者，皆用之。又于慢性胃加答儿①胃溃疡亦用之，能代洋朴硝以疗治各证。洋朴硝，一作舍利盐，通称泻盐，为西国最通行之品。若中国无此药则可以元明粉代之。惟不可过服，服之过限则为惹胃之毒药。

---

① 慢性胃加答儿：即慢性胃炎。

以其性寒冷，功力较峻，故而外用能去眼内云翳，须研细末点之。又能洗去外皮臭恶之物。合中西学说而观之，元明粉咸寒直降，治胃肠燥实、火结便秘者确有特效。惟吾绍地居卑湿，湿热证最多，即有湿热食滞而宜攻下者，宁用枳实、大黄苦辛通降，不必用元明粉，恐伤下焦真阴，劫损元气，以致直肠洞泄也。

大黄 毒草类。《本经》名黄良，一名将军。产川中者色如锦纹而润者良。若峻用攻下，生用；邪气在上必用酒浸，上引而驱热下行；破瘀血，韭汁；治虚劳吐血，内有瘀积，韭汁拌炒黑用之；大肠风闭燥结，皂荚、绿矾酒制；又尿桶中浸过，能散瘀血，兼行渗道，妊娠产后，慎勿轻用。实热内结，势不可缓，酒蒸用之。凡服大黄下药，须与谷气相远，得谷气则不行矣。

味苦气香，性寒质润。通利水谷、荡涤胃肠是其特效；下瘀通经、破癥除利乃其兼长。

按： 大黄入脾、胃、大小肠、肝五经，为大泻实火、峻逐积滞之药。轻用二分至四分，重用五分至八分，极重钱半至三四钱。配黄连、黄芩，泻心止血，治热盛痞满；合枳实、黑丑，消食化气，治一切壅滞；配巴豆霜、干姜为丸，治脘腹胀满，痛如刀刺；合五倍子、黄柏为末，治痈疽嫩热，疮毒初起；配当归、槟榔，治赤痢初起；合青蒿、童便，治骨蒸积热；配枳实、厚朴，泻小肠实火；合元明粉、甘草，降胃中积热；配人参，治气虚便秘；合芽茶，治脑热头晕。张路玉曰：大黄之功专于行瘀血、导血闭、通瘀滞、破癥瘕、消实热、泻痞满、润燥结、敷肿毒，总赖推陈致新之功。《本经》与元素皆谓其去留饮宿食者，以宿食留滞胃中，久而发热，故用苦寒化热，宿食乘势而下。后世不察，以为大黄概能消食，谬矣！盖胃性喜温恶湿，温之则宿食融化，寒之则坚滞不消。若食在上脘，虽经发热，只须枳实、黄连以消痞热，宿食自通。若误用大黄，推荡不下，反致结滞不消，为害不浅。若病本阳邪，或兼停食，而攻乏太过，正气消乏，实结不解，拟欲攻之，而正气不能行其药力，则加人参于桃仁承气中，以助硝、黄之势。如陶氏黄龙之制，乃先辈之成则也，盖大黄、芒硝泻肠胃之燥热，牵牛、甘遂泻肠胃之湿热，巴豆、硫黄泻肠胃之寒结，各有定例。至于老人血枯便闭、气虚便难、脾虚腹胀少食、妇人血枯经闭、阴虚寒热、脾虚痞积、肾虚动气及阴疽色白不起等证，均忌。周雪樵曰：大黄功用以为补剂，开胃、轻泻、微收敛而主治积滞便秘、泄泻久痢、婴儿霍乱者。《万国药方》说也，以为能清热去积滞、通秘结、助消化者。《西药略释》说也，谓食物不消化或胃中有醋可与镁养相和服；痛风与水银丸相和服。虽泄泻不致腹痛，既泻之后略能令大便不通，故患泄泻者服之可作收敛药。又食物不消化可服大黄丸，饭前服之，令食物易消。惟孕妇及炎症不宜服者。《儒门医学》之说也，谓可为泻药轻补剂与收敛药，令肠胃显其逐下粪之力，所有之粪不甚稀，已泻之后则有收敛性，故用此药治泄泻最佳。因先放出肠内之质，而后有补性也。

泻叶 芳草类。旧作辛拿，又名新拿。日本名旃那，俗名泻叶。

味苦而淡，性凉质滑。感动小肠，较蓖麻油速而且猛；兼治臌胀，比煨甘遂稳而且良。

按：泻叶入大小肠二经，为凉血积热、润滑二肠之药。轻用八厘至一分，为消化药；重用三分至五分，为缓下药；极重钱半至二钱，为大泻药。配元明粉、小茴香，善退臌胀；合小枳实、新会皮，缓下大便。日本铃木辛太郎曰：泻叶为良佳之下剂，于通便后再秘结，且无剧烈之暴泻。惟有肠炎症者忌。丁氏福保《药物学大成》曰：泻叶之泻下效力颇为确实，且无肠充血及肠炎、过度下泄等之副作用，故凡可促肠排泻之诸病，皆可应用。其他配入于泻下药用之者亦多。又或为泻下灌肠剂，其攻虽主感动小肠，然亦亢进大肠之蠕动剂。惟肠管之刺戟较诸他种泻下药则一时虽为微弱，而于肠管有炎症之际则颇增剧。又用大量作用于子宫，每致出血，甚至有致流产者，故有此症时亦忌。以余所验，重用泻叶钱半至二钱者，兼有发恶心及呕吐，甚则大作腹痛，必配以藿香、香附等芳香药，庶免作此弊。

蓖麻油 毒草类。去尽蓖麻子皮仁，以净核入铁锅，用微火炒之，此铁锅须按以手觉不甚炙痛。炒毕，以螺丝柱柜绞榨而去其汁，再将油入水和煎。此渣滓杂物即油，浮沫拨去而成净油时，油中有一层白物，隔在油水交界间，恍如衣沫一层，提油时务须将衣提去，勿令溷于油中，由是再相①油隔净，稍和以水同熬，其水熬至化汽散尽方为纯净。若用蓖麻子，先以盐汤煮半日，去皮用之，虽有剧毒，亦化无毒，可代油。

味甘而恶，性冷质滑。滑通便，去积治痢；气虽不佳，泻则甚缓。

按：蓖麻油入大小肠二经，为滑去着、甘润导滞之药。大人每服三钱至四钱，重用六钱；小儿每服一钱至二钱，重用三钱。配甜酱油，和胃润肠；合松节油，去积杀虫；配鸦片油、薄荷油，治脘腹痛甚；合春砂仁、冰糖茶，治热痢初起。西医学说云：蓖麻油为轻泻药，治肠炎积滞。凡应用泻药而不可惹其肠者，用此药宜，故此油为轻性、稳妥、微利药。又如痢证初起，因肠内有不消化之杂质，结粪在内，塞阻痒痛，欲下不下，服此以利之，则自然轻松。况常服此油，可由渐减轻，与别药之由渐加多者异也。又可作射水用，蓖麻油一两，糖水二两，共调和，再加温水十两，作一次射之，治大便干燥。欲药力速，则加洋肥皂助之更妙。滑利之药，惟此油最为上品，亦为此油最为通行。若中国所制之蓖麻油则不纯净，故不入服剂。噫！蓖麻子产自吾国，因药界不谙制法，致中医不敢妄用，让西国利权独擅，良可浩叹！惟朱丹溪曰：蓖麻属阴，其性善能追脓取毒，亦外科要药，能去有形之滞物，故取胎产胞衣、剩骨胶血者用之。李时珍

---

① 相：疑为"将"字之误。

实验药物学

163

曰：蓖麻仁甘辛有小毒，气味颇近巴豆，亦能利人，故下水气。其性善走，能开通诸窍经络，故治偏①失音口噤、口目㖞斜、头风七窍诸病，不止于出有形之物而已。盖蓖麻油能使病气外出，故诸膏多用之。一人病偏风，手足不举，余用此油同羊脂、麝香、川甲等药煎作摩膏，日摩数次，一月余见复，兼服搜风化痰、养血之剂，三月而愈。一人病手臂一块肿痛，亦用蓖麻捣膏贴之，一夜愈。一人病气郁，偏头痛，用此同乳香、食盐捣，协太阳月②，一夜痛止。一妇产后子肠不收，捣仁贴其丹田，一夜而止。此药外用累奏奇效，但内服不宜轻率耳。前哲亦曾发明，惜后人不知研究，故不能进取也。

攻积泻虫药（计五品）

槟榔 果木类。形大者有两种：一名山槟榔，即海南子；一名猪槟榔，即大腹子；形小者，一名鸡心槟榔，一名枣儿槟榔。以枣儿、鸡心为最胜，海南次之，大腹又次之。

味辛而涩，性温质重。杀虫治痢，下气消胀，止疟疗疝，攻食破积；善除水肿脚气，亦能醒酒辟瘴。

按： 槟榔入胃、大小肠三经，为攻积杀虫、镇冲堕气之药。轻用八分至一钱，重用钱半至二钱。配广皮，治呕痰吐水；合积实，治胸痞腹满；配生姜汁、童便，治脚气冲心；合使君子、黑枣，治虫积在肠。李时珍曰：槟榔之功有四：一曰醒能使醉，盖食之则熏然颊赤，若饮酒然；二曰醉能使醒，盖酒后嚼之则宽气下痰，余醒顿解；三曰饥能使饱；四曰饱能使饥。盖空腹食之则充然气盛如饱，饱后食之则饮食快然易消。又且赋性疏通而

---

① 偏："偏"后疑缺字。

② 协太阳月：疑为"贴太阳穴"之误。

不甚泄气，禀味严正而更有余甘，故有是功。张石顽曰：槟榔泄胸中至高之气，使之下行，性如铁石之沉重，能堕诸药至于下极。故治冲脉为病、逆气里急及治诸气壅、腹胀、后重如神。胸腹虫食积滞作痛，同木香为必用之药。若气虚下陷人及膈上有稠痰结气者得之，其痞满、昏塞愈甚。凡泻后、疟后、虚痢切忌。东医学说云：槟榔子乃驱除涤虫之药，其作用与石榴根皮之成分相似，每用一钱至钱半，专治腹内蛔虫，而最惹近视人之注目者，由其缩瞳作用于眼科用之，以一百瓦水磨汁，一滴点于眼中，则五分时后起，持续一时瞳孔之缩小。

硫黄 石类。倭硫黄最佳，天生黄亦佳，土硫黄只可外用，不堪内服。

味酸气烈，性温质润。壮命阳，坚筋骨，阴气渐消；除头秃，杀毒虫，湿疮尽扫。风冷便秘君半夏而立通，虚寒泻痢佐腊矾而速止。化金银铜铁，善治阴蚀疽痔。

按： 硫黄入胃、肠、脾、肾、命门五经，为壮阳轻泻、燥湿杀虫之药。轻用三分，重用六分。配艾叶，治阴证伤寒；合钟乳，治风毒脚气水；配银研末，治反胃噎膈、小儿吐泻；合猪油调敷，治女子阴疮、顽癣湿疥。李时珍曰：硫黄秉纯阳之精，赋大热之性，能补命门真火不足，且其性虽热而疏理大肠，又与燥涩者不同，盖亦救危妙药也。丁福保云：吾国古医均以硫黄为有毒且大热，用为壮阳药，皆因内含信石所致。若纯硫黄则无毒，且不大热，故西药房售出者，已将信石杂质分析。外治可作燥湿杀虫药，内服可作湿润二肠之品。非若吾国之混杂有毒，仅可施于阴寒沉毒及暖命门之火而已。

轻粉 金石类。即水银粉，一名腻粉。用轻粉再升成粉，曰粉霜，一名白灵砂。东医名甘汞，西医名加路米单缘汞。中国由盐矾升炼而成。

味淡微咸，质重而滑。下痰涎，除肠积，退胀消肿，治疳杀虫。暂服有功，连则有毒。

按：轻粉入肺、胃、肝、肠四经，为除涎驱霉、通肠利尿之药。轻用一分，重用分半。配白糖和匀，治大小便闭；合杏仁同研，擦梅疮恶癣。李时珍曰：轻粉乃至阴毒物，因火煅丹砂而出，加以盐矾炼而为轻粉，加以硫黄升而为银朱，轻飞灵变，化纯阴为燥烈，其性走而不守，善劫痰涎、消积滞，故水肿风痰、湿热毒疮被劫，涎从齿龈而出，邪郁为之暂开，而痰因之亦愈。若服或不得法，则毒气被蒸，窜入经络筋骨，莫之能出。痰涎既去，血液耗亡，筋失所养，营卫不从，变为筋挛骨痛，发为痈疽疳漏或手足皲裂、虫癣顽痹，经年累月，遂成废痼，用者宜审。

蜣螂 虫类。去足，火炙用，别名推车客。

味咸，性寒。镇惊痫，定癥疾。治小便转胞，通大肠闭塞；大人下痢脱肛并效，小儿疳蚀重舌皆灵；兼疗痔瘘，亦能堕胎。

按：蜣螂入肝、胃、肠三经，为攻积杀虫、清肝通肠之药。轻用二只，重用四只。配巴豆、陈皮、肝末，治胸膈痰闭；合木鳖子、冰片研匀，掺大肠脱肛；配蝎尾煎汤，治小儿惊风；合蝼蛄作散，治小便血淋。李时珍曰：蜣螂乃手足阳明、足厥阴之药，故所主皆三经之病。《总微论》言：古方治小儿惊痫，蜣螂为第一，而后医未见用之，盖不知此义耳。《寿世医窍》云：伤寒瘟疫日久失下，肠中津液为邪火燔烁，便结坚燥如石，攻以硝磺，从旁化臭水而出，燥矢仍不能下，必于承气汤中加焙焦蜣螂一对，顷刻即下，物理之自然也。

鸦胆子 山草类。一名苦参子，又名苦榛子。其仁多油，生食令人吐。作霜，捶去油，入药佳。

味苦而涩，性寒质滑。生用吐痰追涎，喉痹与喉风皆效；酒炒止血涤痰，热痢与久痢并治。治痔如神，杀虫亦效。

按：鸦胆子入肺、胃、大小肠四经，为涌吐痰涎、滑降积滞之药。轻用七粒，重用十四粒至三十粒。配海蛤粉、枯白矾、小川连、飞辰砂为丸，专治久痢；合人参芦、桔梗芦、皂角灰、青木香为末，立吐痰涎。吴谓泉曰：鸦胆子大如豌豆，去壳用仁，味极苦，能治久泻热痢，屡试屡效。须忌食鸭百日，否则必发当信。用七粒以龙眼肉包裹，开水送下，半日腹痛异常，连泻十余阵，下泻垢甚多，越日，腹痛稍减，仍进七粒，又次日，再投七粒，痢大减，改用五粒，连服四日，多获痊愈。京师盛行此药，且善治便血。曾晤舒益焉太守云：素患肠红，任长沙府时，有友人传治便血偏方，令先服凉血疏风药数帖，继用鸦胆子七粒，以圆肉裹之，滚汤下，两服可愈。惟包之不紧入胃，必吐出苦水如胆汁，然无害，以米饮汤饮之即止。按：鸦胆子《本草纲目》暨本草诸书俱未载，其味苦而涩，性寒，出产四川，湖南、贵州亦出。治热痢、久痢见效，如初痢、寒痢似非所宜。兹特记之，以为好学者续增《本草》之备云。而赵恕轩曰：凡痢之初起，实热实积易知而易治。惟虚人冷积至痢，医多不以为意。盖实热之证，外证有身热烦躁、唇焦口渴、肚痛窘迫、里急后重、舌上黄苔、六脉洪数。证候既急，治者亦急。轻则疏利之，重则寒下之，积去即愈。至于虚人冷积致痢，外无烦热燥扰，内无腹肚急痛，有赤白相兼，无里急后重，大便流利，小便清长，此由阴性迟缓所以外证不急。遇此不可姑息，但以集成三仙丹下之以去其积。倘不急下，必致养顽贻患，其积日久，渐次下坠，竟至大肠下口、直肠上口交界之处，有小曲折隐匿于此，为肠积最深之处，药所不到之地，症则乍轻乍重，或愈或发，便则乍红乍白，或硬或溏，总无一定，任是神丹，分毫无济。盖积在大肠曲折之中，诸物至此，性力已过，尽成秕糠，安能去此沉匿之积？所以冷痢有至三五年、十数年不愈者，由此故也。古方用巴豆为丸下之者，第恐久病久虚，未敢轻用。今以至捷至稳鸦胆子一味治之。此物出闽省云贵，虽诸家本草未收，而药肆皆有，其形似益智而小，外壳苍褐色，内白，肉有油，其味至苦，用小铁锤轻敲去壳，其肉大如米碎者不用，专取全仁用之。三五岁儿二十余粒，十余岁者三十多粒，大人则四十九粒，取天圆肉包之，小儿一包三粒，大人一包七粒，空腹吞下，以饭压之，使其下行，更藉此天圆包裹，可以直至大肠之下也。此药并①峻厉，复不肚痛，俟大便行时有白冻如鱼脑者，即冷积也。如白冻未见，过一二日再进一服，或微加数粒，此后不须再服。服时忌荤、酒三日，戒鸭肉一月，从此除根，永不再发。倘此日腹中虚痛，用白芍、甘草如三钱纸包，水湿，火内煨熟，取起捣烂，煎汤服之，立止。凡冷痢、久痢百方无验者，一服即愈，故定其名曰久泻到怪丹②，又《医宗汇编》用白石榴烧灰一钱，真鸦片切片二钱，鸦胆子去壳纸包压去油三两，人参三分，枯矾二分，海南沉香三分，共为细末，调粥为丸，重五六厘，晒干，磁瓶收贮。红痢用蜜一匙，滚水调下；红白相兼，阴阳水送下；肚胀，滚水汤下；水泻，米汤开水送下。忌油腻腥酸一月，治无不效。不敢隐秘，以公诸世。

---

① 并："并"后疑缺字。
② 到怪丹：疑为"至圣丹"。

卷八　温热剂（统计二十六品）

温健中气药（计九品）

益智仁　芳草类。去壳，盐水炒。

味辛带苦，气香性温。暖胃健脾，调中进食，平呕止痛，开郁宣滞；善摄涎唾，兼缩小便；补肾虚之滑沥，止阴冷之崩带。

按： 益智仁入脾、胃、肾三经，为补土益火、行阳退阴之药。轻用六分至八分，重用一钱至钱半。配乌药、淮药为丸，治小便频数；合茯苓、白术研末，治肾虚尿滑；配砂仁、食盐为散，治胎漏下血；合党参、白术煎汤，治脾虚唾涎。王海藏曰：益智本脾药，主君相二火。在集香丸则入肺，在四君子汤则入脾，在大封髓丹则入肾，三脏互有子母相关之义，当于补中兼用之，勿多用。日本学说云：益智仁，汉医用为健脾消化药，有一种芳香，是由挥发油而来。在药局方上仅供制剂之用，如于复方丁几类中，为芳香性附加物而已。若血燥有火、湿热暴注及因热而遗浊、色黄干结者，不可误用；又如呕吐由热而不由寒气，逆由怒而不由虚，小便余沥由水涸精亏内热而不由肾气虚寒，泄泻由湿火暴注而不由气虚肠滑，均忌。

草豆蔻　芳草类。面里煨热，去面用。《备要》曰：闽产名草豆蔻，如龙眼而微长，皮黄白，薄而棱峭，仁如缩砂，辛香气和。滇广所产名草果，如诃子，皮黑厚而棱密，子粗而辛臭。虽是一物，微有不同。忌犯铁。

味辛微甘，气香性温。下气温中，止心腹之寒痛；宽胸利膈，除痰饮之冷呕。兼治恶阻，亦消酒毒。

按：草豆蔻入脾、胃二经，为驱寒除湿、消痰行气之药。轻用三分至四分，重用五分至六分。配高良姜、生姜汁，治胃寒呕逆；合鲜生姜、大黑枣，治脾寒湿疟；配木瓜、大腹皮，治胸腹胀满；合乳香、炒椿皮，治赤白带下。寇宗奭曰：调散冷气甚速。虚弱不能饮食者，宜与木瓜、乌梅、砂仁、益智、神曲、麦芽、甘草、生姜同用。朱丹溪曰：草豆蔻性温，能散滞气，消膈上痰。若明知身受寒邪，口食寒物，胃脘作痛者，可温散，用之如鼓应桴。或湿痰郁结成病者亦效。若热郁者不可用，恐结温成热也，必用栀子之剂。李时珍曰：草豆蔻，辛热浮散，能入太阴、阳明，除寒燥湿、开郁化食之力而已。南地卑下，山岚烟瘴，饮啖酸咸，脾胃常多寒湿郁滞之病，故食料必用，与之相宜。然过多亦能助脾热，伤肺损目。西医学说云：草豆蔻，能开胃祛风，佐泻剂同服能免腹痛。若疟不由于瘴，心胃痛由火不由寒，泻痢胀满或小水不利由暑气湿热者，均忌。阴虚血燥者尤忌。

肉豆蔻　芳草类。一名肉果，糯米里煨熟用，勿犯铁。

味辛微苦，气香性温。下气行痰，消食蠲饮；暖脾胃而导寒滞，实大肠以止泻痢。

按：肉豆蔻，入脾、胃、大肠三经，为温胃健脾、固肠止泻之药。轻用五分至六分，重用八分至一钱。配鲜生姜，治霍乱吐泻；合陈仓米，治脾泄气利；配明乳香、陈仓米，治老人虚泻；合煨木香、干姜炭，治小儿寒泄。朱丹溪曰：肉豆蔻，温中健脾。日华子称其下气，以脾得补而善运化，气自下矣，非若陈皮、香附之使泄。张路玉曰：肉豆蔻，入手足阳明，宽膨胀，固大肠，为小儿伤乳吐逆泄泻之要药。二神丸合补骨脂治肾虚，盖取补脾以治肾邪也。盖脾土性喜芳香，故肉果与脾胃最宜。

其能下气者，脾胃得补则健运，非若厚朴、枳实之峻削也。如大肠素有火热及中暑、热泄暴注、肠风下血、胃火齿痛及湿热积滞方盛、滞下初起，均忌。

大麦 杂类。一名牟麦。

味咸微甘，性温质滑。除热止渴，益胃调中，下气宽胸，补虚止泻。

按： 大麦入脾、胃二经，为补中化谷、消积进食之药。轻用钱半至二钱，重用三钱至四钱。配甘遂作饼，消膜外水气；合麻油调糊，擦火汤灼伤。李时珍曰：大麦作饼食，香而有益，煮粥甚滑，磨面作酱甚甘美。惟寇宗奭曰：暴食，稍似脚弱，下气故也。熟则大益人，带生则冷，能损人。

川厚朴 乔木类。即榛树皮。姜汁炙或浸炒用。

味苦而辛，性温质燥。消痰下气，平胃健中；除实满而宽膨，调胸腹而止痛；善治风寒喘咳，兼疗湿食痞胀。

按： 川厚朴入脾、胃二经，为泻实散满、温胃健脾之药。轻用六分至八分，重用一钱至钱半，极重二钱至三钱。配干姜，治中满洞泄；合赤苓，治尿浑白浊；配桂心、生姜、枳实，治霍乱腹痛；合苍术、广皮、炙草，治湿食肚胀。王好古曰：《别录》言温中益气、消痰下气，果泄气乎？益气乎？盖与枳实、大黄同用，则泻实满，所谓消痰下气是也；与橘皮、苍术同用，则除湿满，所谓温中益气是也。与解利药同用，则治伤寒头痛；与泻利药同用，则厚肠胃。大抵味苦性温，用其苦则泻，用其温则补也。惟气虚者忌，阴虚火旺者尤忌。

高良姜 芳草类。黄土炒。

味辛辣，性大温。暖脾胃，宽噎膈，破冷癖，除瘴疟；下气平清涎之呕，散寒止心腹之疼。

按： 高良姜，入脾、胃二经，为温中除寒、行气消水之药。轻用二分至三分，重用五分至六分。配大枣，治霍乱呕甚；合粳米，治吐泻腹痛；

配五灵脂作散，治心痹冷痛；合炮姜煎汤，治脾虚寒疟。杨士瀛曰：噫逆胃寒者，高良姜为要药，人参、茯苓佐之，为能温胃、解散胃中风邪也。李时珍曰：凡男女心口一点痛者，及胃脘有滞或有虫也，多因怒及受寒而起，遂致终身。俗言心气痛者，非也。用良姜以酒洗七次焙研，香附子以酒洗七次焙研，各记收之。因寒得，用姜末二钱、附末一钱；因怒得，用附末二钱、姜末一钱；寒怒兼有，各钱半。以米饮，加入生姜汁一匙、盐一捻，服之立止。韩飞霞《医通》亦称其功。若胃火作呕、伤暑霍乱、火热注泻、心虚作痛，均忌。

胡椒 味部。

味甚辛，性大热。温中下气，入肺胃以除寒；开膈宽胸，消风痰以宣滞。善治阴证霍乱，亦消冷气上冲。

按：胡椒入胃、大肠二经，为除寒快膈、纯阳助火之药。轻用一分，重用二分。配芒硝，治大小便闭；合绿豆，治赤白下痢；配乳香、没药，治心下大痛；合麝香、陈酒，治伤寒呃逆。张兆嘉曰：胡椒能宣能散，开豁胸中寒痰冷气，虽辛热燥散之品，而又极能下气，故食之即觉胸膈开爽；又能治上焦浮热、口齿诸病。至于发疮助火之说，亦在用之当与不当耳。杀一切鱼肉龟蕈毒，故食料多用之。若血分有热、阴虚发热、咳嗽吐血、咽干口渴、热气暴冲、目昏口臭、齿浮鼻衄、肠风脏毒、痔漏泄澼等症，如误服即令诸病当时则剧，切忌。

干姜 菜类。嫩者曰白姜，炮黑曰炮姜。

味甚辛，性大热。温中出汗，逐风湿痹；泄满宽胸，平咳逆气。通四肢关节，去脏腑阴寒；肠澼下痢并治，肾着腰痛亦效。炮黑则味苦性和，入营补虚温血。

按：干姜入心、肺、脾、胃、肾、大肠六经，为散结除寒、回肠通脉之药。轻用五分至六分，重用八分至一钱。配清炙草，治头晕吐逆；合高良姜，治新痢冷痛。张元素曰：干姜有四大功，一通心助肠，二去脏腑沉寒痼冷，三发诸经之寒气，四治感寒腹痛。干姜本辛，炮之稍苦，故止而不移，所以能治里寒，非若附子行而不止也。李东垣曰：干姜，生辛炮苦，阳也。生则逐寒邪而发表，炮则除胃冷而守中。多用则耗散元气，过辛则壮火食气也。须配生甘草缓之，以散里寒。又同五味则温肺，同人参则温胃。朱丹溪曰：干姜入肺中，利肺气；入肾中，燥下湿；入肝经，引血药生血；同补药，亦能引血药入气分生血。故血虚发热、产后大热者用之。若止唾血、痢血，须炒黑用。有血脱色白夭而脉濡者，大寒也，宜此辛温以益血，大热以温经。李时珍曰：干姜能引血药入血、气药入气，又能去恶养新，有阳生阴长之意。凡吐血、衄血、下血、有阴无阳者宜之，乃热因热用，从治之法也。张兆嘉曰：干姜即生姜之宿根，辛热性燥，不如生者之散表，而热燥过之；炮则辛少苦多，燥散之性已减，温守之力独优。惟阴虚内热、咳嗽吐血、表虚有热、自汗盗汗、脏毒下血、因热呕恶、大热胀痛，均忌。

吴茱萸 味部。拣去闭口者，拣净，以滚汤炮七次，去其浊气。

味辛而苦，性温气香。暖中下气，善治痰饮头痛、积水吞酸；疏肝和胃，能止吐泻腹痛、霍乱转筋。兼开关格中满，亦疗脚气疝瘕。

按：吴茱萸入肝经，兼入脾、胃、肾三经，为除寒化湿、行气开郁之药。轻用一分至二分，重用三分至五分。配小川连，治肝火痰晕；合生姜汁，治脚气冲心；配潞党参、生姜、大枣煎汤，治头痛呕涎、胸满吐水；合百草霜、黄连、白芍为丸，治肠风水泄、赤白下痢。张元素曰：吴茱萸之用有三：一去胸中逆气满塞，二止心腹感寒疗痛，三消宿酒。李东垣曰：浊阴不降，厥气上逆，咽膈不通，食则令人口开目瞪，阴寒隔塞，气不得上下，此病不已，令人寒中腹满，膨胀下痢，宜以吴茱萸之苦热泄其逆气，用之如神，但多用则伤元气。李时珍曰：吴茱萸能散能温、能燥能坚，故所治之症皆取其散寒温中、燥湿解郁之功而已。若咽喉、口舌生疮,用此末醋调贴两足心,移夜便愈。其性虽热,亦能引热下行。若谓其上行不下者,非也。张路玉曰:椒性善下,萸性善上,故服吴茱萸者,有冲膈冲眼、脱发咽痛、动火发疮之害。而治暴注下重、呕逆吐酸、肝脾火郁之证,亦必兼苦寒以降之,如佐金丸治肝火痰晕嘈杂最效。张兆嘉曰:吴茱萸本为肝之本药而兼入脾胃者,以脾喜香燥、胃喜降下也。其性下气最速,极能宣散郁结,故治肝气郁滞,寒浊下踞,以故腹痛疝瘕等疾,以及中下寒涩滞浊,均宜。惟阴虚有热者忌。

温和血分药(计十品)

桂心 香木类。即肉桂去内外粗皮,但存中心深紫,切之油润者是。

味甘而辛,性温质润。除心腹之痼冷,三虫九痛皆瘥;消络脉之凝疼,五劳七伤多验。利关节而续筋骨,宽拘挛而破癥瘕,去鼻瘜而宣脚痹,通月经而下胞衣。兼治噎膈痞胀,善托痈疽痘毒。

按:桂心入心、心包络二经,为补阳活血、通络消瘀之药。轻用一分,重用三分。配陈酒,治九种心痛;合川椒,治三虫腹胀;配麝香、童便,能下死胎;合黄连、吴萸,能止久痢。李时珍曰:《圣惠方》谓桂心入心,引血化汗化脓,盖少阴君火、厥阴相火与命门同气者也。《别录》云:桂通血脉是矣。但能通子宫而破血,故又云堕胎。庞安时乃云:炒黑则不损胎。张路玉曰:既去外层苦燥之性,独取中心甘润之味,专温营分之里药,故凡九种心痛、腹内冷痛,破痎癖等病,与经络躯壳之病无预。非若肉桂之兼通经络、和营卫、坚筋骨,有寒湿风痹等治也。沈芊绿曰:肉桂、桂心,特一独去粗皮,一并内外皮为异,故缪氏但列肉桂、桂枝,不分桂心,明以二者为一也。海藏则列桂肉、心、枝三项,明以枝入足太阳,心入手少阴血分，肉入足少阴、厥阴血分，各有归经。厥后著本草李士材、汪讱庵、张石顽辈皆宗其说。庶用桂者，知桂心、肉桂经络主治毕竟有异。惟阴虚火旺及一切血证而不虚寒者，均忌。

官桂 香木类。一名写观草，一名菌桂，又名筒桂。皮薄、色黄、少脂油。

味辛甘，性温和。养精神，和颜色，利关节。治痛风，止呕酸，除奔豚。轻疏上焦之气胀，缓消下焦之血瘀。无牡桂之气雄，为诸药之先导。

按： 官桂，入胃、肝、心、脑四经，为行气活血、温经通脉之药。轻用二分至三分，重用五分至六分。配葱汁、云母，蒸化为水，能面生光滑；合龟脑、陈酱，煎取清汤，能步履轻健。李时珍曰：筒桂主治与桂心、牡桂迥然不同，昔人所服食者，盖此类耳。张路玉曰：筒桂辛而不热，薄而能宣，为诸药通使。凡开提之药、补益之药，无不宜之。久服和颜色者，以质性轻和，无肉桂、牡桂等雄烈之气，力胜真阴之比。《别录》治心痛、胁痛、胁风，温经通脉、止烦出汗，皆薄则宣通之义。

《纲目》乃以《别录》、元素之言，皆混列牡桂之下。盖牡桂是桂之大者，功用与肉桂相类，专行气中血滞；筒桂则专行胸胁，为胀满之要药。凡中焦寒邪闭拒，胃气不通，呕吐酸水，寒痰水痢，奔豚死血，风寒痛痹，三焦结滞，并宜筒桂。盖味厚则泄，薄则通也。若血虚火旺者忌。

杜红花 湿草类。酒炒用。

味甘而苦，性温质润。消肿止痛，活血行瘀；产后血晕急需，胎死腹中必用；善通经闭，宜解痘疔。

按： 杜红花入心、肝二经，为多用破瘀、少用养血之药。轻用二分至三分，重用五分至八分。配桔梗，治喉痹气壅；合血竭，治噎膈拒食；配杜牛膝、陈酒，治热病、胎死胞衣不下；合原桃仁、童便，治妇人经闭、产后血晕。汪颖曰：鲜血宜止，瘀血宜行，瘀行则血活。每见有热结于中，暴吐紫黑血者，吐出为好。如未尽，加桃仁、红花行之。李时珍曰：血生于心包，藏于肝，属于冲任。红花汁与之相类，故能行男子血脉、女子经水。昔明医陆氏治产后血闷，以红花十斤煮汤盛桶，置于横格之下，异妇寝其上熏之，汤冷再加，半日乃苏。但破瘀活血是其所长，若血晕解，留滞行，即止，过用能使血行不止而毙，慎之。

藏红花 湿草类。出西藏，与李氏《纲目》红花有别。试法：将一朵入滚水，色如血，可冲四次者真。

味甘微苦，性平质润。轻散气郁之结瘀，能止凝瘀之吐血。

按：藏红花入心、肝二经，为少用养血，多用活络之药。轻用一分，重用三分。配瓜蒌仁、生甘草，治肝郁胁痛；合淡竹叶、金箔，治胆惊心悸。王士瑶曰：不论虚实，何经所吐之血，只须用藏红花，将无灰酒一盏，花一朵入酒内，隔汤熟出汁服，入口即血止，屡试皆效。但不宜多用，过用恐患破血之弊。

泽兰 芳草类。酒洗用。

味辛苦带甘，气香，性微温。除风逐湿，利关节而行经络；行水通瘀，破宿血而消癥瘕。兼养血气，能治女人痨瘦；亦长肌肉，可疗男子面黄。

按：泽兰入肝、脾二经，为散瘀舒络、行血消水之药。轻用一钱至二钱，重用二钱半至三钱。配防风，治产后水肿；合白芷，治肺痿鼻塞；配归身、白芍、炙草，治血虚经闭，合川芎、当归、童便，治产后瘀痛。李时珍曰：泽兰与兰叶似同实异。泽兰走血分，故能治水肿、涂痈毒、破瘀血、消癥瘕，而为妇人要药；兰叶走气道，故能利水道、除痰癖、杀虫辟恶，而为消渴良药。张兆嘉曰：泽兰生兰旁，其叶如兰而香，温而带甘，故不伤正气，妇人多用之治血化为水之证，尤为人壳治风者，亦血行风自灭耳。佩兰与泽兰功用相似，而辛香之气过之，故能解郁散结、杀虫毒、除陈腐、濯垢腻、辟邪气。至于行水消瘀之效，二物相仿，但泽兰治水之性为优，佩兰理气之功为胜。凡血虚枯燥而无宿瘀者忌。

乌贼骨 鱼类。一名海螵蛸，又名墨鱼骨。

味咸而涩，性温质燥。止带下而通经，除阴蚀之肿痛；腹疼环脐最效，虫痔下痢并治；点眼则去翳磨星，贴疮可燥脓收水。

按： 乌鱼骨入肝、肾、子宫三经，为柔肝通络、止滑软坚之药。轻用钱半至二钱，重用三钱至四钱。配鲜生地、赤苓，治小便血淋；合脏连丸、贼草，治内痔便血；配茜草、雀卵、鲍鱼，治血枯经闭；合牡蛎、猪肝、米泔，治肝眼流泪；配五灵脂、羊肝，治赤白目翳；合制香附、泽兰，治肝胃气痛。朱丹溪曰：经闭有有余、不足之症。有余者，血滞；不足者肝伤。乌贼所治是肝伤血闭不足之证。李时珍曰：此厥阴血分药也，味咸走血。故血枯、血瘕、经闭、崩带、下痢、疳疾，厥阴本病也；寒热疟疾、聋、瘿、少腹痛、阴痛，厥阴经病也；目翳流泪，厥阴窍病也。厥阴属肝，肝主血，故诸血病皆治。张兆嘉曰：乌贼骨虽肝经血分药，而质燥味涩，故能治女人崩带淋浊、一切下部虫痔淫泆之疾。《内经》虽云治血枯，然观其经文全旨，毕竟非肝部之血枯，是肝经之湿浊，故又能点目翳、燥脓疮。若血病热盛者忌。

伏龙肝 土部。即灶心黄土。

味辛而苦，性温质燥。驻崩带，涂痈肿；既可催①下胞，又除肠风溺血；消虫称善，止呕最良。

按： 伏龙肝入胃、肝、子宫三经，为调中止血、燥湿消肿之药。轻用一钱至钱半，重用二钱至三钱。配陈阿胶、炒蚕砂，消冷瘀漏血；合陈棕灰、梁上庐，治赤白带下。张路玉曰：伏龙肝治失血过多，中气亦损，取其微温，调和血脉也。消痈肿毒气者，辛散软坚也。日华子主催生者，取其温中而镇重下坠也。其胎漏不止、产后下痢，宜煮水澄清，去滓代水者，

---

① 催："催"后疑缺"产"字。

实验药物学

取温土脏和营也。《千金方》治中风口噤、狂不识人，并用搅水澄服。又久痢不止、横生逆产、胞衣不下，皆调涂脐效。《外台》治一切痈肿，和蒜泥贴，干再易之。张兆嘉曰：伏龙肝须对釜脐下，经火久燥而成形者，具土之质，得火之性，化柔为刚，味兼辛苦，其功专入脾胃，有扶阳退阴、散结除邪之意。凡诸血病由脾胃阳虚不能统摄者，皆可用之。《金匮》黄土汤即此意。惟阴虚吐血者忌，痈肿肿盛者亦忌独用。

赤沙糖 果类。蔗浆煎成。

味甘色赤，性温质润。滋养心脾，调和肝脾，缓消宿瘀，能解酒毒。

按：赤沙糖入胃、肠、肝、脾四经，为温胃和脾、缓肝消瘀之药。轻用二钱至三钱，重用四钱至五钱。配姜汁治上气吐逆，合乌梅治下痢噤口。孟诜曰：赤沙糖性温不冷，多食令入心痛、生长虫、消肌肉、损齿、发疳蟨。李时珍曰：赤沙糖性温，殊于甘蔗浆，故不宜多食。今人每用为调和，徒取其适口而不知阴受其害也。但性能和脾缓肝，故治脾胃及泻肝药用为先导。《本经》言其性寒，苏颂谓其冷利，皆昧此理。张路玉曰：今人好吸烟草，受其毒者，用此煎汤解之。但性助湿热，勿过用。熬焦，治产妇败血冲心及虚赢老弱血痢不可攻者最效。惟中满者切忌。

艾叶 湿草类。或生用，或醋炒用，或炒焦用。

味辛而苦，性热气香。芳透肝脾，止血痢而疗崩带；温通奇脉，补命门以暖子宫。兼息肠风，亦安胎气；可灸疮疽，能熏虫耳。

按：艾叶入肝、脾、肾三经，为利气暖血、燥湿散寒之药。轻用三分，重用五分。配阿胶、炮姜，治妇人崩中；合茯苓、乌梅，治男子盗汗。李时珍曰：艾叶生则微苦太辛，熟则微辛太苦，可取太阳真火，可回垂绝元阳。服之则走三阴而逐一切寒湿，转肃杀之气为融和；灸之而透诸经而治百种病邪，起沉疴之人为康泰。其功亦大矣。苏恭言其生寒，苏颂言其有毒，一则见其能止诸血，一则见其逆气上冲，遂谓其性寒有毒，误矣！

若素有虚寒痼冷、妇人湿郁、久漏之人，以艾和归、附诸药恰合。若妄意求嗣，服艾不辍，助以辛热，药性久偏，致使火烁，是自取之咎，于艾何尤！艾附丸治心腹诸痛，调妇人病颇效；胶艾汤治虚痢及妊娠产后下血奇效。张兆嘉曰：艾叶生温、熟热，生者能散，熟者能守，故生则理血气、解散风寒湿邪，或炒黑或揉熟则温暖下焦，治妇人崩带、瘕疝、胎产等证，属于寒湿者皆可用之。纯阳之性，故可杀虫辟恶。其灸疮疽者，藉芳香辛热，宣通气血耳。惟阴虚火旺、血燥生热及宿有失血病者，均忌。

绍酒 谷类。附烧酒糟。新者有毒，陈者无毒。味甜者曰无灰酒，方可入药。

味甘辛，性大热。通血脉而破结，行经脉以御寒，宣心气以忘忧，助胆经以发怒。少饮则和络运气，壮神消愁；过饮则损胃耗液，生痰动火。善行药势，亦解毒邪。烧酒则性尤热烈，气甚雄刚，善能行血提神、助气通脉。少啖则奏功最捷，过多则中毒而亡。

按：绍酒、烧酒入脑、肺、心、肝、胆、胃、肠七经，为助火解毒、行气通血之药。用量随人而定，宁少无多。配五加皮、当归、牛膝、地榆，治风湿痿痹；合党参、淮药、萸肉、天麻，治虚风眩晕；配甘菊花、熟地、当归、枸杞，治头风目眩；合山药、天冬、地骨皮、侧柏叶，治筋骨痿软。李时珍曰：酒后食芥及辣物，缓人筋骨；酒后食茶，伤肾脏。又酒得咸而解者，水制火也，亦酒性上而咸润下也。又畏枳椇、葛花、赤豆、绿豆者，寒胜热也。张路玉曰：酒类多种，酝酿各异，味亦悬殊。甘者性醇，苦者性烈，然必陈久为胜。其色红者能通血脉、养脾胃，色白者则升清气、益肺胃。至于扶肝气、悦颜色、行药势、辟寒气而助火邪、资痰湿之性则一。惟豆淋酒，以黑豆炒焦，红酒淋之，破血去风，治男子中风口歪、阴毒腹痛及小便尿血、产后一切诸证。烧酒与火同性，治阴寒腹痛最捷。糟性最助湿热，可罨扑损，行瘀止痛。张兆嘉曰：酒具毒烈之性，有升散之能，少饮固可行经络、御风寒、壮神活血，过饮则耗气血、助痰湿。烧酒大辛大热，用以散寒开郁，颇有捷效，虽无助湿生痰之害，而毒烈之性较绍酒尤盛。

热壮元阳药（计七品）

川附子 毒草类。轻证用淡附片，重证用黑附块。顶细脐正者为上；顶粗有节，多鼠乳者次之；伤缺偏皱者为下。有两歧者名为乌喙。生用去皮脐，略煨熟，用甘草、童便制，近取其大者为胜。用盐过多，虽一两五六钱，制熟不及七八钱，且容易腐烂。若欲久藏，一味甘草浓煎汁，煮汁尽止。入阳虚补剂用黄连、甘草制。

味辛带麻，性热有毒。生用则善行捷走，能回脾肾元阳；制熟则质燥气刚，善逐下中寒湿。通督脉而舒脊强，达四肢而暖膝冷，温胃气而通寒隔，壮命门而补火虚；救阴疝引痛欲死，敛痈疽久溃不收；既破癥坚积聚，又除痿癖拘挛；兼治小儿慢惊，尤堕妇人胎孕。他如乌头，即附子之母，性猛祛风；天雄，乃乌附之长，形单无附。均皆有毒，各有分名。

按：川附子入脾、胃、肾、膀胱、命门、三焦六经，为回阳退阴、斩关夺隘之药。轻用三分至五分，重用八分至钱半。配干姜、葱白，治少阴证阳微脉绝；合麻黄、细辛，治少阴病发热脉沉；配桂枝、炙草、生姜、黑枣，治风温身疼；合茯苓、白术、白芍、生姜，治阴寒腹疼；配延胡、木香，治寒疝腹痛；合泽泻、灯心，治小便虚闭。虞搏曰：附子禀雄壮之质，能引补气药行十二经，以追散亡之元阳；引补血药行血分，以滋养不足之真阴；引发散药开腠理，以驱逐在表之风寒；引温暖药达下焦，以祛除在里之冷湿。吴绶曰：附子为阴证要药，凡伤寒直中三阴及中寒夹阴，身强大热而脉沉细者，或厥冷腹痛，甚则唇青囊缩者，急须生附子峻温之。

若待阴极阳竭而始用，已迟矣。李时珍曰：按《王氏究原方》云：附子性重滞，温脾逐寒；川乌头性轻疏，温脾去风。故寒极当用附子，风疾当用川乌。然治中风不可先用风药及川乌，须先用气药，后用乌附。凡乌附并宜冷服者，热因寒用也。盖阴寒在下，虚阳在上，治之以寒则阴益甚而病增，治之以热则拒格而不纳，热药冷饮，下咽之后冷性既消，热性便发而病随愈。昔张仲景治寒疝内结用蜜煎乌头，《近效方》治喉痹用蜜炙附子含之咽汁，朱丹溪治疝气用乌头、栀子并，热因寒用也。李东垣治冯翰林侄阴盛格阳伤寒，面目赤，烦渴引饮，脉来七八至，但按之则散，用姜附汤加人参服之，得汗而愈，此则神圣之妙也。张路玉曰：川乌子色黑皮薄，肉理紧细，惟味辛而不烈，久而愈辣，峻补命门真火也。苟佐以白术，则为除寒湿之圣药，然宜并用生者方得开通经络。若气虚热甚宜少用熟附以引参芪之力。肥人多湿，亦宜少加乌附行经。苟得配合之妙，能起死回生于反掌。赵嗣真云：生附配干姜，补中有发；熟附配麻黄，发中有补。宜生宜熟，不出此妙用也。若伤寒发热、头痛皆除，热传三阴而见厥逆脉沉，此厥深热深之候，症必发热、头痛七八日或十余日后而见厥冷脉沉，此为阳厥，大便必不泻而闭。及瘟疫热伏厥逆与阴虚内热，火郁于内而恶寒者误用，必旋踵告变矣。中其毒者用生莱菔汁、黄连汁解之，重则用犀角、生甘草解之。《别录》云：堕胎为百药长，孕妇忌用。

紫猺桂 香木类。去粗皮用。凡桂皆忌葱，勿见火。色深紫而甘胜于辛，其形狭长，半卷而松厚者，良。若坚厚味淡者，曰板桂，不入汤。近世舶上人每以丁皮混充，宜辨。

味辛甘，性大热。通阳跷、督脉，固命门元阳，益火消阴，温中纳气，坚筋骨而强肾茎，通血脉而平慢惊，奔豚、疝瘕俱效，瘤冷厥痛并治，宣导百药，善堕胞胎。

按：紫猺桂入心、肝、脾、肾、阴跷、督脉、命门、子宫八经，为通阴补火、暖血行气之药。轻用一分至二分，重用三分至五分。配人参、麦冬、炙草，调中益气；合生地、紫石英、柴胡，止呕平逆；配川连、姜半夏、北秫米，交心肾而治不寐；合紫苏、宣木瓜、左金丸，止痛泻而除久痢。李时珍述《医余录》云：赤眼肿痛，脾虚不能饮食，肝脉盛，脾脉弱，用凉药治肝则脾愈虚，用热药助脾则肝愈盛，但于温脾药中倍加肉桂，杀肝益脾，一治而两得之。《传》曰：木得桂而枯是也。但性辛散，能通子宫而破血，故《别录》云堕胎，庞安时乃云炒黑则不损胎。张路玉曰：肉桂调经消瘕，破瘀堕胎，内托阴疽溃痛久而不敛及虚阳上乘面赤戴阳、吐血衄血而脉瞥瞥虚大无力者，皆不可少。有胎息虚寒下坠，服黄芩、白术辈不应，小腹愈痛愈坠，脉来弦细或浮革者，非参芪十全大补温之不效。昔人以亡血、虚家禁用，而时珍以之治阴盛失血，非妙达阴阳者不知此。周雪樵云：肉桂功用，《西药大成》以为补胃药而少有收敛性。《万国药方》言能开胃暖胃、收敛而祛风。《儒门医学》则暖胃外，兼言能补火。故此药西中各家均多发明。惟"补脑"二字尚嫌疏略。中医谓肾分水火二经，即脑之寒热证也。如热证，莫妙乎生地；寒证，莫妙乎肉桂。故西人命桂为补火药，盖脑气虚则肺中吸收之体积少，吸气少则养气亦缺，而周身之热度减矣。今脑得桂之温补，则肺机强而吸气多矣。故西药略释，入之调补门，着其能补脑也。中医于此每与附子同用，附子之中数二钱，肉桂之中数五分，以附子为主气而肉桂为主血。然积滞、吐酸、气膨，皆中医之所谓气证也，而肉桂治之则以为血分之药，内寒、外寒病在营分者皆治，殆未可信。所异者，桂有收敛性，与附子之辛窜不同，入血之说所由来也。

补骨脂 芳草类。俗名破故纸。盐酒浸，焙干用，与胡麻同炒良。忌芸苔、羊肉诸肉。

味辛性温，气香质燥。兴阳事，固精气，止肾愈，泻腰疼；善治阴冷精流，兼平虚寒咳逆。

按：补骨脂入脾、肾、命门三经，为补火壮阳、燥湿止泻之药。轻用一钱至钱半，重用二钱至三钱。配杜仲、胡桃肉，治肾虚腰疼；和青盐、韭菜子，治精滑肾漏；配菟丝子、胡桃肉、乳香、没药、沉香蜜丸，治下元虚败；合巴戟肉、沙苑子、熟地、萸肉、连须，治肾虚遗精。李时珍述白飞霞云：补骨脂属火，收敛神明，能使心包之火与命门之火相通，故元阳坚固，骨髓充实，涩以治脱也。胡桃属火，润燥养血，血属阴恶燥，故油以润之，助补骨脂，有木火相生之妙。故《局方》青蛾丸用之。孙真人言补肾不若补脾，许学士言补脾不若补肾。肾气虚弱则阳气衰劣，不能熏蒸脾胃，脾胃气寒，令人胸膈痞塞，不进饮食，迟于运化，或腹胁虚胀，或呕吐痰涎，或肠鸣泄泻，譬如釜底无火则终日不热，何能消化？济生二神丸治脾胃虚寒泄泻，用补骨脂补肾，肉豆蔻补脾，加吴茱萸以平肝，加木香以顺气。若精伤，溺赤涩痛者，去木香，易五味子。腰膝酸痛、肾冷精流者，用之屡效。惟阴虚有火、梦泄溺血、大便闭结者忌。

大茴香 菜类。又名八角子。酒炒良，或盐水炒。

气香质燥，味辛性温。调中止呕，善平寒湿霍乱；暖下补火，专除腹痛阴疝。

按：大茴香入胃、肾、膀胱三经，为热壮命阳、温散寒湿之药。轻用一分至二分，重用三分至五分。配鲜生姜，开胃进食；合川楝子，温肾利水；配小茴、乳香，治小肠气坠；合青盐、葱白，止膀胱疝痛。李时珍曰：自番舶来八瓣者，名八角茴香，炒黄用，得酒良，得盐则入肾，发肾邪，故治阴疝最效。张路玉曰：茴香善开胃进食，专治膀胱疝气及肾气冲胁，如刀刺痛，喘息不便者，生捣，热酒绞服，以其辛香不窜，善降阴之气也。日本学说云：茴香最为世人称赏之催乳药，又能催进食欲，促诸分泌之性，能使气管黏液易分泌及易咯出，且有驱逐肠内瓦斯之作用，故为健胃驱风剂，于暖气疝痛等用之。又或为驱痰剂，与他药相配而用。缪氏《经疏》

曰：胃肾多火，阳道数举，得阳则呕者，均忌。

胡芦巴 湿草类。即胡萝卜子。酒炒或盐水炒。

味苦而辛，性热而降。壮元阳，治肾冷；腹泄痞胀多效，寒湿疝瘕亦灵。

按： 胡芦巴入肝、肾、命门三经，为引火归元、壮阳除湿之药。轻用五分至八分，重用一钱至钱半。配小茴、桃仁，治冷气疝瘕；合补骨脂、木瓜，治寒湿脚气。张路玉曰：胡芦巴，命门药也。元阳不足，冷气潜伏，不得归元者，宜之；小肠奔豚偏坠及小腹有形如卵，上下走痛不可忍者，用胡芦巴丸；肾气不归，上热下寒，厥逆呕吐者，用黑锡丹。皆与金铃子一寒一热同用，其导火归元之功可知。若相火炽盛，阴血亏少者，忌。

阳起石 石类。《本经》名白石，即云母根。色白，揉之如绵不脆者真，否则即伪。煅过，烧酒淬七次，杵细，水和用。

气升味咸，性温质燥。壮命阳而起阴痿，暖子宫而止崩漏；阴痒茎寒皆效，冷癥寒瘕亦灵。

按： 阳起石入命门、外肾、子宫三经，为逐寒补火、宣瘀起阳之药。不入汤剂，只能丸服。配钟乳粉、淡附子为丸，治命门虚寒，精滑带下；合蛇床子、桑螵蛸为末，治下部虚冷，阴痿阴冷。黄宫绣曰：阳起石产处虽大雪遍境，此山独无，禀纯阳之气以生，功虽类于硫黄，但硫黄大热，号为火精，此则其力稍逊，而于阳之不起者克起，故名。禀性纯阳，阴虚火旺者忌。但英美学说云此石内含镁、铝、铁、养玻酸等质，别无功用，不可作药。《本草纲目》谓其能补肾气，至精乏腰痛、膝冷湿痹、经水不定、子宫久冷等症均能疗治。其说不确。

川仙茅 山草类。忌犯铁器。酒浸，焙干用，或米泔浸三宿，晒燥。川产者少，伪充者多。

按： 仙茅入心包、肝、肾、命门四经，为壮筋健骨、助火强阳之药。

轻用五分至八分，重用一钱至钱半。配阿胶、玄参、焦鸡金，定喘下气、补心益肾；合生地、杞子、小茴，益精明目，壮筋健骨。李时珍述许真君云：仙茅甘能养肉，辛能养肺，苦能养气，咸能养骨，滑能养肤，酸能养筋，宜和苦酒服之，必效。煎惟命阳不足者相宜。记氏《大虞衡志》①云：广西英州多仙茅，若羊食之，举体悉化为筋，不复有血肉，食之补人，名曰乳羊。张路玉曰：仙茅惟阳衰精冷、下元痿弱、老人失溺无子、男子素禀虚寒者宜之，若相火炽盛者切忌。张兆嘉曰：仙茅虽温补助阳，其力颇雄，用以搜除下焦风痹痼冷则可，欲补阳添精则不可。况热毒能助下焦淫火，伤阴涸液，致发郁疽、消渴、强中之患。与桂、附之补火益下虽同，但一得其正，一得其偏耳。

① 记氏《大虞衡志》：李时珍《本草纲目》草部第十二卷草之一仙茅中记载：范成《大虞衡志》云……案例相同，但不知范成，《大虞衡志》为何人何书，有宋人范成大撰《桂海虞衡志》，乃记述广南西路的风土民俗著作，但并未有仙茅的记载，只能存疑待考。

卷九　消化剂（统计七十三品）

消痰温化药（计十品）

半夏　毒草类。汤浸，用皂荚、白矾煮熟，姜汁拌，焙干用；或皂荚、白矾、姜汁、竹沥四制尤妙。咽痛醋炒；用小儿惊痰发搐及胆虚不得眠，猪胆炒；入脾胃丸剂为细末，姜汁拌盒①，作面，候陈炒用。

味辛性温，体滑质燥。止呕吐而消痰饮，胸胀咳逆并治；和中焦而通阴阳，脘满胃翻皆效。兼疗眉棱骨痛，尤除痰厥头疼。

按：半夏入肺、脾、胃、大肠四经，为除湿化痰、开郁下气之药。轻用钱半至二钱，重用三钱至五钱。配北秫米，治胃逆不寐；合鲜生姜，治中寒吐涎；配制南星、生姜、青盐，能消痰开胃；合浙苓、广皮、炙草，可蠲饮和胃；配明天麻、制南星、寒水石、腰黄，小麦作曲，治风痰头晕；合冬白术、小枳实、六神曲、姜汁，面粉糊丸，治湿痰中满；配瓜蒌仁、小枳实、小川连、苦桔梗、生姜汁，治痰壅热闷；合青子芩、淡干姜、小川连、淡竹茹、枇杷叶，治干呕热呃。赵继宗曰：半夏燥烈，若风痰、湿痰、寒痰、食痰则宜；苟劳嗽失血诸痰用之，反能燥血液而加病。吴机曰：俗以半夏性燥，代以贝母。不知贝母乃肺药，半夏乃脾胃药。咳嗽吐痰、虚劳吐血、痰中见血、诸郁、咽痛喉痹、肺郁肺痿、痈疽、妇人乳难皆宜，

---

① 拌盒：疑为"拌和"。

贝母为向导，禁用半夏。若涎者，脾之液，脾胃湿热则涎化为痰，久则痰火上攻，昏聩、口噤、偏废、僵仆不语，生死旦夕，非半夏、南星不可，代以贝母，翘首立毙。李时珍曰：脾无留湿不生痰，故脾为生痰之源，肺为贮痰之器。半夏能主痰饮及腹胀者，为其体滑味辛，性温润而且散，故能行湿而通大便，利窍而泄小便。张洁古谓：半夏、南星治其痰而咳嗽自愈。朱丹溪谓：二陈汤能使大便润而小便长。成聊摄谓：半夏辛而散，行水气而润肾燥。又《和剂局方》用半硫丸治老人虚秘，皆取其滑润也。世俗皆以南星、半夏为性燥，误矣。湿去则土燥，痰涎不生，非二物之性燥也。惟阴虚劳损则非湿热之邪，用此利窍行水之药，是重竭其精液矣，故禁。张路玉曰：半夏为胃冷呕哕之要药。《本经》治伤寒寒热，取其辛温散结也；治心下坚、胸胀，取其攻坚消痞也；治咳逆头眩，取其涤痰散邪也；治咽肿喉痛，取其分解阴火也；治肠鸣下气、止汗，取其利水开痰也。同苍术、茯苓，治湿痰；同瓜蒌、黄芩，治热痰；同南星、前胡，治风痰；同芥子、姜汁，治寒痰。又半夏得瓜蒌实、黄连，名小陷胸汤，治伤寒小结胸；得鸡子、青苦酒，名苦酒汤，治少阴咽痛生疮，语声不出；得生姜，名小半夏汤，治支饮作呕；得人参、白蜜，名大半夏汤，治呕吐反胃；得麻黄蜜丸，名半夏麻黄丸，治心下悸；得茯苓、甘草，以醋煮半夏，共为末，姜汁、面糊丸，名消暑丸，治伏苓[①]引饮，脾胃不和。此皆半夏之妙用。赵恕轩曰：仙半夏制法俗称仙人所传，故名。化痰如神，若将半夏七八粒研入痰碗内即化为清水。其法用大半夏一斤，石灰一斤，滚水七八碗，入盆搅凉，澄清去渣，再入半夏搅之，日晒夜露，七日足，捞出晒干，用井水洗净，尝之无麻味为度。复用白矾八两、皮硝一斤，滚水七八碗，二物共入盆内搅凉，仍入半夏，浸七日，日晒夜露，足取出，清水洗四次，泡三日，每日换水三次，取出控干。于是用甘草、苏薄荷各四两，丁香五

---

① 伏苓：疑为"伏暑"。

钱，白蔻末三钱，沉香一钱，枳实、木香、川芎、肉桂各三钱，陈皮、枳壳、五味、小青皮、砂仁各五钱，十四味共切片，滚水十五碗晾凉，将半夏同药入盆内，泡二七日足，日晒夜露，搅之，将药取出，与半夏同白布包住，放在热炕，用器扣住，之①炷香时，药与半夏分胎，待干收用。能清痰开郁，行气理脾。有痰火者服之，一日大便出，似鱼胶，一夜尽除痰根，永不生也。龚云林曰：仙半夏治壮人、老人有余之痰证颇效，虚人痰火忌服。其十种半夏曲：一、生姜曲，姜汁浸造，治浅近诸痰；二、矾曲，矾水煮透，兼姜和造，最能治清水痰；三、皂角曲，煮皂角汁炼膏，和半夏末为曲，或加南星及麝香少许，治风痰，开经络；四、竹沥曲，用白芥子等分，或三分之一竹沥和成，略加曲和，治皮里膜外结核隐显之痰；五、麻油曲，麻油浸半夏昼夜，炒干为末，曲和造成，油有润燥，治虚咳内热之痰；六、牛胆曲，腊月黄牛胆汁略加热蜜和造，治癫病风痰；七、开郁曲，用芒硝十分之三，同曲制透为末，煎大黄膏和成，治中风卒厥、伤寒便闭由于痰者；九、海蛤曲，海粉、雄黄居半夏之半，炼蜜和造，治积痰沉痼；十、霞天曲，用黄牛煎汁炼膏，名霞天胶，将胶和半夏末为曲，治沉疴痼痰。以上诸曲并照造曲法，草盒七日，待生黄衣，悬挂风处，愈久愈佳。日本学说云：半夏为镇呕药，西医亦知其效验。惟堕胎之说始于陶氏《别录》，继之者均各为戒。如《便产须知歌》云"半夏南星兼通草"，《胎前药忌歌》云"半夏南星通草同"，云云。惟薛立斋云：半夏、南星治恶阻，因于痰饮者配参、术同用，历试无妨。张飞畴曰：孕妇体肥痰盛、呕逆眩晕者，非二陈豁之不安。王孟英云：半夏制透者不忌。

制南星 湿草类。用姜汁制透者曰姜制南星，专治风痰；用牛胆制透者曰杜胆星，善治风火痰。九制者曰九制胆星，尤良。

味辛微苦，性温质燥。下气除痰，散血破结；利胸膈，消郁肿。姜制

---

① 之：疑有误。

者，善治中风麻痹、身强口噤；胆制者，专主急惊痉痫、喉痹舌疮。兼去疝瘕，亦涂疥癣。

按：制南星入肺、脾、胃、肝、胆五经，为去风燥湿、豁痰杀虫之药。姜南星轻用六分至八分，重用一钱至钱半；杜胆星轻用三分至五分，重用六分至八分；九制者轻用一分至二分，重用三分至四分。生南星配生半夏、头梅冰为末，搐鼻取嚏，治中风口噤；合乌梅肉、生姜汁捣烂，擦齿吐涎，治猝惊痰闭；姜制南星配琥珀、朱砂、生姜汁、菖蒲汁，治痰迷心窍；合橘红、天麻、姜半夏、杭茶菊，治痰厥头晕。杜胆星配苏薄荷、辰砂、麝香、冰片、白蜜为丸，治小儿风痰痉厥；合旋覆花、赖橘红、仙半夏、石菖蒲、辰茯神煎汤，治妇人产后痰迷。李时珍曰：南星味辛而麻，故能治风散血；气温而燥，故能胜湿除痰；性紧而毒，故能攻积拔脓而治口喎舌糜。张路玉曰：天南星之名始自《开宝》，即《本经》之虎掌也，以叶取象则名虎掌，根类取名故曰南星，为开涤风痰之专药。《本经》治心腹寒热结气，即《开宝》之下气利胸膈也；《本经》治积聚伏梁，即《开宝》之破坚积也；《本经》治筋痿拘缓，即《开宝》之治中风、除麻痹也；《本经》之利水道，即《开宝》之散血堕胎也。夫水由血不归经所化，蕴积于经而为湿热，则风从内发，津液凝聚为肿胀、为麻痹、为晕眩、为颠仆、为口噤身强、为筋脉拘缓、为口喎眼斜，各随身之所偏而留着不散，内为积聚，外为郁肿，上为心痛，下为坠胎，种种变端皆湿热所致。盖缘一物二名，后世各执一例是，不能无两歧之说。

按：南星、半夏皆治痰药也，然南星专走经络，故中风麻痹以为向导；半夏专走肠胃，故呕逆泄泻以为向导。张兆嘉曰：姜南星性燥而紧，猛于半夏，善能散血堕胎，孕妇忌用。惟王孟英曰：胆汁制透者不忌。

旋覆花 湿草类。一名金沸草，又名滴滴金。用绢包煎。

味咸微甘，性温质润。散结气，通血脉；消肺郁之胶痰，噫气胸痞最效；除肝着之寒热，留饮胁满极灵。利大肠而退水肿，宜中焦而止呕逆。

按： 旋覆花入肺、肝、大肠三经，为下气消痰、定喘止嗽之药。轻用钱半至二钱，重用三钱至四钱。配真新绛、青葱管煎汤，治妇入肝着胎漏；合天麻苗、软防风油调，涂小儿眉癣眼睫；配代赭石、姜半夏、潞党参、清炙草、鲜生姜、大红枣，治心下痞坚、噫气不除；合柏子仁、原桃仁、松子仁、归须、泽兰、绛通，治郁结伤中、胸胁串痛。朱丹溪曰：旋覆花，寇宗奭言其行痰水、去头目风，亦走散之药，病人涉虚者不宜，多服滑利大肠，便溏者亦忌。张路玉曰：旋覆花升而能降，肺与大肠药也，功在开结行水、祛痞软坚，故肺中伏饮寒嗽宜之。但性专温散，故阴虚痨嗽、风热燥咳不可误用，用之嗽必愈甚。王秉衡曰：旋覆花今人但用以降，而《本经》云补中下气，何也？盖升降之权在于中气，气之不应升而升为之逆，反逆使顺为之下，但其能反逆为顺者，则赖中枢之旋转，能使中枢旋转，诅非补中之力乎？观其色可知矣。余谓旋者，转旋中气之能；覆者，气下为顺之象。命名之义以此。徐灵胎曰：凡草木之味，咸者绝少，咸皆治下，而能治上者尤少。惟旋覆花诚能治上，为上中二焦之药。咸能软坚，凡上中二焦凝滞坚结之疾，皆能除之。又凡寒热之疾，无不因郁遏而成，花体轻气芳，故能发散寒热。王孟英曰：近阅邹氏《疏证》，引《群芳谱》言旋覆花梢头露滴入土中即生新根，可见其生机之旋相升降矣。世人谓其泻气，不敢施于虚体，岂不悖哉？张兆嘉曰：此花六月开细黄花，气香如菊，中有白毛，宜绢包用，能利大肠，软坚痰，散结降气，搜肝泻肺，由胃及肠，其功皆在咸润而已。汪讱庵曰：根能续筋。筋断，汁滴伤处，渣敷半月，筋续。

莱菔（缨子） 菜类。缨即经霜莱菔。莱子吐痰，生用降痰，炒用消食下气。春砂仁拌炒用。

味辛微甘，性平气烈。生用则能升、能散，善吐胸膈风痰；炒熟即可降、可消，专平喘嗽气实。兼调下痢后重，亦除大腹痛胀。缨治秋后暑痢，专解胃肠浊邪。

按：莱菔子入肺、脾、胃、大小肠五经，为下气除痰、消食除胀之药。轻用八分至一钱，重用钱半至二钱；缨用三钱至四钱，重用五钱至六钱。配白芥子、炒苏子，治痰壅齁喘；合皂角炭、双钩藤，治中风口噤；配生姜汁、麝香同捣搐鼻，治年久头风牙痛；合明乳香、延胡索炒研入腹，治小儿盘肠气痛。朱丹溪曰：莱菔子治痰有推墙倒壁之功。李时珍曰：莱菔子长于利气。生能升，则吐风痰、散风寒、发疮疹；熟能降，则定痰喘咳嗽，调下痢后重，止内痛。皆是利气之效。王永嘉曰：黄履儿一味莱菔子通小便说，诧以为奇，盖不知此物下气最速，服之即通者，病由气闭也。张兆嘉曰：莱菔子辛甘温，入肺胃，专于治痰，一切喘嗽因痰者，皆可用之。能消面积，观其在上、在下、用生、用炒，或吐，或消，无不灵效。根、叶主治相同。张路玉曰：丹方取苗叶阴干，治痢。赤者砂糖调服，白者糖霜调服。然惟初痢为宜，若久痢胃虚畏食者不宜。汪讱庵曰：夏食莱菔菜，秋不患痢。冬月以其菜摊屋上，任霜雪雨打，至春收之，煎汤治痢。僧心禅曰：经霜莱菔菜空松如缨，故名。盖莱菔性能清暑消积，又加雪雨日晒，寒暑交蒸，受天之清气，以解肠胃之浊邪，无论赤白痢，俱极效验。缪氏《经疏》曰：莱菔子，虚弱人大忌。煎汤解误服人参。

白芥子 菜类。有黑白二种，黑尤气味猛烈。

味辛性温，气香而烈。发汗散气，利膈暖中；除胸胁冷痰，平咳嗽上气；翻胃多唾最效，肢疼脚气并治。

按：白芥子入肺、胃二经，为散寒豁痰、除肿止痛之药。轻用三分至四分，重用五分至六分。配生白术、红枣肉为丸，治胸胁痰饮；合生南星、陈米醋调涂，消肿毒初起；配黑芥子、大戟、甘遂、胡椒、桂心为丸，名黑芥丸，治冷痰痞满；合黑芥子、大戟、甘遂、芒硝、朱砂糊丸，名白芥丸，治热痰烦晕。朱丹溪曰：痰在胁下及皮里膜外，非白芥子未能达，古方控涎丹用白芥子正此义。韩飞霞曰：凡老人苦于痰气喘嗽、胸满懒食，余处三子养亲汤，随试随验。盖白芥子主痰，下气宽中；紫苏子主气，定喘止嗽；莱菔子主食，开痞降气。各微炒研破，看所主为君，每剂不过二三钱，用袋盛，煎勿太过，过则味苦辣。若大便素实，入蜜一匙，冬月加姜一片尤良。李时珍曰：若芥子辛能入肺，温能散表，故有利气豁痰、温中开胃、散痛消肿、除秽辟恶之功。张路玉曰：白芥子虽日用常品，然多食则昏目、动火、泄气、伤精。肺经有热、虚火亢者切忌。缪仲淳曰：能搜剔内外痰结及胸膈寒痰冷涎壅塞者，然肺经有热与阴虚火炎、咳嗽生痰者忌。

大瓦楞子 介类。《别录》名魁蛤壳，《纲目》名瓦垄子。煅，研细用，即蚶子壳。

味咸带涩，性平而降。专化痰积，善消血块；内治胃痛多灵，外敷牙疳亦效。

按：瓦楞子入脾、肺、肝三经，为㪥①坚散积、化痰消瘀之药。轻用二钱至三钱，重用四钱至五钱。配米泔、醋为丸，治一切血瘀癥癖；合蚶肉烧灰，搽小儿走马牙疳。吴瑞曰：瓦楞子消痰，其功最大，凡痰膈病，用之如神。李时珍曰：瓦楞子咸走血而㪥坚，故能消血块、散痰积。张路玉曰：蚶肉仅供食品，虽有温中健胃之功，方药曾未之及。其壳煅灰，能治积年胃脘瘀痛之功，与鳖甲、虻血同，为消疟母之味。独用醋丸，则消胃脘积痰。观制蚶饼者，以蚶壳灰泡汤，搜糯米粉则发松异常，㪥坚之力可知。张兆嘉曰：瓦楞子形似蛤，其壳如瓦屋之楞，㪥坚痰、消瘀血，凡胸胃痛由于老痰死血在内者皆效。沈思诚曰：瓦楞子配蔻末同研，善治嗜烟脾约，水气欲出无路，糟粕欲下难从，酿成酸辣，苦水积于小肠、胃脘

① 㪥：同"软"。

之间，气上腾则脘痛，溢则涌吐，屡奏捷效。方用白蔻十粒，瓦楞子一两，因蔻能温胃醒脾，瓦楞能化痰与癖，二药性属和平。偏害之患，似居小数；见效之速，理所宜然。

象贝母 山草类。一名浙贝，向出茇桥，今出象山。土人于出新时，每将滑质淘净后，于石灰中燥之。市肆漂去灰质，切片用。

味苦微咸，性温质燥。化湿除痰，散结解毒；内灭胃中酸汁，外涂皮肤恶疮。

按：象贝母入肺、脾、胃三经，为化湿祛痰、灭酸防腐之药。轻用八分至一钱，重用钱半至二钱。配厚朴，能化痰降气；合胡椒，治冷泪目昏；配白芷为末，酒调，涂红痈肿痛；合月石同研，蜜涂，治鹅口白烂。张路玉曰：象贝母味微苦，治疝瘕喉痹，乳难金疮，一切痈疡。同青黛，治人面患疮；同连翘，治项上结核；同苦参、当归，治妊娠小便难。皆取其开郁散结、化痰解毒之功也。叶闇斋云：宁波象山所出贝母亦分两瓣，苦而不甜，顶平不尖，不能如川贝之像荷花蕊也。但二贝性各不同。象贝解毒利痰、开宣肺气，凡肺风有痰者宜之；若虚燥咳嗽，则以川贝为宜。以余所验，象贝虽漂浮而仍含炭，气质甚燥烈，凡风寒、风湿初起，嗽痰稀白者相宜。若风热燥咳者忌，阴虚火咳者尤忌。

远志 山草类。去心，甘草汤浸一宿，焙用。叶名小草。

味辛而甘，性温质润。宣肺气而除邪，专平咳逆；利九窍而聪耳，兼治失音。能通肾气以壮阳，亦畅心机而益智。

按：远志入肺、心、肾三经，为宣肺利窍、通肾达心之药。轻用六分至八分，重用一钱至钱半。配辰茯神、益智仁，糊丸酒下，治不寐尿浊；合辛夷仁、香白芷，为末吹鼻，治脑风头痛。陈氏《三因方》云：远志酒治一切痈疽发背、疖毒恶候侵人；有死血阴毒在中则不痛，敷之即痛；有忧怒等气积怒攻，则痛不可忍，敷之即不痛；或蕴热在内，热逼人手不可

实验药物学

近，敷之即清凉；或气虚冷溃而不敛，敷之即敛。此本韩大夫宅用以救人极验。若七情内郁，不问虚实寒热，治之皆愈。方用远志，不拘多少，米泔浸洗，槌去心，为末，每服三钱，温酒一盏调，澄少顷，饮其清汁，以滓敷患处。张路玉曰：远志性禀纯阳，善通诸窍。沈金鳌曰：前贤皆以远志为心家药，独王海藏以为肾家气分药。李时珍亦云入肾经，非心药，其功专于强志益精，治善忘。以精与志皆肾经所藏，肾精不足则志气衰，不能上达于心，故迷惑善忘，二说是已。故肾经充，始有以上达于心，心气先充，乃有以下注。由此精志虽藏于肾而心实有关，即前贤以远志为心药，论其原也；二家为肾药，据其功也。张兆嘉曰：远志能通肾气，上达于心，故能益智疗忘。然毕见宣泄之功，无补益之力，故一切痈疽外证，若因七情内郁、气血不调者，外敷、内服并治。

青礞石 石类。色青入肝为胜，色黄兼入脾次之，大硝煅过，杵细，水飞用。

味咸性平，质重力猛。平咳嗽喘急，化痰积胶黏；善消男妇食癥，能定小儿惊痫。

按：青礞石入肝、胃、肠三经，为消痰镇惊、降气定喘之药。轻用八分至一钱，重用钱半至二钱。配生姜汁、白蜜，治急惊痰塞咽喉；合赤石脂、木香，治久积成块下痢；配制军、黄芩、沉香为丸，治顽痰怪症；合巴霜、硇砂、三棱作丸，治食癥腹痛。汤衡曰：礞石乃治痰急惊之圣药，吐痰在木上，以石末掺之，痰即随木而下，其沉坠之性可知。然只可救急，气弱脾虚者不宜多服。张路玉曰：青礞石，厥阴之药，其性下行，治风木克脾，气滞生痰，壅塞膈上，变生风热诸病，故以此药重坠以下泄之，使木平气下而痰积通利，诸症自除。如脾胃虚寒、食少便溏误用，则泄利不止。缪氏《经疏》曰：凡积滞癥结、脾胃壮实者可用，虚寒者忌；小儿惊痰积食、湿热初起者可用，虚寒久病者忌。张兆嘉曰：礞石善化老痰癖积，沉降下行，同火硝煅炼者，取疏利之性，则礞石之性更为剽悍耳，独入肝家，治惊痫痰涎胶黏不化，不外咸能软坚，重以镇邪耳。

大蒜头　菜类。小者名蒜，大者名胡。烧酒洗三次，捣烂用。

味辛性热，气熏质滑，利气散寒，化痰温胃；内治霍乱，外敷疔肿。虽有解暑治虫之功，难免耗目损阴之害。叶解诸毒烦痛、小儿丹疹。

按：蒜头入肺、胃、肠三经，为解痰开胃、辟恶解毒之药。轻用二枚，重用四枚。配阴阳水捣汁，治干霍乱证；合陈米醋炼丸，截各种寒疟。苏颂曰：古方多用小蒜治中冷霍乱，煮汁饮之。寇宗奭曰：华佗用蒜荠，即此蒜也。张路玉曰：胡之与蒜，功用仿佛，并入肺胃，气味熏烈，能通五脏，达诸窍，去寒湿，辟邪恶，消痈肿，化癥积肉食，主漆毒，下气治蛊，敷蛇虫沙虱疮，皆其功也。张兆嘉曰：大蒜辛热臭烈之气盛于葱、韭，故为五荤之首，有小毒。虽极臭而又能解臭，故凡一切腥臭之物得此即解。入脾胃，解恶气，散寒邪，化肉积，除癥瘕。但刚猛之性耗散为多，少食虽能开胃进食，过用毕竟损神伐性。

消痰清化药（计十六品）

川贝母　山草类。对劈去心用，或拌糯米炒黄，去米用。

味淡微苦，性平质滑。消痰止嗽，降上气而开喉痹；润肺清心，息风痉而止烦热；兼治小便淋沥，亦治人面怪疮。

按：川贝母入心、肺二经，为散结解毒、泄热活痰之药。轻用二钱至三钱，重用四钱至五钱。配川朴，化痰降气；合姜汁，开郁宽胸；配冰糖研末，治孕妇子核；合炙草为丸，治小儿晬嗽；配半夏、姜汁糊丸，能截痰疟；合知母、猪蹄汤煎，可通乳汁；配牡蛎、元参、海藻，消男妇疬瘰；合苦参、当归、白蜜，治妊娠尿难。甄权云：川贝母主胸胁逆气、时疾黄

实验药物学

疽；研末点目，去翳；以七枚作末酒服汁，产难及胞衣不出皆效。苏恭曰：川贝母能散心胸郁结之气，故诗云言"采其蝱"是也，作诗者本以不得志而言，今治心中气不快、多愁郁者，殊有功信矣。汪机曰：虚劳咳嗽、吐血咯血、肺痿肺痈、痈疽及诸郁火证，皆宜此为向导。至于脾胃湿热、涎化为痰，则以半夏为正治。盖川贝母润肺家燥痰，痰因郁结者宜之；半夏燥脾胃湿痰，痰因湿滞者宜之。二者天渊，何可代用？张路玉曰：川贝母乃心、肺经药，肺受心包火乘，因而生痰，或为邪热所干，喘嗽烦闷，非此莫治。《本经》主伤寒烦热、淋沥、邪气、疝瘕、喉痹、乳难、金疮、风痉，综取解散郁结之邪也。苏颂曰：川贝母治恶疮，唐人记其事云，江左有商人，左膊上有疮如人面，一名医教其遍读金石草木之类，悉无所苦，至川贝，其疮乃聚眉闭目，商人遂以小苇塞其口灌之，数日成痂遂愈，然不知何疾也。《本经》主金疮，此岂金疮之类欤？石苃南曰：川贝微辛微苦、微润微凉，得土金之气，禀清肃之令，微辛能通，微苦能降，而且色白形圆，像类心肺，所以主解郁结之疾。后人谓其清热润肺，善治火痰燥痰者，皆散结之功也。缪氏《经疏》云：寒痰、湿痰咳嗽，在胃恶心欲吐，在脾胃寒热头眩及痰厥头痛，中恶呕吐，胃寒作泄，法宜辛温燥热药，如星、夏、苓、术之类者均忌。

白前　山草类。

味淡微苦，性平微寒。降气消痰，善治咳嗽实喘；清金除热，能治胸胁烦闷。兼疗奔豚，亦定息贲。

按： 白前入肺经，为泻肺下气，降痰定喘之药。轻用一钱至钱半，重用二钱至三钱。配桔梗、生桑皮、炙甘草，治久嗽唾血；合大戟、姜半夏、炙紫菀，治饮咳上气。寇宗奭曰：白前能保定肺气，治嗽多用以温药相佐使，尤佳。李时珍曰：白前长于下气，肺气壅实而有痰者宜之，若虚而气逆者忌用。张路玉曰：白前较白薇稍温，较细辛稍平，专搜肺窍中风水；

非若白薇之咸寒，专泄肺胃之燥热；亦不似细辛之辛窜，能治肾肝之沉寒也。张兆嘉曰：白前其根形似北沙参，色白性寒，故功用亦相似，专入肺家，长于降气下气，非肺痰壅实者不相宜，不如北沙参之养阴清热、略有补性耳。

前胡 山草类。

味苦微辛，性寒而降。除痰下气，善治胸胁中痞；解表散风，能平咳嗽喘息。既平头痛，亦可安胎。

按：前胡入肺、脾、胃三经，为解散风热、清降痰气之药。轻用一钱至钱半，重用二钱。配白蜜，治小儿夜啼；合桔梗，治男妇胸痞。李时珍曰：前胡性降，与柴胡纯阳上升不同，故其功长于下气，气下则火降痰亦降，故为痰气要药。缪仲淳曰：前胡能散有余之邪热实痰，不可施之于气虚血少之病。张路玉曰：前胡专治气实风痰、喘嗽、痞膈诸病，凡阴虚火动之风痰及不因外感而有痰者禁用。

瓜蒌实 蔓草类。即王瓜子捣烂用。

味甘性寒，气清质滑。荡热涤痰，润燥开结。生用则清肺润肠，可疗肺痿咳血；炒用治下痢赤白，兼止肠风便红。既开结胸，亦防动胎。

按：瓜蒌实入肺、胃、肠三经，为降气活痰、止嗽定喘之药。轻用二钱至三钱，重至四钱至五钱。配牛蒡子、滁菊花，治痰热头风；合鲜生地、小川连，治肠癖下血；配姜半夏、小川连、小枳实、苦桔梗，治痰热结胸；合光杏仁、原桃仁、春砂仁、郁李仁，治大便燥结。王秉衡曰：王瓜即孟夏所生是也，非蔬园之黄瓜。赵晴初曰：瓜蒌为开胸膈热郁之圣药，其性濡润，谓之荡肠则可，若代大黄作下药则不可。马元仪《印机草》中瓜蒌同干姜用，从苦辛开降法化为辛润开解法，作开后学用药之活法。张路玉曰：瓜蒌实甘寒润燥，为治嗽、消痰、止渴之要药，以能洗涤胸膈中垢腻郁热耳。仲景用瓜蒌实治胸痹引心背痛、喘唾、喘息及结胸满痛等病，取其甘寒不犯胃气，能降上焦之火，使痰气下降也。但脾胃虚弱及呕吐自利者禁用。其根名土瓜根，与瓜蒌不甚相远，但不能安胎补虚、续绝伤、调和经脉诸血也。《金匮》治妇人经水不调、带下、少腹满，一月再见者，土瓜根散主之，深得《本经》主瘀血月闭之旨。方用土瓜根、芍药、桂心、蛰虫等分为末，酒服方寸匕，日三服。南阳治阳明经热、大便不通，削之为导，以下湿热。惜乎，世鲜知用。邹润安曰：瓜蒌实之治，大旨在火与痰结于阳位，不纯虚，亦不纯实者，皆能裹之而下，故一佐连、夏之逐饮泄热，一佐薤、酒之滑剂通阳，皆能裹无形攒聚有形，使之滑润而下也。

淡竹沥 竹类。取竹沥法：以青竹断二尺许，劈开，火炙两头，盛取用之。如欲多取，以坛埋土中，湿泥糊好，量坛口大小，用篾箍二道，竖入坛口，多着炭火于竹顶上炙之。

味甘性寒，气清质滑。生津活痰，疗风热而定风痉；通经达络，治类中而舒偏枯。失音不语最灵，痰癫阳狂亦效。兼治消渴，亦止烦闷。

按：淡竹沥入肝、肺、心、胃四经，为清风涤热、通络消痰之药。轻用二瓢，重用四瓢。配姜汁、荆沥，治中风口噤；合知母、茯神，治孕妇子烦；配雅梨汁、陈酱汁、人乳，治舌强不语；合菖蒲汁、菜菔汁、童便，治痰热迷心。雷敩曰：久渴心烦，宜投竹沥。朱丹溪曰：竹沥味性甘缓，能除阴虚之有大热者，寒而能补，胎前不损子，产后不碍虚。凡中风不语，养血清痰。风痰、虚痰在胸膈，使人癫狂。痰在经络四肢及皮里膜外，非此不达不行。但能食者用荆沥，不能食者用竹沥。李时珍曰：竹沥性寒而滑，因风火燥热而有痰者宜之。缪仲淳曰：凡中风多因阴虚火旺，煎熬津液，结而为痰，壅塞气道，不得升降，热极生风，以致猝然僵仆或偏痹不仁。竹沥能遍走经络，搜剔一切痰结，且甘寒能益阴除热，痰与热去，则气道通利，经络流转，中风之证自除矣。张路玉曰：竹沥善治筋脉拘挛。详《本经》疗筋急专取竹沥之润以濡之也，《千金》治四肢不收则兼附、桂、羚羊之雄以振之也。一以舒急，一以收缓，妙用不可思议。或言竹沥性寒，仅可使之热痰，不知入于桂、附剂中，未尝不开发湿痰、寒饮也。惟胃虚肠滑及气阻便闭者误用，每致呃逆不止、滑泻不食而毙。王秉衡曰：竹沥其液也，故能补血而养经络、达四肢而起废疾。凡病人久不理发结而难梳者，用竹沥少加麻油和匀，润之即通。故一切忧思郁结之病无不治之。世人但用以开痰结，陋矣！凡寒痰湿热及饮食生痰、感寒夹食作吐，均忌。

海浮石 石类。煅过水飞用，故名淡石粉。

味咸性寒，体轻质燥。降火清金，化老痰而止咳；软坚下气，消结块而通淋。兼能磨翳、开关，亦除结核、疝气。

按：海浮石入肺、肝、肾三经，为除热消痰，降气定喘之药。轻用八分至一钱，重用钱半至二钱。配上沉香、净白蜜，止嗽定喘；合生干草梢、白茅根，消瘀通淋；配蛤粉、蝉衣、鲫鱼胆，治消渴引饮；合木香、麦冬、赤茯苓，治小肠疝气。李时珍曰：海浮石乃水沫结成，色白体轻，其质玲珑，肺之象也；气味咸寒，润下之功也。故入肺，除上焦之痰热，止咳嗽而软坚。上清其源，故又治诸淋。按：俞琰《席上腐谈》云：肝属木，当浮而反沉；肺属金，当沉而反浮。何也？肝实而肺虚也。故石入水则沉，而南海有浮水之石；木入水则浮，而南海有沉水之木。虚实之反如此。张路玉曰：浮海石咸能软坚，化痰消块，虽其所长，然惟实证宜之，虚者误投，患亦最速，以其性专克削肺胃之气也。余亦历验不爽。凡治老痰、久咳，必须配以清润滑剂之品，如川贝、瓜蒌、竹沥等，庶不致燥削肺津、胃液矣。

海蛤粉 介类。即白蛤蛎壳浆水煮透，煅粉。

味咸性寒，质重而滑。润燥化痰，定喘嗽而止呕逆；清金导水，利小便而退浮肿。善消结核积块，能止遗精带浊。兼能开胃，亦可行瘀。

按：海蛤粉入胃、肺、肝、肾四经，为清热消痰、软坚润下之药。轻用钱半至二钱，重用三钱至四钱。配净白蜜，治血痢内热；合槐米炭，治鼻衄不止；配桂枝、红花、赤芍、清炙草、飞滑石、原桃仁，治血结胸痛；合海藻、海带、昆布、海螵蛸、荔枝壳、老荸荠，能消核散肿。朱丹溪曰：海蛤粉咸能软坚，主热痰、结痰、老痰、顽痰、疝气、白浊、带下，皆效。同香附末、姜汁调服，善治胃痛。张路玉曰：咸寒之物皆能清热、开胃、止渴，故海蛤粉能清肺热、滋肾燥、降痰清火、止咳定喘、散瘿瘤、消坚癖，均宜单方。治乳痈每用三钱，入皂角刺末半钱，温酒调服；治肺痈，一味童便煅研，甘草汤日三进，屡验。然须冬时取瓜蒌实和瓤子同捣，仍入壳中，悬风处阴干，以供临用，否则难效。张兆嘉曰：海蛤粉软坚痰、消宿血、清热利水，皆取咸寒润下之意。至于润肺开胃之功，亦以热清痰降、肺胃自受益耳大抵与瓦楞子同功；煅粉用能燥湿痰，与煅牡蛎之用亦相似。以余所验，凡药含有蛤蜊质者，如牡蛎、海螵蛸、瓦楞子悉能解酸。凡砂淋癃闭由尿酸而致，泻痢由胃酸而致，脚气筋痛由腹酸而致，及胃不消化，吞酸吐酸，服之均效。但其性寒削，故缪氏《经疏》曰：虽善消痰积血块，然脾胃虚寒者宜少用。

天竺黄 竹类。有新老二种，老式者真，新式者偏。

味甘性寒，质重而降。清热豁痰，镇心明目；治男妇中风痰闭，定小儿客忤急痫；能止血而疗金疮，除发热而制毒药；风火转筋多效，失音昏迷亦灵。

按：天竺黄入心、肺二经，为息风除热、镇惊化痰之药。轻用钱半至二钱，重用三钱至四钱。配雄黄、白丑糊丸，治小儿急惊热痉；合竹沥、姜汁调服，治大人中风痰闭。寇宗奭曰：天竺黄凉心经、去风热，作小儿药尤宜，和缓故也。李时珍曰：天竺黄出于大竹之津气结成，其气味功用与竹沥同而无寒滑之害。张路玉曰：竺黄出天竺国，故名天竺黄，为小儿惊痫、风热痰涌、失音，治痰清热之要药。惟今药肆多烧骨及葛粉杂入伪充，不可不辨。张兆嘉曰：竺黄甘凉，上入心、肺，清热豁痰，其性味功用与竹沥相似，而此不能搜经络皮膜之痰，亦少滑润之性，惟镇心定惊为独胜，故小儿惊痫方中多用之。治风者亦犹竹沥之意耳。

梨（汁、皮） 果类。雅梨、鹅梨最佳，秋白梨次之。

味甘微酸，性寒质润。消痰快膈，治肠胃内扰之风。消[1] 止酒[2] 解醒，清心、肺、上焦之烦热火咳。急惊多效，中风不语亦灵。皮清肺热，能止燥咳。

按：梨汁入心、肺、肝、胃四经，为除痰降火、润燥解毒之药。轻用二瓢，重用四瓢；皮用三钱至五钱。配白蜜，治消渴饮水；合姜汁，治暗风失音；配粳米，取汁煮粥，治小儿风热；合饴糖，切片蒸熟，治男妇热咳。孟诜曰：治猝得消渴证，用梨一枚，刺五十孔，纳椒一粒，面裹，炭火煨熟，停冷去椒食。又方：去核纳酥蜜，面裹，烧熟，冷食，凡治嗽须喘急，定时冷食之，若热饮反伤肺，令嗽更剧。李时珍曰：《别录》著梨只言其害，不著其功，陶隐居言梨不入药，盖古人论病多主风寒，用药皆是桂、附，岂不知梨有治风热、润肺、凉心、消痰、降火、解毒之功？今人痰病、火病十居六七，梨之有益不少，但不宜多食耳。张路玉曰：梨之功甚多。今有一人患消中善饥，诸治罔效，因烦渴不已，恣啖梨不彻，不药而疗。一妇郁抑成痨，咳嗽吐血，右侧不能贴席者半年，或令以梨汁顿热服盏许，即吐稠痰结块半盂，便能右卧，如是再服乃愈。然须审大便实者方宜，元气虚寒误用，每至寒中。王秉衡曰：凡丹石、烟火、煤火、酒毒、一切热药为患者啖之立解，温热燥病及阴虚火炽、津液燔涸者饮汁立效。张兆嘉曰：梨入肺、胃，清烦热，能利大肠，治热咳燥咳，除胸中热痰。但生用能清热，熟用能养阴，亦如地黄之生熟异用耳。惟缪氏《经疏》曰：

---

① 消："消"字后疑缺"痰"字。

② 酒：疑为"渴"之误。

① 消："消"字后疑缺"痰"字。

② 酒：疑为"渴"之误。

凡肺寒咳嗽，脾泄腹痛冷积，寒痰痰饮，产后、痘后，胃冷呕吐及西北真中风等，均忌。

青海粉 水草类。色青者佳，红色次之，黄色最劣。附发菜，即龙须菜。

味甘微咸，性凉质滑。清肝胆之结热，化胶黏之火痰；善消瘿瘤，能愈瘰疬，兼止赤痢，亦除疳积。发菜软坚散结之用虽同，凉肺消痰之功殊逊。

按：青海粉能入肺、胆、肝三经，为清热除痰、软坚解结之药。轻用一钱至钱半，重用二钱至三钱。配上青黛、刺蒺藜、使君子、谷精珠、小青草、山羊肝拌蒸，治疳积坏眼；合风化硝、瓜蒌霜、广橘红、青子芩、淡天冬、制香附为丸，消火结顽痰。赵恕轩曰：海粉生岭南，状如蛞蝓，大如臂。所茹海菜，于海滨浅水吐丝，是为海粉，鲜时或红或绿，随海菜之色而成。若晒不得法则黄，亦有五色者，或曰此物名海珠母，如黑鱼，大三四寸，海人冬养于家，春种之濒湖田中，遍插竹枝，其母上竹枝吐出是为海粉，乘湿展舒之，始不成结，以点羹汤最佳，善治赤痢顽痰。蒋示吉曰：湿痰寒痰、痰饮痰涎，治以二陈。若久而不治，两寸坚滑，名曰老痰；根深蒂固，致肺胃二脉伏结，名曰结痰；胶黏坚固，消吐不爽，名曰顽痰；随火上升，为狂为癫，名曰火痰。急服节斋化痰丸（瓜蒌霜、黄芩、青黛、风化硝、海粉、连翘、桔梗、天冬、醋炒香附、广橘红，上为末，姜汁糊丸）以消化之，每服三四钱，奏效甚捷，皆取海粉与风化硝善消胶痰之功也。王孟英曰：发菜本名龙须菜，与海粉相似，而功逊之。

硼砂 石类。制过者名月石，原名蓬砂。甘草汤制，微火炒松用。

味甘而咸，性凉体轻。消痰止嗽，清胸膈而开喉痹；软坚解积，去垢腻而破癥结。骨鲠翳障皆效，噎膈翻胃亦灵。

按：硼砂入肺、胃、肝三经，为生津去痰、泄热涤垢之药。轻用一分至二分，重用三分至四分。配白梅干捣丸，治咽肿喉痛；合上梅冰研末，吹喉痹牙疳。苏颂曰：医家用硼砂治咽喉最为要药。寇宗奭曰：初觉喉中肿痛，含化咽津则不成痹，膈上痰热亦宜含咽。洪迈曰：咸能软坚，凡骨鲠百计不效者，含咽一块便脱然而化。李时珍曰：色白质轻，故能去胸膈上焦之热；其治噎膈积聚、骨鲠结核、恶肉阴溃者，取其软物也；其治痰热、眼目障翳者，取其去垢也。《日华》言其苦辛温，误矣。缪氏《经疏》曰：硼砂克削为用，消散为能，宜攻有余，难施不足，此暂用之药，非久服之剂。沈金鳌曰：牙儿雪口，以硼砂一味研末吹之即效。张兆嘉曰：蓬砂由卤液煎炼而成，极能荡涤上焦痰火，一切郁热垢腻，善能溶化。凡五金之属，必须用此以熔之。英美学说云：西藏有数湖，于湖边产硼砂，能凝结成块，谓生硼砂；如加热则放水发肿成松定质，谓之煅硼砂；加热至红则熔如玻璃，谓之玻璃硼砂；如火烘去其所含之水，遂变为枯硼砂。其味始则略甜，继则略咸而苦，微有收敛之性，能洗去皮肤上污积，又能利小便、调经。如妇人临盆服之，能令子宫发力；又如小儿口烂并生白点，宜此药外擦、内服。盖内服能解热及令子宫收缩，外擦能治皮肤类病。

真柿霜　果类。白即干柿生霜者，法用大柿去皮，捻扁，日晒夜至干，纳瓮中，待生白霜，取用。

味甘性凉，体轻质滑。生津止渴，化痰宁嗽；清上焦心肺燥热，治咽喉口舌疮疼。

按：真柿霜入心、肺、胃三经，为清心润肺、活痰止嗽之药。轻用五分至八分，重用一钱至钱半。配月石含咽，治痰嗽带血；合柿蒂煅研，敷脓胫烂疮。李时珍曰：柿乃脾肺血分之药，味甘气平，性涩能收，故有健脾涩肠、治嗽止血之功。真正柿霜乃其精液，入肺，病上焦药尤佳。张路玉曰：干柿白霜专清肺胃之热，在元气未漓可胜，寒润者用之固宜。但虚劳烦嗽、喘乏，得此郁闭虚阳，病根日固，与埋薪灰糁何异？王孟英曰：

实验药物学

柿霜甘凉轻清,治吐血咯血、劳嗽,上消咽喉口舌诸病甚良。若肺经无火及风寒作嗽者均忌。

黄荆沥 乔木类。《别录》名牡荆。取法:用新采茎梗,截尺半,架于两砖上,中间烧火炙之,两头管器承取,热服。又法:截三四寸长,束入于瓶内,仍以一瓶合住固外,以糠火煨烧,其汁沥入下瓶中,亦妙。

味甘微苦,性平质滑。消风热、开经络,能止头晕目眩;导痰涎、行血气,善治失音热惊。兼除热痢,亦解心闷。

按: 黄荆沥入心、肺、肠三经,为消风解热、生津除痰之药。轻用二瓢,重用四瓢。配冰片,治喉痹红肿;合白蜜,治赤白下痢。李时珍曰:荆沥气平味甘,化痰去风为妙药。故孙思邈《千金翼》曰:凡患风,人多热,常宜以竹沥、荆沥、姜汁合,五合和匀热服,以瘥为度。陶宏景亦云:牡荆汁治心风为第一。《延年秘录》云:热多用竹沥,寒多用荆沥。朱丹溪曰:二汁同功,并以姜汁助送则不凝滞。但气虚不能食者用竹沥,气实能食者用荆沥。张路玉曰:荆为治风逐湿、祛痰解热之药。子除骨间寒热,下气治心痛及妇人白带,炒熟酒煎服治小肠疝气,浸酒治耳聋;叶治霍乱转筋。下部湿蠚,脚气肿满,以荆茎入坛中,烧烟熏涌泉穴及痛处,汗出则愈。捣烂盦蛇伤;根主头痛、心肢体诸风,解肌发汗;茎治火灼疮烂,煎水漱风牙痛。盖竹沥与荆沥功用虽同,惟一则性平,一则性凉为异耳。

风化硝 石类。药肆但将元明粉晒,取清白如霜者收用。然必须取元明粉漂三,以莱菔汁炼去咸味,悬当风处吹去水气,轻白如粉,始谓之风化硝。

味咸微甘,质轻而润。清上焦心肺风热,除小儿惊热膈痰;外涂头面燉疼,上点眼睑赤肿。

按: 风化硝入心、肺二经,为轻泄浮火、凉润燥痰之药。轻用三分至四分,重用五分至六分。配竹沥,除小儿惊痰;合人乳,涂眼睑红肿。李时珍曰：风化硝乃芒硝、牙硝去气味而甘缓轻软者也，故治上焦心肺痰热而不致泄利。张路玉曰：风化硝甘缓轻浮，治经络之痰湿，但重者而非酸痛者用之有效。《指迷》茯苓丸治痰湿流于肩背之阳位而隐隐作痛，最为合剂。然惟体肥气实者为宜。

甜硝　石类。冬月严冻时用皮硝、莱菔各十斤切片，甘草半斤，加水共煮，去渣，起入净缸中，露冻一夜，次日取上面白硝如云，去底盐碱，将白硝加莱菔数斤再煮，再冻，再取白硝，去底，如此七煮、七冻，得白硝，无若咸味，然后入净坛中，盖口，以木炭煅三四时辰，冷定收用。

味甘微辛，性凉质轻。善消上焦痰火，兼治腹中积滞；既可润肠，又能利尿。

按：甜硝入肺、胃、肠、肾四经，为消痰降火、去积导滞之药。轻用二分，重用三分，开水冲服，立能取效。惜现今药肆尚未制备。

淡竹盐　盐类。用食盐装青淡竹内，黄泥固外，煨煅七次，以咸味淡、质滑为度。

味咸微甘，性凉质滑。清降上焦之痰火，凉润胃肠之燥热。

按：淡竹盐入肺、胃、肠三经，为清热消痰、润燥软坚之药。轻用八分至一钱，重用钱半。配梨汁、白蜜、姜汁，降痰最捷；合韭汁、童便、硼砂，通膈最效。以余所验者，此药冷而不滞，消而不削，为治火痰胶黏之要药。惟寒饮咳嗽者均忌。

消食温化药（计十一品）

谷芽　谷类。《纲目》名稻蘗。生用开胃，炒用健脾，或鲜荷叶拌炒，或鲜石菖蒲拌炒，最妙。

味甘淡，性温升。生用开胃宽胸，下气除热；炒熟健脾止泻，调气和中。

按：谷芽入脾、胃二经，为疏中消食、健胃快脾之药。轻用钱半至二钱，重用三钱至四钱，极重一两。配白术、砂仁、炙草、生姜、炒盐，能启脾进食；合藿梗、厚朴、苍术、广皮、茯苓，治湿滞便泄。缪仲淳曰：谷芽具生化之性，故能调理脾胃，脾胃和则中自温、气自下、热自除也。张兆嘉曰：谷芽虽主消导，而消导之中却能启脾开胃、进食和中，非若麦芽之专于克消而尚能破瘀导浊也。

麦芽　谷类。炒香用。

味甘咸，性温升。温中开胃，除烦消痰；止霍乱，破癥结；宽脘腹胀满，化乳食停留；亦可通瘀，孕妇忌服。

按：麦芽入肝、脾、胃三经，为助胃快脾，疏肝消瘀之药。轻用一钱至钱半，重用二钱至三钱。配神曲、广皮、炒白术，快膈进食；合山楂、神曲、瓦楞子，破结化癥；配炒川椒、炒干姜、春砂仁，治谷劳嗜卧；合白蔻仁、乌梅炭、宣木瓜，治肝乘脾泄。朱丹溪曰：麦芽能行上焦滞气，除腹内寒鸣，多服则能消肾。凡产妇无子，食乳不消，令人发热恶寒，用大麦芽二两炒为末，每服五钱，白汤下，甚良。李时珍曰：麦芽、谷芽皆能消导米面诸果食积，观造饴者用之，可以类推矣。但有积者能消化，无积者久服则消人元气，若同芩、术诸药则无害。张路玉曰：麦芽得春升之气最早，故为五谷之长。察其性之优劣，则南北地土不同。北麦性温，食之益气添力；南麦性热，食之助湿生痰。王好古曰：麦蘖、神曲二药，胃气虚人宜服。赵养葵曰：此不稽之言也。沈金鳌曰：麦芽升胃而资健运，功与谷芽相似而消食之力更紧，补益则不如谷芽也，但能堕胎，孕妇忌服。陈修园曰：麦芽、谷芽、大豆卷性皆相近，而麦则春长夏成，尤得木火之气，凡怫郁致成膨胀等症，用炒麦芽最妙。人但知其消导而不知其疏，是犹称骥以力也。

大豆卷 谷类。即黑豆浸水中生芽者。

味甘淡，性温升。芽能透发，故宣湿痹，疏筋挛而除膝痛；气亦宣疏，故除积热，消胀满而导水邪。生嚼涂阴痒汗出，末调敷击伤青肿。

按：大豆卷入脾、肝、胃、肾四经，为除陈去积、化湿消水之药。轻用钱半至二钱，重用三钱至四钱。配炒麻仁，治脾弱不食；合苍耳子，治风湿周痹。孟诜曰：豆黄润肌肤，益颜色，能令食肥健人，以炼猪脂和丸，每服百丸，神验功方也。肥人勿服。刘河间曰：大豆黄卷主五脏留滞，胃中结聚，故能治邪在血脉之中，水痹不通，上下周身名曰周痹，只用一味炒研，每汤下五分，日三服。邹润安曰：大豆黄卷主湿痹者，生气为湿所闭，不能宣达也。夫湿痹而筋挛膝痛，则为下部病矣，湿痹于下者宜升，禀金水之气者宜降，故必以饱火土之气者升而散发之，湿不闭则筋舒痛。除此稻蘖之善使痰湿、食滞下行者，正相对照耳。舒筋之物有木瓜、薏苡、牛膝，何以兹独取此夫？木瓜治转筋，非治筋挛；牛膝治筋挛，能降不能升。既治筋挛，又欲其膝间之湿升而从小便、从汗以解，舍此其谁？王孟英曰：黑大豆甘平补脾肾，行水调营祛风，善解诸毒，但性滞壅气，小儿不宜多食，服厚朴者忌之。水浸为药，治湿痹疼，消水病胀满，非表散药也。张兆嘉曰：大豆黄卷性味功用与黑大豆同，然其浸水生芽则有生发之气，故亦能解表。黑豆本入肾，肾者主水，再以水浸生芽，宜乎治上下表里水湿之邪无遗蕴矣。至于宣风解毒，乃豆之本性；舒筋者，因水湿所困耳。然周香林曰：大豆黄卷古人罕用。《本草》详其性曰：破妇人恶血，除胃中积。即《金匮》虚劳门薯蓣丸于气血并补方中佐之，后之方解者有宣发肾气之论，亦未谓发表也。近来误作表药，何与？盖因吴人喜用轻方，而昔者之病俱于医家取药。有云仪先生预用麻黄汤浸豆发芽，凡遇应用麻黄者方开豆卷，俾病家无所怀疑，渠得药投病除。后医不明细底，意认豆豉相类，公然射影，作为表剂。但药肆中豆卷岂亦有麻黄汤浸发者乎？即格致之理论之豆得水发芽，或能些微宣湿，亦不能为通用表药也。以余调查而得，上海豆卷近有两种，一种十味辛散药汤浸发芽，名大豆卷，作表散药用；一种用清水浸罨发芽，名清水豆卷，作化湿疏中药用。现在吾绍亦有两种，一种用麻黄汤浸发芽，苏州来一种用清水浸发芽，本地水乡皆出。故用此药，必须先讯明药肆，庶可对症发药。

佛手（花片） 果类。《纲目》名枸橼，一名香橼。子陈久者良，根、叶功用略同。

味辛酸苦，性温气香。下气止呕，消食住痛；善治痰壅咳逆，亦能辟恶解醒。花尤气芬味淡，更能疏膈宽中。

按：佛手片入肺、脾、肝三经，为豁痰宣肺、疏肝快脾之药。轻用五分至八分，重用一钱至钱半。配焦六曲、陈茶叶，健脾止泻；合淡竹茹、炒广皮，和胃住呕。张路玉曰：柑橼《纲目》作枸橼，字形相似之误。柑橼乃佛手、香橼两种，性味类，故《纲目》混论不分。盖柑者佛手也，专破滞气，今人治痢下后重，取陈者用之。但痢久气虚，非其所宜。吴遵程曰：佛手柑性虽中和，单用、多用亦损正气，须与参、术并行，乃有相成之益耳。张兆嘉曰：佛手柑功专理气快脾，惟肝脾气滞者宜之，阴血不足者亦嫌其燥耳。

六神曲 谷类。苏氏《水云录》云：五月五日，或六月六日，或三日，用白麦百斤，青蒿自然汁三升，赤小豆末、杏仁泥各三升，苍耳自然汁、野蓼自然汁各三升，以配白虎、青龙、朱雀、玄武、勾陈、腾蛇六神，用汁和麦、豆、杏仁作饼，麻叶或楮叶包，罨如酱黄法，待生黄衣，晒干之。张路玉曰：近时造神曲法：夏日用白面五斤，入青蒿、苍耳、野蓼自然汁各一碗，杏仁泥四两，赤小豆二两煮研，拌面作曲，风干陈久者良。

味辛甘苦，性温气香。调中开胃，启膈除烦。配六药以和成，合五色而具备。专消水谷宿食，能平气逆痰壅。既破癥结，尤碍胎前。

按：六神曲入脾、胃二经，为消食导滞、下气温中之药。轻用一钱至钱半，重用二钱至三钱。配麦芽、炮姜、乌梅，能健胃嗜食；合枳壳、苍术、川朴，可快脾泄满；配藿香、川朴、广皮、赤苓、杏仁、麦芽、茵陈、腹皮，治三焦湿郁，胸痞腹胀；合半夏、陈皮、香附、连翘、枳实、川连、山楂、苏梗，治脾胃湿滞，痰壅热郁。李时珍曰：神曲法用能发其生气，热用能敛其暴气，其功与酒曲同，闪挫腰痛者，煅过、淬酒，温服有效。妇人产后欲回乳者，炒研酒服二钱，日二① 即止，甚验。张兆嘉曰：神曲五味兼有甘辛独多，消磨水谷是其本功，发表以其郁蒸之气，性能升发也。谷食去则脾胃和，自可健运如常。消导炒用，发表生用，各随其宜可也。惟缪氏《经疏》曰：脾阴虚、胃火盛者，均忌。

陈红曲 谷类。由粳米入曲母造成，福建制者良。蜜炙用或酒炒，包煎。

味甘性温，气浊质燥。调中消食，活血和营；能除赤白下痢，兼治跌扑损伤。

按：红曲入脾、胃、大肠三经，为破血消食、通经导滞之药。轻用八分至一钱，重用钱半至二钱。配飞滑石、生甘草为丸，治湿热泄痢；合制香附、明乳香为末，治心腹疼痛；配炒白术、炙甘草，治小儿乳积作呕；合枯白矾、陈麻油调搽，治童子痘疮流水。李时珍曰：人之水谷入于胃，受中焦湿热熏蒸，游溢精气，乃化为红，散布脏腑经络，是为营血，造化自然之微妙也。造红曲者以白米饭受湿热郁蒸，变而为红，即成真色，久亦不渝，此乃人窥造化之巧者也。故红曲有治脾胃营血之功，得同气相求之理。治女人气血痛及产后恶血不尽，擂酒饮之甚良。张路玉曰：红曲行血消食，凡女人经血阻滞、赤痢下重宜加用之。若脾胃虚亏、肝冲无瘀者忌。

---

① 日二：疑"二"字后缺"次"字。

山楂　果类。《纲目》名山楂，一名棠棣，俗名山里果。去瘀，姜汁拌、炒黑；消滞生用；止泄炒黑。

味酸甘，性温降。专消肉食，善破血块，散结消胀；化痰解酒，能除泻痢，克化肥疳。兼发小儿痘疹，亦止产妇瘀痛。

按：山楂入肝、脾、胃三经，为破气消积、散瘀化痰之药。轻用钱半至二钱，重用三钱至四钱。配小茴为丸，治男子偏坠疝气；合鹿角胶研，治老人脑痛腰疼。朱丹溪曰：山楂大化饮食，善行结气，治妇人产后枕痛、恶露不尽，煎汁入砂糖服之立效。若脾虚不能运化，不思食者服之，反能克脾胃生发之气。杨士瀛曰：自丹溪始著其功而后遂为要药，核亦有力，化食消积，善治癫疝。张兆嘉曰：山楂色赤性紧，入肝、脾、血分，故能治疝气等疾。痘疹方用之者以活血，则肌松易于透表也。总之，山楂乃脾、胃、肝、血分一种消导药耳。

鸡内金　禽类。《纲目》名腕胫里黄皮，一名鸡膍胫，勿洗，阴干，炒焦用。

味甘微苦，性平质燥。消酒积，化宿滞；止泄精尿血，住带下崩中；小儿食疟最灵，男女肠风亦效。

按：鸡内金入肝、脾、大肠、膀胱四经，为消疳去积、除热止烦之药。轻用一张至二张，重用三张至四张。配黄鸡肠炒研，治小儿遗尿；合炒葛花为末，治大人酒积；配人乳炙酥，治疟痢噤口；合头梅冰同研，吹喉闭乳蛾。吴球曰：一切口疮，用鸡内金烧灰，敷之立效；亦治谷道疮久不愈，烧灰研掺如神。沈金鳌曰：鸡膍即鸡之脾，乃消化水谷之物，使从小便而出。若小儿疳积病乃肝脾二经受伤，以致积热为患，此能入肝而除肝热，入脾而消脾积，故后世以之治疳病如神。张兆嘉曰：鸡内金即鸡硬肝内之黄皮也，凡鸡所食之物皆在此消化。炙黑用之，为消磨水谷之物，且能治淋浊、止遗尿，以鸡无小便也。

香橼皮 果类。一名香圆皮,俗名香团皮,《纲目》名柚皮。陈久者良。

味辛甘苦,性平气香。消食化痰,善散愤懑之气;宽中快膈,亦耗脾肺之阴。叶治胃风头痛,露能逐滞消痰。

按:香橼皮入肺、脾、肝三经,为消食解酲、除痰辟臭之药。轻用五分至六分,重用八分至一钱。配生姜汁、白蜜、陈酒煮烂,治痰气咳嗽;合焦鸡金、砂仁、沉香为末,治肝郁膨胀。张路玉曰:香橼善破痰水。大核桃肉二枚,陈皮、缩砂仁二钱去膜,各煅存性为散,每用一钱,砂糖拌调,空腹顿服,腹水从脐出,屡验。王孟英曰:香橼种类甚繁,大小不一。大者为香橼,小者为香团。多食之弊,更甚于柑。张兆嘉曰:香橼皮虽无橘皮之温,究属香燥之品,阴虚血燥者仍当禁用。

金橘皮 果类。俗名金蛋皮。黄岩所产形大而圆,皮肉皆甘而少核者胜。

味辛微甘,性温质润。化痰止咳,消食解酲,快膈宽中,下气辟秽。蒸露气香味淡,亦能导滞消痰。

按:金橘皮入肺、胃、肝三经,为理气和中、醒脾开胃之药。轻用三枚,重用五枚。皮配佛手花、代代花、玫瑰花、大冰糖泡茶,治肝胃气痛;露合银花露、荷花露、香橼露、枇杷叶汤和,治肺胃痰壅。李时珍曰:金橘生则深绿色,熟则黄如金,其味酸甘而芳香可爱,糖造蜜煎皆佳,惟皮入药尤良。

制青橘 果类。一名异喜橘。

味苦性温,气香质燥。暖中快膈,解郁疏肝;善治胃痛腹胀,专止呕酸吐水。

按:制青橘入肝、脾、胃三经,为温中住痛、下气止膈之药。轻用五分至六分,重用八分至一钱。佐温、佐凉,随症酌加。鲍氏《验方新编》

云制法：青橘子百个，香附一斤，郁金四两，先将橘子铺蒸笼内，蒂眼朝上，用新布垫底，再将郁金、香附研末掺入于内，挨晚时盖好，蒸至极熟，每蒂眼上放生姜一薄片，姜上加艾绒一小团，将艾烧燃，烧过零，换姜、艾，连烧三次，晒过一天，次晚再蒸，接连蒸晒九次，每蒸一次照前法连烧三次，无日则风吹亦可，制好用瓷器收贮。每服连橘带药共一钱，用水煎一服，可煎二三次。宜于冬天配制，以免坏腐。此方得自仙传，凡各项心胃气痛服之，止痛如神。有人照此方送药数十年，无不应手奏效。

消食清化药（计六品）

枳实 灌木类。泻痰生用，消食麸炒，治痢蜜炙，去瘀炒黑。

味苦微辛，性寒气降。化滞消痰，平喘咳而消胀满；行瘀逐水，止赤痢而住便溏。

按： 枳实入肝、脾、大肠三经，为破气行痰、滑窍散瘀之药。轻用八分至一钱，重用钱半至二钱。配白术，破肝脾坚积；合川连，消心胃热闷；配黄芪为末，治肠风下血；合皂角糊丸，治大便不通；配瓜蒌实、干薤白、厚朴、桂枝，止胸痹结痛；合瓜蒌仁、姜半夏、川连、桔梗，治痰火结胸。寇宗奭曰：枳实、枳壳破结攻实，若但决气壅，枳壳足矣。李东垣曰：枳实用蜜炙者，破水积、泄气热也。洁古用以去脾经积血，以脾无积血，心下不痞矣。王好古曰：枳实配白术能去湿，白术佐枳实能除痞，益气佐参、术、干姜，破气佐硝、磺、黑丑。此《本草》所以言益气而洁古复言消痞也。李时珍曰：枳乃木名，实乃其子。生而未熟，皮厚而实者，为枳实；老而已熟，皮薄而实者，为枳壳。故枳实、枳壳皆能利气，气下则痰喘止，气行则痞胀消，气通则刺痛止，气快则后重除。故以枳实利胸膈，枳壳利肠胃。然仲景治胸痹痞满以枳实为要药，诸方治下血痔痢、大肠秘塞、里急后重又以枳壳为通剂，则枳实不独治下而壳亦不独治高也。张路玉曰：枳实性沉，能入肝脾血分，消食积、痰气、瘀血，有冲墙倒壁之喻。若因气弱脾虚致停食痞满者，治当调补中气，误用则是抱薪救火矣。沉金牝胸痹痞满及心下坚大如盘，仲景均治以枳实，以仲景是后汉人，当时实与壳并未分哲，迨魏晋分用之后，始以枳实力猛宜治下，枳壳力缓宜治高，更为精当。然二者皆破气药，不得过用。吴鞠通曰：枳实坚实下沉，专走幽门，逐渣滓痰饮，使由小肠而出大肠；枳壳生穰，轻虚上浮，专走贲门。方书谓误用枳壳伤胸中至高之气，今人以丹溪、《本草衍义》中称枳实有推墙倒壁之功，避不敢用，反用枳壳，误伤无过之地，而幽门之痰饮仍存，是何理解？且药肆中以枳实少、枳壳多，恒有伪充，不可不察。

枳壳 灌木类。即枳实之大者，或生或炒，各随本方。

味苦辛，性微寒。利膈宽胸，开痰滞而除咳嗽；下气逐水，消胀满而除肠风。专治里急后重，亦止霍乱吐泻。

按： 枳壳入肺、胃二经，为散结逐滞、破气止痛之药。轻用八分至一钱，重用钱半至二钱。配苦桔梗，治胸膈痞满；合青木香，治寒热呃噫；配青子芩，治怀胎腹痛；合炒川连，治肠风下血；配苍术、干漆、小茴香、莱菔子同炒为丸，治老幼腹痛胀；合荆芥、薄荷、炒豆豉、天竺黄清水煎汤，治小儿痰惊。朱南阳曰：治气痞，宜先用桔梗枳壳汤，非用此治心下虚痞也。若误下气陷成痞，仍用此以开泄之，不惟不能消痞，反损胸中至高之气矣。张元素曰：枳壳破气泄肺，胜湿化痰，善走大肠，治禀素壮，气实刺痛者颇效。王好古曰：枳壳主高，枳实主下，高者主气，下者主血，故枳壳主胸膈皮毛之病，实主心肺脾胃之病。李时珍曰：杜王方载湖阳公主苦难产，有方士进瘦胎饮，方用枳壳四两、甘草二两为末，每服一钱，白汤调下，自五月后一日一服至临产，不惟易生，且无胎中恶气。张洁古《活法机要》改以枳术丸日服，令胎瘦易生，谓之束胎丸。而寇宗奭衍义言胎壮则子易生，令服枳壳反致无力，其子亦气弱难养，所谓缩胎易产者，大不然也。窃思寇说较优，若胎前气盛壅滞，在八九月用枳壳、苏梗以顺气，使胎前无滞则产后无虚也。惟气禀弱者，大非所宜。张路玉曰：枳壳性浮，善通肺胃气分，治喘咳、霍乱、水肿，有乘风破浪之势，故枳壳配柴胡为除寒热痞满之专药。凡夹食伤寒、感冒，与表药同用，皆无妨碍。惟禀素气怯者禁用。

地骷髅 菜类。莱菔时偶遗未尽者，根入地，瘦而无肉，多筋如骷髅然，故名。非干莱菔也，即土中菜根。

味淡微苦，性凉质轻。通肺气而解毒，善治煤炭熏人；疏中焦以消块，专化食滞成痞。

按：地骷髅入肺、脾、胃三经，为宣气解毒、导滞消痞之药。轻用钱半至二钱，重用三钱至四钱。配陈木瓜，善消痞块；合大腹皮，能宽胀满。赵恕轩述《海昌方》云：用人中白火煅醋淬七次一两，神曲、白蒲子、地骷髅各五钱，砂仁二钱，以上俱炒，陈香圆一个，共为末，蜜丸桐子大，每服三五七钱，或灯草汤下，或酒下，治黄疸变为膨胀、气喘翻胃、胸膈饱闷、中脘疼痛，并小儿痞疾结热、噤口痢疾、结胸伤寒、伤力黄肿并脱力黄各症，均验。王孟英曰：骷髅治浑身浮肿及湿热腹胀多效。

童桑枝 灌木类。切寸洗，或酒炒香。

味苦性平，气清质润。祛风清热，达四肢而舒筋挛；消食化痰，宣肺气而平咳嗽。行经络，利关节。通小便而除脚气，定目眩而润口干。

按：童桑枝入肺、肝、脾、胃四经，为通络通肢、消滞利水之药。轻用一尺至二尺，重用三尺至四尺。配赤小豆煎汤，治身面水肿；合川桂枝熬膏，治一身酸痛；配川连泡汤，洗目赤肿痛；合石灰熬汁，点面上痣疵。苏颂曰：桑枝不冷不热，可以常服。抱朴子述《仙经》云：一切仙药不得桑煎不服。李时珍曰：煎药用桑者，取其能利关节、除风湿痹诸痛也。观

《灵枢》经治寒痹内热用桂枝酒法，以桑炭置布中熨痹处；治口僻用马膏法，以桑钩其口，及坐桑炭上。取此意也。又痈疽发背不起发，或瘀肉不腐溃，及阴疮、瘰疬、流注、脐疮、顽疮、恶疮久不愈者，用桑木灸法，未溃则拔毒止痛，已溃则补接阳气，亦取桑通关节、去风火、性畅达而出郁毒之意。其法以干桑木劈成细片，絷作小把，燃火吹息，灸患处，每吹灸片，时以瘀肉腐动为度，内服补托药，诚良方也。又按：赵濂《养疴漫笔》云：越州少年苦嗽，百药不效，用南向桑条一束，每条寸折，纳锅中，以水五碗煎至一碗，盛瓦器内，渴即饮之，服一月而愈，此亦桑枝变煎法耳。

五谷虫 虫类。《纲目》名中蛆。漂净炙黄用，或青糖拌炒，或木香片拌炒。

味苦微咸，性寒气浊。为幼科之要药，消疳积之神丹；兼疗热病昏谵，亦止毒痢作吐。

按：五谷虫入脾、肠、胃三经，为去热消疳、泄浊解毒之药。轻用五分至八分，重用一钱至钱半。配石菖蒲炒拌为末，治热痢吐食；合真硇砂研匀擦齿，能利骨散邪；配黄连、麝香、猪胆汁和丸，治小儿诸疳；合银花、连翘、干地龙煎汤，治大热谵妄。宁原曰：五谷虫专能消积以其健脾扶胃也，积消则饮食停滞之热毒亦清矣。李时珍曰：蛆，蝇之子也，凡物臭则生之。古法治酱生蛆，以制草乌切片投之。张子和治痈疽疮疡生蛆，以木香槟榔散末敷之。李楼治烂痘生蛆，以嫩柳叶铺卧引出之；高武用猪肉片引出之，以藜芦、贯众、白蔹为末，用真香油调敷之。张路玉曰：蛆出粪中，故名粪蛆，治小儿诸疳疾积滞，取消积而不伤正气也。一治用大虾蟆十数只，打死置坛内，取粪蛆，不拘多少，河水渍养三五日，以食尽虾蟆为度，用麻布扎坛口，倒悬活水中，令污秽净，取新瓦烧红，置蛆于上，焙干，治小儿疳疾，腹大脚弱，翳膜遮眼，每服一二钱，量儿大小服之，无不验者，勿以鄙而忽诸。

大荸荠 果类。《纲目》名乌芋，一名地栗，又名三棱。削去芽蒂用。

味甘微咸，性寒质滑。豁痰消食，疗痔清热，除黄退肿，治痢止崩；专解肺胃之丹毒，尤疏胸膈之郁邪；善达肠中，能行血分。澄粉点目去翳，开胃下食。

按： 大荸荠入肺、胃、大肠三经，为泄热消滞、凉血解毒之药。轻用二枚至四枚，重用六枚至八枚。捣汁，配豆腐浆和匀，治大便燥结、粪后血；煅灰，合香雪烧调服，治男子赤痢、妇人血崩。李时珍曰：按王氏《博济方》治五积冷气攻心变为五膈诸病，金锁丸中用黑三棱，取其消坚削积也。张路玉曰：荸荠善解丹石毒，痘疮干紫不能起发，同地龙捣烂，入白酒酿绞服即起。又治酒客肺胃湿热、声音不清及腹中热积痞积，三伏时以火酒浸晒，每日空腹细嚼七枚，积痞渐消，故有黑山棱之名。凡有冷气人勿食，多食令患脚气；虚劳咳嗽切禁；以其峻削肺气兼营血，故孕妇血竭忌之。

消瘀温化药（计六品）

荆三棱 芳草类。一名京三棱。醋炒用。

味苦微酸，性平质燥。利气止痛，通经坠胎。专破肝经积血，消癥化瘀；兼治产妇儿枕，攻坚磨积。

按： 荆三棱入肝、脾二经，为散血行气、消积破块之药。轻用五分至六分，重用八分至一钱。配公丁香酒炒为末，治恶心翻胃；合川锦纹醋熬成膏，治胁下痃癖。王好古曰：三棱色白，专破血中之气，肝经血分药也。李时珍曰：三棱破气散结，功近香附而力峻，故难久服。按：戴元礼《证治要诀》云：有人病癥癖腹胀，用三棱、莪术酒煨煎服，下黑物如鱼而愈。

惟洁古云：三棱能泻真气，气虚者忌。

蓬莪术 芳草类。《纲目》名莪茂，入肝经药，醋炒入心脾药，面裹煨热入调经药。羊血或鸡血炒通用，酒、醋炒亦良。

味苦辛，性温烈。破气行瘀，善消痃癖；除痰散滞，专通月经。既疗妇人血积，亦止丈夫奔豚。

按：蓬莪术入肝经，为行气消积、破血通瘀之药。轻用五分至六分，重用八分至一钱。配广木香醋炒为末，治心腹冷疼；合鲜葱白陈酒煎服，治小肠疝气。苏颂曰：蓬术为治积聚诸气之要药，与三棱同用最良，妇人药中亦多佐使。王好古曰：莪术色黑，专破气中血，入气药发诸香，虽为泄剂，亦能益气，故孙尚药用治气短不能接续，及大小七香丸、集香丸诸汤散多用此，又为肝经血分药。李时珍曰：郁金入心，专治血分之病；姜黄入脾，兼治血中之气；莪术入肝，专行气中之血。稍为不同。按：王执中《资生经》云：执中久患心脾疼，服醒脾药反胀，用莪术面裹炮熟研末，以水与酒、醋煎服，立愈，以其能破气中之血也。缪氏《经疏》云：凡气血两虚、脾胃素弱而无积滞者，均忌。

刺蒺藜 湿草类。今名白蒺藜，酒炒去刺用。

味苦微辛，性温质燥。宣肺气而宽胸，故疗身痒喉痹、头痛咳逆；通肝络而去风，故能行血破癥、催生坠胎。瘰疬痈肿皆治，开翳除星并效。

按：刺蒺藜入肺、肝二经，为行瘀破滞、通络散风之药。轻用八分至一钱，重用钱半至二钱。配紫背浮萍，消通身浮肿；合蜜炙皂角，润大便风闭；配当归尾，通血瘀经闭；合怀牛膝，能催生下衣。苏颂曰：古方用有刺者治风明目最良。李时珍曰：古方补肾治风皆用刺蒺藜，后世补肾多用沙蒺藜，或以熬膏和药，恐一通一补，其功甚相远也。张路玉曰：白蒺藜性升而散，入肝、肾经，为治风明目要药。目病为风木之邪，风盛则目病，风去则目明矣。《本经》专破恶血积聚，治喉痹乳难，以苦能泄、温能宣、辛能润也。其治痰、消痈肿、搜肾脏风气，亦须刺者，为破敌之先锋。叶天士云：刺蒺藜泄利锋芒之药，宣气疏肺、通络舒肝是其擅长，与沙苑蒺藜、潼蒺藜性用迥殊。张兆嘉曰：蒺藜状如菱，形三角，有刺色白，甚小，布地而生，善行善破，专入肺肝，宣肺之滞，疏肝之瘀，故能治风痹目疾、乳痈积聚等症。温苦散之品，以驱逐为用，无补益之功也。

月季花 蔓草类。一名月月红，酒炒用。

味甘淡，性温和。活血消肿，通络调经。

按：月季花入心、肝二经，为行血通经、退肿解毒之药。轻用二朵，重用四朵。《谈野翁试验方》云：瘰疬未破，用月季花头二钱、沉香五钱、芫花一钱，炒碎入大鲫鱼腹中，就以鱼肠封固，酒、水各一盏，煮熟食之即愈。鱼须安粪水内游死者方效。此是家传方，活人多矣。张路玉曰：月季花为活血之良药。捣敷肿疡用之；痘疮触犯经水之气而伏陷者，用以入药即起。以其月之开放，不失经常度，虽云取义，亦活血之力也。

紫檀 香木类。新者色红，旧者色紫。酒炒用。

味咸性平，气香质燥。活血和营，善能止痛；通瘀散结，亦可化癥。既去赤淋，尤消风毒。

按：紫檀入肝，为通营和血、消肿除痛之药。轻用五分至六分，重用八分至一钱。配白檀香，治肝胃气疼；合紫荆皮，消风毒猝肿。李时珍曰：白檀香辛温，气分药也，故能理卫气而调脾肺、利胸膈；紫檀咸平，血分药也，故能和营气而消肿毒、治金疮。沈金鳌曰：紫檀能散产后恶露未尽，凝结为病。《本草》未曾载及。

苏木 香木类。《唐本草》名苏方木。酒炒用。

味甘微咸，性平气降。破血通瘀，消风散肿；除产后郁结胀闷，治妇人月候不调；止赤痢之腹疼，开中风之口噤；即可消乳止痛，亦能活络通经。

按：苏木入心、胃、肝、脾、肾五经，为散表行瘀、活血除痛之药。轻用八分至一钱，重用钱半至二钱。配人参，治产后面黑气喘；合童便，治娩后血冲头晕。张元素曰：苏木发散表里风气，宜与防风同用；又能破死血，产后血肿胀满欲死者宜。李时珍曰：苏木乃三阴经血分药，少用则和血，多用则破血。张路玉曰：苏木降多升少，肝经血分药也，性能破血疏肝，若因恼怒气阻经闭者，宜加用之。但能泄大便，临证宜审。张兆嘉曰：苏木专走血分，活血行血外别无他用。虽味甘咸平，无毒之品，然血中无滞者仍属不宜。

消瘀清化药（计五品）

茜草 蔓草类。《素问》名芦茹，俗名血见愁，又名过山龙。酒炒用。

味苦微咸，性寒质燥。活血通经，善治筋骨风痛；散瘀行滞，专消蓄血发黄。产后血晕最灵，胎前血虚亦忌。

按：茜草入心、肝、肾、心包四经，为凉清营、通瘀血之药。轻用六分至八分，重用一钱至钱半。配黑大豆、炙甘草，治吐血躁渴；合乌贼骨、麻雀蛋，治血枯经闭；配生地、阿胶、侧柏叶、条芩炭、胎发，止老妇败血行经；合犀角、鲜生地、生白芍、炒丹皮、炙剪草，治壮男陡吐狂血。李时珍曰：茜草色赤入营，味咸走血，手足厥阴血分药也，专于行血活血。俗方治女子经水不通，以一两煎酒服之，一日而通，甚效。缪仲淳曰：茜草《本经》主风痹黄疸者，血病。行血软坚，痹自愈。惟疸有五，此其为治，盖指蓄血发黄，而不专于热也。病人虽见血证，若加泄泻、饮食不进者忌。张路玉曰：茜草味苦微辛，详《素问》四乌贼骨一蘆茹丸治妇人脱血血枯，《千金翼》治内崩下血，皆取以散经中瘀积也。

赤芍药 芳草类。酒洗用。

味酸苦，性微寒。破坚结而除疝，宣血痹而止痛；善通经闭，亦止肠风，既退月红，尤消痈肿。

按：赤芍药入肝、大肠二经，为行血除痛、散瘀消瘕之药。轻用八分至一钱，重用二钱至三钱。配制香附，治血崩带下；合坚槟榔，治赤淋尿痛。李时珍曰：赤芍散邪，能行血中之滞。《日华子》言：赤补气，白治血，欠审矣！产后肝血已虚，不可更泻，故禁之。缪仲淳曰：赤芍名木芍药，专入肝经血分，主破血、利小便，凡一切血虚病及泄泻、产后恶露已行、少腹痛已止、痈疽已溃均忌。张路玉曰：赤芍药性专下行，故止痛不减当归。苏恭以为赤者利小便、下气，白者止痛和血，端不出《本经》主血痹、破坚积、止痛、利小便之旨。其主寒热疝瘕者，善行血中之滞也，故有瘀血留着作痛者宜之。非若白者，酸寒收敛也。其治血痹、利小便之功赤白皆得应用，要在配合之神，乃著奇绩耳。张兆嘉曰：赤芍药色赤形枯，不若白者之润泽坚结，其功专司行散，无补益之功，凡痈疽疮疡、一切血热、血滞者皆可用之。

紫葳花　蔓草类。一名凌霄花。

味酸甘，性微凉。去血中伏火，治产后带下崩中；清血热生风，消妇人癥结血膈。虽能活络，亦可养胎。

按：紫葳花入心、肝、胃三经，为凉[①]行瘀、息风解热之药。轻用一钱至钱半，重用二钱至三钱。配槐米炭，治粪后下血；合童桑枝，治通身风痒；配生地、白芍、川芎、当归身、参三七煎汤，治妇人血崩；合芒硝、大黄、甘菊、大青、羊脊和丸，治婴儿不乳。李时珍曰：凌霄花及根甘酸而寒，茎叶节苦，手足厥阴药也。行血分，能去血中伏火，故主产乳崩漏诸疾及血热生风之证。张路玉曰：紫葳花《本经》主妇人崩中癥瘕，又治血闭、寒热、羸瘦及养胎者，皆散恶血之力也。

---

　　① 凉：疑"凉"后有缺字，应为凉血。

紫荆皮 灌木类。

味苦性寒，质滑气降。破宿血，行滞气，利小肠，下五淋；专治络瘀串痛，兼通月经凝涩。

按：紫荆皮入肝、心包二经，为活血行气、解毒消肿之药。轻用一钱至钱半，重用二钱至三钱。配陈绍酒煎服，能鹤膝风；合陈米醋和丸，止血瘀肿痛。李时珍曰：紫荆皮入手足厥阴血分，寒胜热，苦走骨，紫入营，故能活血消肿、利尿解毒。杨清叟《仙传方》有冲和膏，用紫荆皮炒一两，木蜡炒一两为末，用葱汤调热敷，血得热则行，葱能散气。疮不甚热者，酒调之；痛甚而筋不神者，加乳香一分。治一切痛疽发背，流注肿毒，冷热不明者，甚效。张路玉曰：紫荆，木之精也，故治伤寒赤膈、黄耳及跌仆伤疮必用之药，皆活血消肿之功也。

川槿皮 灌木类。酒炒用。花名白槿花，一名朝开暮落花，蜜炙用。

味苦性凉，气降质滑。润燥活血，专治血痢肠风；除疥杀虫，亦可消肿止带。花治赤白痢尤灵，消疮肿痛亦效；兼除湿热，更止便红。

按：川槿皮入肝、脾、胃、肠四经，为润燥和营、凉血滑肠之药。轻用一钱至钱半，重用二钱至三钱；花轻用五分至六分，重用八分至一钱。配扁豆花，治赤白带下；合无花果，熏痔疮肿痛。花配石菖蒲，治下痢噤口；合陈仓米，治翻胃吐食。李时珍曰：木槿花及皮能活血。川中来者甚重，并滑如葵花，故能润燥；色如紫荆，故能活血。张路玉曰：槿为癣科药，用川中所产，质厚色红，世不易得；土槿亦可，但力薄耳。其治肠风下血，取其清热滑利；也治产后做渴，余在经，津液不足也。其花以千瓣白者为胜，阴干为末，治反胃吐食，陈糯米汤下二钱，日再服。红者，治肠风血痢；白者，治白带血痢。并焙入药。张兆嘉曰：川槿皮性极黏滑，味甘苦平，专入心、脾、血分，虽能治肠风血痢等证，然内服尚少，多以杀虫治癣外治耳。陆定圃曰：白槿花秋间花开繁茂，治赤白痢甚效，其方以花五六朵，置瓦上炙研，调白糖汤服之皆愈。荷花池头陈某秋间下痢月余，诸药不效，已就危笃，亦以此方获效。采花晒干藏之，次年治痢亦效。

消核变质药（计五品）

海藻　水草类。白酒洗去咸味，焙干用。

味咸微苦，性寒质滑。软坚利水，专散瘿瘤；消核止疼，能除癥瘕。五膈痰壅颇效，七疝卵肿亦灵。

按：海藻通十二经，为除热软坚、消核润下之药。轻用钱半至二钱，重用三钱至四钱。配陈酒浸透为散，专消颈疬；合黄连同炒研末，能散瘿瘤；配白僵蚕、白梅干为丸，消蛇盘瘰疬；合瓦楞子、清海粉煎汤，除膈上痰癖。张洁古曰：凡瘿瘤马刀诸疮坚而不溃者用之，《经》曰咸能软坚。营卫不调，外为浮肿，随各经引药治之，肿无不消。李时珍曰：海藻咸能软坚润下，寒能泄热引水，故能消瘿瘤、结核、阴癀之坚聚，而除浮肿脚气、留饮痰气之湿热，能使邪气自小便出也。缪氏《经疏》曰：脾虚有湿者忌。

海带　水草类。酒炒。

味咸性寒，质柔而滑。下水消瘿，功同海藻；催生利尿，力胜车前。

按：海带入肝、肾二经，为除热软坚、消核散瘿之药。轻用一钱至钱半，重用二钱至三钱。配煅牡蛎、川贝、元参，专消项疬；合冬葵子、车前、牛膝，善能催生。刘禹锡曰：海带出东海水中石上，似海藻而粗，柔韧而长，今登州人干之以束器物，医家用以下水，胜于海藻、昆布。若脾肾有寒湿者忌，孕妇胎前尤忌。

昆布　水草类。一名纶布。酒炒用。

味咸性寒，质软而滑。利水道，去面肿；善散项疬阴癀，兼治鼠瘘恶疮。

按：昆布入胃、肝、肾三经，为润下软坚、除热散结之药。轻用一钱至钱半，重用二钱至三钱。配海藻、白蜜为丸，消项下瘰肿；合生姜、葱白煎汤，散膀胱结气。李东垣曰：昆布咸能软坚，故瘿如石者，非此不除，与海藻同功。张路玉曰：昆布下气，久服瘦人，海岛人常服之，水土不同耳。沈金鳌曰：昆布消坚，诚为要品。

天葵草　湿草类。《纲目》名菟葵。

味甘淡，性寒利。通淋止痛，解毒涂疮；善治虎蛇之伤，兼消胸项之瘰。

按：天葵草入胃、肝、肾三经，为软坚消毒、清热除淋之药。轻用二钱至三钱，重用四钱至五钱。配香附、白芷、川贝，善消项瘰；合草薢、瞿麦、萹蓄，专通五淋。李时珍曰：菟葵即紫背天葵，同用其苗嚼热，以唾涂手，熟楷令遍。凡有蛇虫蝎蚕咬伤者，此以手摩之即愈。

天葵子　湿草类。即紫背天葵根，俗名千年老鼠屎。

味甘而淡，性寒质滑。解毒软坚，专消瘰疬；退肿散结，善治疝痔。

按：天葵子入肝、肾二经，为除毒消痛、清热软坚之药。轻用二钱至三钱，重用四钱至五钱。配活鲫鱼、陈酒捣敷，专消瘰瘤；合小茴、荔枝核浸酒，善除疝痛。黄滨江传天葵丸专治瘰疬，紫背天葵一两五钱，海藻、海带、昆布、贝母、桔梗各一两，海螵蛸五钱，为细末，酒糊丸如梧子大，每服七十九，食后温酒下。此方用桔梗开提诸气，贝母消毒化痰，海藻、昆布以软坚核，治瘰疬之圣药也。

消化虫积药（计十一品）

使君子　蔓草类。一名留求之。微煨去壳，勿用油黑者。

味甘性温，气香质润。功擅杀虫，力能消积；健脾胃而疗泻痢，除虚热而去疮癣；既治小儿五疳，亦止男妇白浊。

按：使君子入脾、胃二经，为消疳止泻、去积驱虫之药。轻用二枚至三枚，重用四枚至五枚。配洋芦荟为末，用米饮汤调服，治脾疳蛔痛；合木鳖仁炼丸，入鸡子内蒸熟，治胸痞腹块。李时珍曰：凡杀虫药多是苦辛。惟使君子仁数枚或以壳煎汤咽下，次日虫皆死而出，或云七生七煨，食之亦良。忌食熟茶，犯之即泻。此物味甘性温，既能杀虫，又益脾胃，所以能敛虚热而止泻痢，为小儿诸病要药。

榧子 果类。《纲目》名榧宾，俗名香榧。炒熟用。

味甘而涩，性温质润。去三虫虫毒，治五痔恶疮；润肺止嗽，消谷滑肠；能助阳道，兼除白浊。

按：榧子入肺、肠、肾三经，为杀虫消食、滋肺润肠之药。轻用五枚至七枚，重用十枚至十四枚。配百部、白果、苏子煎汤，治虫蚀咳嗽；合芜荑、杏仁、肉桂为丸，治尸咽痛痹。朱丹溪曰：榧子，肺家果也。火炒食之，香酥甘美。但多食则火入肺，大肠受伤尔。宁原曰：榧子杀腹间大小虫，小儿黄瘦有积者宜之。李梴曰：榧子之功，总不外润肺杀虫之类。张兆嘉曰：榧子味[①]甘质润，如因虫蚀肺脏咳嗽，或虫蚀于肛成痔漏诸证，皆可用之。

雷丸 苞木类。一名竹苓。皮黑肉白者良，赤黑者杀人。入药泡用。

味甘微苦，性寒质滑。除胃热而杀虫蛊，逐风毒而治癫痫。既可煎服，亦可作摩膏。

按：雷丸入胃、肝、大肠三经，为清热杀虫、消积导滞之药。轻用一钱至钱半，重用二钱至三钱。配稀粥下寸白虫，合蛎粉止小儿汗。陈承曰：雷丸《本经》言利丈夫、不利女子，乃疏利男子元气，不疏利女子脏气，

---

① 榧子味：疑后缺字。

故久服令人阴痿也。

芜荑 香木类。去壳取仁，微炒用。

味辛性平，气膻质燥。消胃虫积疳痨，去子脏风热垢腻；兼除冷癖龟瘕，可洗痔漏疮癣。

按：芜荑入肺、胃、肠三经，为散风除湿、消积杀虫之药。轻用八分至一钱，重用钱半至二钱。配尖槟榔为丸，善消虫积；合干漆灰为末，可定虫痛。杨士瀛曰：嗜酒人血入于酒为酒龟，多气人血入于气为气龟，虚劳人败血杂痰为血龟，如虫之行，上侵入咽，下蚀入肝，或附胁背，或引胸腹，惟用芜荑炒，兼暖胃、理气、益气之药，乃可杀之。若徒用雷丸、锡灰之类，无益也。张路玉曰：芜荑辛散，能祛五内、皮肤、骨节湿热之病，近世但知其有去疳杀虫及肠风、痔漏、恶疮、疥癣之用，殊失《本经》之旨。《千金》治妇人经带崩淋之病，每同泽兰、厚朴、薰本、白芷、细辛、防风、柏子仁、石斛辈用之，取其去子脏中风热垢腻也。但气甚膻臭，味亦恶劣，脾胃虚弱者忌。

阿魏 香木类。验真伪法：置熟铜器中一宿，沾处自如银色者为真。

味辛性温，气臭质黏。破癥，除虫，截疟；专杀小虫，善去积气。

按：阿魏入脾、胃二经，为消积杀虫、辟秽解毒之药。轻用一分至二分，重用三分至四分。配苏合香、公丁香为末，治尸注中恶；合五灵脂、狗胆汁为丸，消痞块噎膈。李时珍曰：阿魏消内积、杀小虫，故能解毒辟邪，治疟疾疳痨、尸疰冷痛诸证。张路玉曰：阿魏消内积杀虫，治癖积为药，同麝香、硫黄、苏合，贴一切块有效。喜芳香而恶臭烈，凡脾胃虚人，虽有积滞，不可轻投。

雄黄 石类。入香油熬化，或米醋入萝卜汁煮干用，生则有毒，伤人。

味苦辛，性温烈。杀虫治疥，辟秽除邪；化内聚痰涩之积，涂外伤蛇虺之灾；既消瘀血，亦去疳痨。

按：雄黄入肝、胃二经，为解毒驱虫、去瘀消涎之药。轻用五厘，重用一分。配朱砂为末，治小儿诸痫；合大蒜捣丸，治五尸诸病；配火硝炼丹，治痰闭神昏；合荆芥研细，治中风舌强。抱朴子曰：带雄黄入山林即不畏蛇。若蛇中人，以少许敷之立愈。寇宗奭曰：雄黄焚之，蛇皆远去。张路玉曰：雄黄，阳气之正，能破阴邪、杀百虫、辟百邪，故《本经》所主皆阴邪蚀恶之病。胜五兵者，功倍五毒之药。也治惊痫痰涎及射工沙虱毒，与大蒜合捣涂之，同硝石煮服，立吐腹中毒虫。《外台秘要》雄黄敷箭毒，《摄生妙用》雄黄、绿豆粉、人乳调敷酒糟鼻赤，不过三五次愈，皆取其解毒杀虫之功耳。

雌黄 石类。银花、生甘草煮透，研细。

味辛性平，质燥有毒。消恶疮诸毒，杀虫虱身痒；身面白驳皆治，痨嗽冷痰亦效。

按：雌黄入肺、肝、胃三经，为解毒杀虫、消痰辟恶之药。轻用一分，重用二分。配雄黄蜡丸，治停痰在胃；合甘草饭丸，治反胃吐食。李时珍曰：雌黄、雄黄同产，但山阴、山阳受气不同分别，故服食家重雄黄，取其得纯阳之精也，雌黄则兼有阴气故耳。若夫治病，则二者之功亦仿佛，大要皆取其温中、搜风、杀虫、解毒、祛邪焉尔。张路玉曰：雌黄单治疮杀虫而不能治惊痫痰疾。《本经》治恶疮头秃癞疥，与雄黄之治寒热鼠瘘迥不同。

蟑螂 虫类。

《纲目》名飞蠊。去翅足，取枣肉炒香用。

味咸性寒，气臭质滑。通血脉而下气，专消瘀血癥坚、破积聚以杀虫，能治疳痨腹大。

按：蟑螂入肝、胃、肠三经，为通血驱虫、消食和气之药。轻用一钱，重用五钱。配净糖，治积食疳痨；合蛀虫，消腹中癥瘕。李时珍曰：徐之才云，立夏之日，蜚蠊先生，为人参、茯苓使，主脐中，七节，保神守中。则西南夷食之，亦有谓也。

蟾蜍 虫类。捕取，风干泥固，煅存性用，俗名癞蛤蟆。

味辛而甘，性凉微毒。杀虫消滞，善治小儿疳痨；解毒疗痈，能除男妇疔疮。

按：蟾蜍入肺、胃、肠三经，为杀虫拔毒、去积消疳之药。轻用三分至五分，重用六分至八分。配皂角炭、蛤粉、麝香糊丸，治五疳八痢；合胡黄连、青黛、冰片油调，搭腮穿牙疳。李时珍曰：蟾蜍，土之精也。上应月精而性灵异，穴土食虫，又伏山，精制蜈蚣，能入阳明经，退虚热，引湿气，杀虫蜃而为疳病痈疽诸疮要药也。张路玉曰：蟾蜍能化万物、治毒，故取以杀疳积、治鼠瘘、阴蚀、疽疬，烧灰敷恶疮并效。又如发背疔肿初起，以活蟾蜍一只系定，放肿上半日，蟾必昏愦，即放水中以救其命，再换一只如前，蟾必踉跄，再易一只，其蟾如旧，则毒散矣。张兆嘉曰：蟾皮辛甘凉，有小毒，凡小儿疳积、脾肺湿热蕴结，此物能行湿气，除热邪，杀虫积，服之能使蕴蓄之邪发于外，自脾及肺之病乃愈耳。

石榴根皮 果类。酒炒黑用。如无根皮，石榴皮亦可代用。

味苦酸涩，性温质黏。功擅驱虫，亦能止痢；吐血漏精既效，血崩带下亦灵。

按：石榴根皮入大肠、内肾、子宫三经，为杀虫敛肺、固肾涩肠之药。轻用四分，重用七分。配陈米、冰糖煮粥，治寸白蛔虫；合生姜、芽茶煎汤，治寒热下痢。李时珍曰：石榴根皮收敛，故入断下崩中之药。或云白石榴皮治白痢，赤石榴皮治赤痢，亦通。张路玉曰：榴味甘酸，多食伤肺损齿而生痰涎；其皮涩温，能治下痢滑脱。若久痢，用皮烧灰，人参汤下一钱，屡验。又曰：石榴入肺、肾、大肠血分，须炒黑用，功专固涩。凡虚寒久嗽与夫下血崩带等症无一毫邪热者，皆可用之。

楝根皮 灌木类。拣白者去粗皮,晒干,蜜酒炒用。

味苦性寒,兼有微毒。利大肠而杀蛔虫,散游风而除热毒。醋和涂顽癣痒疥,煎汤洗风痔恶疮。

按:楝根皮入胃、肠二经,为泻火杀虫、去积解毒之药。轻用二分至三分,重用五分至一钱。配炒芜荑研末,入鸡蛋内煮熟,去小儿蛔虫;合麝香为丸,用米饮汤送下,治风虫消渴。《大明》曰:雄者根赤,大毒,吐泻杀人,不可误服;雌者入服,食每一钱,可入糯米五十粒同煎杀毒。若泻者,以冷粥止之,不泻者以热葱粥发之。张路玉曰:苦楝根皮治虫毒,煎汤服之即使吐出,又能杀虫治疟。张兆嘉曰:楝根白皮专杀虫积,洗服皆效。如煎服,当去粗皮,以近泥有毒也。

消化酒毒药(计三品)

枳椇子 果类。

味甘,性平,质润。止泻除烦,去头风而清膈热;润肠利尿,解酒毒以滋脏阴。枝叶煎膏,功同蜂蜜。

按:枳椇子入脾、胃、肾、大肠四经,为专解酒毒、助升津液之药。轻用二钱至三钱,重用四钱至五钱。配麝香,善消酒果;合橄榄,专解酒毒。朱丹溪曰:一男子年三十余,因饮酒发热,又兼房劳虚乏,乃服补气血之药加葛根,以解酒毒,微汗出反懈怠,热如故,乃气虚不禁,葛根之散也,必须枳椇子解其毒,遂煎药中加用之,乃愈。张路玉曰:枳椇子,金钩树之子也。《本草》只言木能败酒,屋有此木,其内酿酒不佳。丹溪治酒病往往用其实,又能止渴除烦,去膈上热,润五脏,利大小便。多服发蛔虫,以其大甘助湿热之故。张兆嘉曰:枳椇子一名鸡距子,其形屈曲如鸡之距也,又名龙爪。小儿尝购食之,味甘性平,入脾胃,生津液,解烦渴，专解酒毒。

葛花 蔓草类。

味辛微甘，性平质涩。专主消酒解肌，亦止肠风下血。

按：葛花入胃、肠二经，为专解酒毒、发泄肌表之药。轻用六分至八分，重用一钱至钱半。配枳椇子，止渴解酲；合银花炭，清肠止血。张路玉曰：葛花大开肌肉，发泄伤津。李东垣：葛花解酲汤用之，兼人参。

橄榄 果类。一名青果。

味酸甘，性温平。下气醒酒，消食除烦，开胃生津，厚肠止泻，清咽喉而止渴化痰浊，镇惊，下鱼骨鲠，解河豚毒。药制固妙，点茶亦佳。

按：橄榄入肺、胃、肠三经，为解酒消毒、涤浊化痰之药。轻用二枚，重用四枚。配生莱菔煎汤代茶，治风火喉痛；合羊胫骨煅研油调，搽耳足冻疮。张路玉曰：橄榄先涩后甘，生津止渴，开胃消痰，醉饱后及寒痰结嗽宜之，热嗽不可误服。病人多食，令气上壅，以其性温而涩，聚火气于胃也。沈金鳌、丹溪翁谓橄榄性热，能致上壅，不可多食。然其热在于两头，若切去之用中，叚便不热矣。

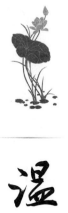

温

热

验

方

温热验方

栀豉汤

焦山栀三钱　　淡豆豉三钱

葛根芩连汤

生葛根钱半　　青子芩钱半　　小川连八分　　炙草六分

麻杏石甘汤

青麻黄六分　　光杏仁三钱　　生石膏四钱　　炙草五分

黄芩汤

青子芩三钱　　生白芍钱半　　生甘草八分　　红枣两枚

葳蕤汤

生玉竹钱半　　青麻黄五分　　光杏仁一钱　　川芎六分

青木香八分　　东白薇一钱　　独活八分　　炙草五分

按：此方为冬温咳嗽，咽干痰结，发热自利之专药，即春时伏气发温，更感于风之证，亦不出此。妙在麻黄配石膏，则有分解寒热互结之功。倘病势较轻，去麻黄、石膏、独活、川芎、杏仁等味。加葱白、香豉之类足矣。如果热势郁结急须开泄者，麻黄、石膏又所必需。在用方者临病之权衡耳。

六神通解散

青麻黄五分　　生石膏五钱　　杜苍术八分　　黄芩钱半

飞滑石三钱　　生甘草五分　　淡香豉三钱　　葱白三枚

藿朴夏苓汤

杜藿香二钱　　真川朴一钱　　姜半夏钱半　　赤苓三钱

光杏仁三钱　　生苡仁四钱　　白蔻末六分　　猪苓钱半

淡香豉三钱　　建泽泻钱半

茵陈胃苓汤

杜苍术一钱　　真川朴一钱　　炒广皮钱半　　浙苓三钱

生晒术钱半　　川桂枝五分　　建泽泻钱半　　猪苓钱半

炙甘草五分

先用西茵陈八钱，煎汤代水。

茵陈五苓散

西茵陈三钱　　生晒术钱半　　川桂枝六分　　浙苓三钱

建泽泻二钱　　猪苓二钱

除疸丸

阿硫黄三两　　净青矾一两

以上两味，水泛为丸，姜半夏粉一两为衣。每服一钱或钱半，一日两次。为治黄疸之第一良方。

清热渗湿汤

焦川柏钱半　　制苍术一钱　　小川连八分　　泽泻钱半

生晒术一钱　　淡竹叶钱半　　生甘梢五分　　赤苓三钱

黄连温胆汤

小川连_{八分}　　小枳实_{钱半}　　姜半夏_{钱半}　　赤苓_{三钱}

新会皮_{钱半}　　生甘草_{五分}　　鲜刮淡竹茹_{五钱，煎汤代水}

藿香左金汤

杜藿香_{三钱}　　吴茱萸_{二分}　　小川连_{六分}　　广皮_{二钱}

姜半夏_{钱半}　　炒枳壳_{钱半}　　炒车前_{钱半}　　赤苓_{三钱}

六一散_{四钱}　　细木通_{一钱}　　建泽泻_{二钱}　　猪苓_{钱半}

先用鲜刮淡竹茹五钱，炒香鲜枇杷叶一两，井水、河水各一碗，煎至一碗，分两次服。服后毋多饮茶，多饮茶则连药吐出，不得药力矣，切宜忍耐。

按：夏秋霍乱，多因湿遏热伏，兼饮食过饱而发，亦有触秽恶而发者。此方化滞通瘀以止呕，分利小便以止泻，为夏秋热霍乱证正治法。惟黄连、吴茱萸分两，随湿热轻重配合为要。凡治泄泻转筋，瘀痛鸣肠，烦渴吐蛔，眍陷失音，手足厥冷，爪紫，脉伏或微者，即用此汤。和阴阳，治呕泻，投之辄效。

附加减法：舌赤营热，加广郁金三钱、苏丹参三钱，去茱萸、半夏。热闭昏烦，加行军散二分、鲜石菖蒲汁四匙。气冲呃逆，加母丁香五分、柿蒂三十个。脘腹痛甚，加炒延胡钱半、紫金片四分。若转筋甚，加酒炒木瓜钱半、生苡仁六钱，原方去竹茹、枇杷叶，用丝瓜络、宽筋草各一两，煎汤代水。若泻止，呕数日不止，加绢包旋覆花三钱、代赭石四钱，原方去二苓、滑、泽、车前、木通。若渴甚烦热，加生石膏六钱、西瓜汁一瓢，原方去萸、夏、藿、枳、二苓、滑、通。若吐蛔多。加乌梅肉五分、胡连六分、炒川椒二分。

绛矾丸

杜苍术_{五钱}　　真川朴_{八钱}　　广皮_{六钱}　　炒焦甘草_{三钱}

皂矾_{五钱，面裹烧红}

煮红枣肉为小丸，姜半夏粉一两为衣。每服钱半或二钱。一日两次，淡姜汤送下。

蚕矢汤

晚蚕砂_{五钱}　　生苡仁_{四钱}　　大豆卷_{四钱}　　通草_{一钱}

陈木瓜_{三钱}　　仙露夏_{一钱}　　焦山栀_{钱半}　　黄芩_{一钱}

小川连_{二钱}　　吴茱萸_{三分，拌炒}

地浆或阴阳水煎，稍凉徐服。

按：此方分量悉遵原方。专治霍乱转筋，肢冷腹痛，口渴烦躁，目陷脉伏，湿阻热郁之时行急证。

燃照汤

飞滑石_{四钱}　　真川朴_{一钱}　　焦山栀_{二钱}　　黄芩_{钱半}

制半夏_{一钱}　　淡香豉_{三钱}　　省头草_{钱半}

水煎去滓，研冲白蔻仁八分，温服。苔腻而厚浊者，去白蔻仁，加草果仁一钱。

连朴饮

小川连_{一钱}　　真川朴_{二钱}　　石菖蒲_{一钱}　　香豉_{三钱}

制半夏_{一钱}　　焦山栀_{三钱}　　水芦根_{二两}

煎汤代水。

星香导痰丸

制南星三两　　　制半夏三两　　　香附子三两　　　陈皮五两

上四味同研末，姜汁皂角膏糊丸，梧桐子大。每服三钱，开水送下。

按：丹溪翁云：此家传秘方，治痰嗽气逆屡验。

沉香百消曲

五灵脂一斤　　　制香附一斤　　　黑丑二两　　　白丑二两

上沉香一两

制法仿六神曲，每块一钱。

按：此曲善能消水消食，消痞消痰，消气消滞，消瘀消痫，消蛊消膈，并痰迷心窍等症俱治，其功甚捷。

加味枳实栀豉合小陷胸汤

小枳实钱半　　　焦山栀三钱　　　淡豆豉三钱　　　连翘三钱

瓜蒌仁五钱　　　姜半夏二钱　　　小川连八分　　　条芩二钱

西茵陈二钱　　　姜水炒木通一钱

先用活水芦根二两、灯心一钱，煎汤代水。

加味芦根饮子

水芦根二两　　　鲜竹茹五钱　　　南花粉三钱　　　知母三钱

生粳米三钱　　　鲜荷叶包　　　生姜皮五分

加减白虎汤

生石膏八钱　　　白知母四钱　　　生甘草八分　　　鲜竹叶五十片

先用西瓜翠衣四两，鲜枇杷叶一两，去毛净，剪去大筋，煎汤代水。

加减银翘散

光杏仁钱半 　　牛蒡子钱半 　　木贼草八分 　　银花钱半

瓜蒌皮钱半 　　川贝母三钱 　　老紫草三钱 　　连翘三钱

粉丹皮钱半 　　鲜竹叶三十片

加味二陈汤

姜半夏三钱 　　浙茯苓四钱 　　北细辛三分 　　广皮二钱

白芥子八分 　　生苡仁六钱 　　飞滑石四钱 　　猪苓二钱

建泽泻二钱 　　炙甘草六分

先用丝通草三钱，煎汤代水。

加味五苓散

生晒术钱半 　　浙茯苓四钱 　　川桂枝六分 　　拌滑石六钱

建泽泻二钱 　　水芦根一两 　　淡竹叶钱半 　　猪苓钱半

加味小陷胸汤

瓜蒌仁五钱 　　姜半夏二钱 　　小川连一钱 　　枳实二钱

真川朴一钱 　　带皮苓四钱 　　新会皮二钱

加减半夏泻心汤

姜半夏三钱 　　小川连一钱 　　青子芩二钱，均用姜水炒

飞滑石四钱 　　丝通草钱半 　　淡竹沥一瓢 　　姜汁四滴

控涎丹

白芥子、甘遂、大戟各一两，研末。姜汁糊丸。每服十丸，重则服三十丸，淡姜汤送下。

伐木丸

制苍术一斤　　黄酒曲二两，同苍术炒赤色

皂矾半斤，醋拌晒干，入阳城罐火煅。醋糊丸，梧子大。每服三四十丸，好酒、米汤任下，日二三服。

按：张三丰仙传方云：此乃上清金蓬头祖师所传，治黄肿如土色，其效如神。李时珍云：绛矾丸不及此方之妙。

加味连茹橘半汤

小川连一钱　　青子芩二钱　　龙胆草一钱　　广皮钱半

仙露夏钱半　　鲜石菖蒲根叶钱半

先用鲜竹茹五钱、鲜茅根一两，煎汤代水。

加减小陷胸合半夏泻心汤

瓜蒌仁五钱　　仙露夏二钱　　小川连一钱　　条芩二钱

淡竹沥一瓢　　生姜汁四滴

昌阳泻心汤

条芩一钱　　仙露夏一钱　　苏叶四分　　小川连六分

真川朴八分　　紫菀三钱　　鲜石菖蒲钱半

先用鲜竹茹五钱、鲜枇杷叶一两，去毛，抽筋，活水芦根二两煎汤

温
热
验
方

239

代水。

按：此方除痰泄热，宣气通津，专治暑秽夹痰，酿成霍乱，胸痞心烦，神昏谵语，或渴或呃，或呕酸吐苦，汤水碍下，小便秘涩等症。

太乙紫金丹

山慈菇_{二两}　　川文蛤_{二两}　　苏合油_{两半}　　大戟_{两半}

白檀香_{两半}　　安息香_{两半}　　千金霜_{一两}　　琥珀_{五钱}

明雄黄_{五钱}　　当门子_{三钱}　　梅冰_{三钱}

上十一味，各研极细，再合研匀，浓糯米饮杵丸，每重钱许，外以飞金为衣。

按：薛一瓢先生云：此丹比苏合丸而无热，较至宝丹而不凉，兼玉枢丹之解毒，备二方之开闭。专治霍乱痧胀，岚瘴中恶，水土不服，喉风中毒，蛇犬虫伤，五绝暴厥，癫狂痫痉，鬼胎魇魅，及暑湿温疫之邪弥漫熏蒸，神明昏乱，危急诸证。

厥证返魂丹

飞辰砂　　明雄黄　　生玳瑁　　麝香　　白芥子_{各二钱半}

上药同研如粉，于磁器中熔安息香，和丸如绿豆大。

按：此丹专治尸厥不语，或冲恶不语。每服五丸，用童便化下。小儿热风痉厥，只服一丸。

承气陷胸汤

小枳实_{钱半}　　真川朴_{八分}　　生锦纹_{三钱}　　川连_{一钱}

瓜蒌仁_{六钱}　　仙露夏_{三钱}

先用活水芦根、鲜冬瓜子各二两，煎汤代水。阴虚者加鲜生地一两、元参五钱。

小陷胸汤合朴黄丸

瓜蒌仁六钱　　仙露夏三钱　　朴黄丸三钱　　川连八分

上药煎成，用绢筛滤清服。

朴黄丸

真川朴　　　陈皮各十二两　　制锦纹一斤四两　木香四两

上用荷叶水泛为丸，如绿豆大。每服三钱，开水下。小儿二钱。

枳实导滞丸

制锦纹一两　　小川连三钱　　浙茯苓三钱　　建泽泻二钱

青子芩　　　生晒术各三钱　　小枳实　　　六神曲各五钱

神芎导水丸

生锦纹　　　青子芩各二两　　炒黑丑　　　飞滑石各四两

小川连　　　苏薄荷　　　　川芎各五钱

上为细末，滴水为丸，如小豆大。温水下十丸至十五丸，每服加十丸，
日三服。冷水下亦得。

按：此丸泻湿热，消酒食，清头目，利咽喉，能令胃肠结滞宣通，气
和而愈。屡用辄效。

陆氏润字丸

酒炒锦纹一两

制半夏　前胡　山楂肉　天花粉　广陈皮　白术　枳实　槟榔各一钱二分五厘

每药须略炒或晒干为末，姜汁打神曲为丸，如梧子大。每服二三钱。

按：此九善治湿热食积，胸满不食，腹痛便闭，及夏秋赤白痢等证，最稳最灵。方载《陆养愚三世医验》中。

调胃承气汤

生锦纹一钱　　　元明粉钱半　　　炙甘草六分

犀连承气汤

白犀角一钱　　　小川连一钱　　　生锦纹三钱　　　枳实钱半
元明粉三钱　　　真川朴五分

桃仁承气汤

原桃仁三钱　　　生锦纹二钱　　　元明粉钱半　　　桂枝三分
生甘草六分

按：此汤乃仲景原方，吴又可去桂枝、甘草二味，加当归、赤芍、丹皮各二钱，亦名桃仁承气汤。吴鞠通去元明粉、桂枝、甘草三味，加细生地六钱，丹皮四钱，泽兰二钱，人中白二钱，名加减桃仁承气汤。同一治蓄血证，凉血通瘀之功，较原方尤胜。

犀角地黄汤

白犀角一钱　　　鲜生地一两　　　粉丹皮三钱　　　赤芍二钱

茵陈蒿汤

西茵陈五钱　　　焦山栀四钱　　　生锦纹二钱

千金生地黄汤

鲜生地_{二两}　　生锦纹_{一钱}　　生甘草_{八分}　　红枣_{四枚}
芒硝_{一钱}

养荣承气汤

鲜生地_{一两}　　油当归_{三钱}　　生白芍_{二钱}　　知母_{三钱}
生锦纹_{一钱}　　小枳实_{钱半}　　真川朴_{五分}

雪羹加味煎

淡海蜇_{四两}　　大荸荠_{六个}　　鲜地汁_{二瓢}　　元参_{三钱}
瓜蒌仁_{五钱}　　鸭梨汁_{一瓢}　　净白蜜_{二匙}　　姜汁_{二滴}
先用鲜冬瓜皮子一个，同海蜇、荸荠，煎汤代水。

阿胶鸡子黄汤

真阿胶_{钱半}　　左牡蛎_{五钱}　　大生地_{四钱}　　白芍_{三钱}
女贞子_{三钱}　　黄甘菊_{二钱}　　鸡子黄_{一枚}　　童便_{一盅}
按：此方甘咸静镇，善息肝风。专治肝风上翔，头眩心悸，耳鸣躁扰，狂厥等症。

导赤散合加味虎杖散

鲜生地_{一两}　　淡竹叶_{钱半}　　生甘梢_{八分}　　木通_{一钱}
杜牛膝_{一两}　　芫蔚子_{三钱}　　琥珀末_{五分}　　麝香_{一分}

猪苓汤合瘕鼠矢散

飞滑石_{四钱}　　真阿胶_{一钱}　　建泽泻_{二钱}　　猪苓_{二钱}

两头尖_{一钱}　　赤茯苓_{钱半}　　韭菜白_{一钱}

新定达原饮

真川朴_{八分}　　花槟榔_{钱半}　　草果仁_{五分}　　枳壳_{钱半}

焦山栀_{三钱}　　淡豆豉_{三钱}　　青子芩_{二钱}　　桔梗_{钱半}

知母三钱　　　鲜荷叶包六一散_{三钱}

先用活水芦根二两，北细辛三分，煎汤代水。

加减甘露饮

细生地_{四钱}　　西洋参_{钱半}　　淡天冬_{钱半}　　麦冬_{二钱}

青子芩_{一钱}　　西茵陈_{钱半}　　鸭梨汁_{一瓢}　　蔗浆_{一瓢}

先用炒香鲜枇杷叶一两，鲜茅根二两，煎汤代水。

参麦六味汤

潞党参_{三钱}　　提麦冬_{三钱}　　大熟地_{四钱}　　淮药_{二钱}

山萸肉_{钱半}　　浙茯苓_{三钱}　　粉丹皮_{钱半}　　泽泻_{钱半}

加减复脉汤

炙甘草_{六钱}　　大生地_{六钱}　　生白芍_{六钱}　　麦冬五钱

真阿胶_{三钱}　　大麻仁_{三钱}

脉虚大欲散者，加人参二钱。

石氏犀地汤

白犀角一钱　　　鲜生地一两　　　青连翘三钱　　　银花二钱

广郁金三钱　　　鸭梨汁一瓢　　　淡竹沥一瓢　　　姜汁二滴

鲜石菖蒲根叶钱半

先用活水芦根二两，灯心一钱，煎汤代水。

按：此方凉血开闭，泄热化湿，凉而不遏，润而不腻，用药最为空灵。善治邪传包络，化燥伤阴，神昏谵妄，舌赤无苔等证。屡用辄效。如或不应，再用瓜霜紫雪丹或新定牛黄清心丸透热宣窍，功力尤胜。

瓜霜紫雪丹

白犀角　　　　　羚羊角　　　　　青木香　　　　　上沉香各五钱

寒水石　　　　　石膏　　　　　　灵磁石　　　　　飞滑石各五两

元参　　　　　　升麻各一两六钱　朱砂五钱　　　　生甘草八钱

公丁香二钱　　　麝香一钱二分　　金箔一两　　　　西瓜硝八钱

冰片三钱

制法照《局方》紫雪。

按：此方以西瓜硝八两为君，又加冰片三钱。方载方省庵喉科，较《局方》紫雪尤胜。专治邪火毒火穿经入脏，狂越躁乱，发斑发黄，瘴毒疫疠，蛊毒鬼魅，口疮脚气，小儿惊痫火痘，咽痛喉风，重腭痰核，舌疔紫泡等证。善能消解，其效如神。

拔萃犀角地黄汤

白犀角一钱　　　鲜生地两半　　　生锦纹三钱　　　川连一钱

青子芩二钱

叶氏加减复脉汤

炙甘草一钱　　大生地钱半　　真阿胶钱半　　麦冬三钱

吉林参五分　　生苡仁四钱　　北沙参四钱　　燕窝一钱

南枣两枚　　　枇杷叶三钱，去毛蜜炙

咳血加白及一钱，夜热加地骨皮四钱，便溏、舌燥去生地。

三甲复脉汤

生龟板六钱　　生鳖甲五钱　　生牡蛎六钱　　生地四钱

真阿胶钱半　　炙甘草一钱　　生白芍三钱　　麦冬三钱

大麻仁三钱

邵氏热郁汤

苏薄荷八分　　青连翘钱半　　瓜蒌皮钱半　　焦栀三钱

广郁金三钱　　青子芩钱半　　生甘草六分　　桔梗一钱

鲜竹叶三十片　青蒿露一两，冲

犀地桑丹汤

白犀角八分　　鲜生地八钱　　冬桑叶三钱　　丹皮二钱

生山栀三钱　　青连翘三钱　　老紫草三钱　　子芩钱半

青蒿脑钱半　　元参心二钱　　池菊花三钱　　知母三钱

先用活水芦根二两，鲜茅根二两，嫩桑枝一两，鲜竹叶五十片，煎汤代水。

更衣丸

芦荟_{七钱}　　　飞辰砂_{五钱}

上药滴酒和丸，辰砂为衣，每服二钱，代代花五朵泡汤送下。

按：此丸专治肝火烁液、液枯肠燥、大便秘结等症，奏功甚捷。

犀羚白虎汤加味方

白犀角_{一钱}　　　羚角片_{钱半}　　　生石膏_{八钱}　　　知母_{四钱}

生甘草_{八分}　　　陈仓米_{三钱}　　　陈金汁_{一两}　　　甘罗根汁_{一瓢}

荷叶包白头蚯蚓_{三只}　　和匀同冲。

上药先将犀羚二味，用水四碗，煎成二碗。代水煎药。

按：此方凉血解毒，清热存津，不特透发斑疹，即火风发痉亦甚效。

千金生地黄煎

生玉竹_{三钱}　　　天花粉_{二钱}　　　地骨皮_{三钱}　　　茯神_{三钱}

生石膏_{四钱}　　　白知母_{三钱}　　　鲜竹沥_{一瓢}　　　生姜汁_{四滴}

净白蜜_{半钱}　　　鲜生地汁　　　麦冬汁_{各二瓢}

上药用水两碗，将前六味煎成一碗，去渣，加地、冬等四汁及白蜜，再煎数沸。冬月煎膏尤妙。

按：此方生液凉血、清火撤热兼擅其长。善治积热烦渴，日晡转剧，喘咳面赤，能食便秘等证。若加西洋参钱半，乃治虚热之良剂。

加减竹叶石膏汤

西洋参_{一钱}　　　生石膏_{三钱}　　　生甘草_{八分}　　　麦冬_{钱半}

仙露夏_{一钱}　　　青蔗浆_{一钱}　　　生姜汁_{两滴，和匀同冲}

先用鲜刮淡竹茹三钱，鲜茅根一两，鲜稻穗三枝，煎汤代水。

加减犀羚二鲜汤

鲜生地一两　　　鲜金钗三钱　　　生石膏一两　　　川连一钱

甘中黄一钱　　　人中白五分　　　陈金汁一两　　　元参五钱

新银花三钱　　　青连翘三钱　　　东白薇五钱　　　池菊三钱

先用白犀角一钱，羚羊角钱半，鲜茅根一两，同石膏用水四碗，煎成两碗，去渣，再煎前药至一碗，冲入金汁服。

滋液救焚汤

白犀角一钱　　　鲜生地一两　　　玄精石一钱　　　麦冬二钱

西洋参钱半　　　大麻仁三钱　　　生甘草八分　　　阿胶一钱

柏子仁二钱　　　紫石英三钱　　　西牛黄一分，调服

龙胆泻肝汤

龙胆草八分　　　生山栀钱半　　　青子芩二钱　　　银胡一钱

鲜生地五分　　　车前子钱半　　　生甘梢八分　　　归须八分

建泽泻钱半　　　细木通八分

按：此方专治胁痛，口苦耳聋，耳肿筋痿，阴湿、阴痒、阴肿，血淋，溲血等证。凡属肝肾实火者均效。

平阳清里汤

生石膏六钱　　　生甘草六分　　　青子芩钱半　　　知母三钱

小川连八分　　　生川柏六分

先用白犀角六分，羚角一钱，煎汤代水。

清燥救肺汤

霜桑叶三钱　　　甜杏仁三钱　　　黑芝麻一钱　　　阿胶八分

西洋参一钱　　　生石膏二钱　　　生甘草八分　　　麦冬钱半

蜜炙枇杷叶三钱

痰多，加瓜蒌仁四钱，岩制川贝三分；血枯，加大生地三钱、白木耳五分；火旺生风，加犀角五分，羚角一钱。

岩制川贝

川贝母一斤　　　研细末，浸以竹沥三次，海粉汁二次。再加柿霜三两二钱。春冬加麻黄末一两六钱，夏秋加皂角刺一两六钱，研末，作成锭，每重一钱。

按：此药历经实验，凡属肝火烁肺，液郁为痰，久嗽不出，不拘火痰、燥痰、黏痰、胶痰，投无不效。惟寒嗽稀痰，湿嗽糊痰，均不可服。

葛氏保和汤

甜杏仁三钱　　　生苡仁三钱　　　真阿胶八分　　　川贝三钱

天花粉二钱　　　炙百部钱半　　　淡天冬一钱　　　知母二钱

杜兜铃一钱　　　炙甘草五分　　　薄荷梗五分　　　麦冬二钱

款冬花三钱　　　苏百合一钱　　　甜桔梗五分　　　紫菀钱半

当归身五分　　　紫苏旁枝五分

按：葛可久原方云：此方治痨嗽肺痿，服之决效。

附加减法：血盛加藕节五个，茅根一两，煎汤代水；痰盛加瓜蒌仁四钱，淡竹沥一瓢；喘盛加苏子八分，白前二钱；热盛加生桑皮三钱，地骨皮五钱。

润肺雪梨膏

生地　　茅根　　藕肉各取汁十杯　　雪梨六十只，取汁二十杯

萝卜　　麦冬各取汁五杯

将六汁煎炼，入蜜一斤，饴糖八两，姜汁半杯，再熬如稀糊，则成膏矣。每服一瓢，开水化服，一日三次。

青蒿鳖甲煎

青蒿脑钱半　　生鳖甲四钱　　霜桑叶二钱　　丹皮二钱

鲜生地四钱　　白知母三钱　　地骨皮五钱　　银胡钱半

顾氏清金散

生桑皮三钱　　地骨皮四钱　　生甘草八分　　麦冬二钱

苏百合三钱　　款冬花三钱　　生苡仁五钱　　川贝三钱

生藕汁一杯　　清童便一杯，同冲

先用枇杷叶一两去毛净，鲜茅根一两，煎汤代水。

按：此方清肺润燥，降气消痰。专治阴虚咳嗽，痰中带血，或咳血。顾松园治肺痨初起，自制此方，随症加减，屡用辄效。

顾氏保阴煎

大熟地四钱　　大生地三钱　　淡天冬二钱　　麦冬三钱

生玉竹三钱　　炙鳖甲四钱　　炙龟板四钱　　山药三钱

浙茯苓三钱　　淮牛膝二钱　　龙眼肉十朵

骨蒸有汗，加地骨皮五钱，煅牡蛎四钱；无汗，加粉丹皮钱半，全青蒿一钱。腰膝痛，加甘杞子三钱，川杜仲二钱。盗汗，加炒枣仁三钱，五

味子三分。咳嗽，加苏百合三钱，款冬花三钱，蜜炙枇杷叶三钱。痰多，加川贝三钱，竹沥一瓢。咳血，加藕汁、童便各一杯冲。食少，加炒米仁五钱，炒谷芽三钱。肺脏无热，右寸脉虚弱无力，加高丽参一钱，炙绵芪钱半。

按：此方甘咸滋肾，甘淡养胃。专治真阴虚衰，相火炽盛，发热在于午子前后，或但皮里骨蒸，五心常热，鼻中干燥，唇红颧赤，口苦舌干，耳鸣目眩，腰膝酸软，四肢无力，倦怠思卧，大便燥结，小便黄赤，六脉弦数，或虚数无力。若病日久，饮食少思，大便溏泄，午后洒淅发寒，少顷发热，热至鸡鸣寅卯时分，盗汗出而身凉，均以此方加减治之。

新加六味汤（一名经验加味地黄汤）

大生地三钱　　大熟地四钱　　浙茯苓三钱　　麦冬二钱

山萸肉钱半　　淮山药三钱　　粉丹皮钱半　　泽泻钱半

咳嗽，加苏百合三钱，蜜炙枇杷叶三钱。痰血，加梨汁、童便各一杯。热盛，加生桑皮三钱，地骨皮五钱。

六味加犀角汤

大熟地四钱　　山萸肉钱半　　浙茯苓三钱　　泽泻钱半

淮山药三钱　　粉丹皮钱半　　白犀角一钱

生脉散

别直参钱半　　原麦冬五钱　　北五味五分

大补阴丸

川柏　　知母各四两，俱用盐酒炒　　熟地　　炙龟板各六两共研细末，用猪脊髓一条蒸熟，炼蜜为丸。每服三钱，空心淡盐汤下。

张氏左归饮

大熟地三钱　　　山萸肉一钱　　　甘杞子二钱　　　山药钱半

粉丹皮钱半　　　炙甘草一钱

肺热而烦者，加辰砂染麦冬二钱，女贞子三钱。肺热而咳者，加苏百合二钱，川贝母三钱。血虚生热者，加阿胶一钱，生白芍三钱。咳血、吐血、便血，加鲜生地五钱，白木耳八分。

黄芩加半夏生姜汤

青子芩二钱　　　生白芍钱半　　　生甘草五分　　　红枣两枚

姜半夏钱半　　　鲜生姜两片

白虎加人参汤

生石膏四钱　　　白知母三钱　　　生甘草八分　　　粳米三钱

西洋参钱半

甘草汤

生甘草　　　炙甘草各一钱　　　泉水　　　童便各一碗，煮取一碗服

桔梗汤

白桔梗钱半　　　生甘草一钱

猪肤汤

猪肉皮一两，刮去白膏　　　　　　白蜜一两　　　炒米粉五钱

黄连阿胶汤

小川连_{钱半}　　真阿胶_{钱半}　　青子芩_{一钱}　　白芍_{一钱}
鸡子黄_{两枚}

大承气汤

生锦纹_{三钱}　　元明粉_{三钱}　　小枳实_{钱半}　　川朴_{一钱}

黄连汤

小川连_{八分}　　姜半夏_{一钱}　　川桂枝_{五分}　　干姜_{四分}
潞党参_{五分}　　炙甘草_{四分}　　大红枣_{四枚}

千金泻肝汤

生山栀_{三钱}　　淡香豉_{二钱}　　鲜生地_{五钱}　　大青_{一钱}
生石膏_{六钱}　　元明粉_{钱半}　　川柴胡_{六分}　　桂枝_{二分}

千金清肝饮

生山栀_{钱半}　　青子芩_{三钱}　　生石膏_{四钱}　　元参_{二钱}
元明粉_{钱半}　　鲜竹叶_{三十片}　　车前草_{两株}　　细辛_{二分}

千金清心汤

鲜生地_{一两}　　生山栀_{二钱}　　青子芩_{二钱}　　大青_{一钱}
生石膏_{四钱}　　白知母_{三钱}　　元明粉_{一钱}　　元参_{钱半}

温
热
验
方

253

千金清脾汤

羚羊角八分　　寒水石钱半　　元明粉一钱　　大青一钱

焦山栀三钱　　元参钱半　　射干八分　　升麻三分

千金清肺汤

青麻黄五分　　生石膏四钱　　光杏仁二钱　　前胡钱半

焦山栀三钱　　生甘草五分　　紫菀钱半　　大青一钱

千金清肾汤

西茵陈二钱　　焦山栀三钱　　元明粉一钱　　苦参五分

鲜生地五钱　　生葛根一钱　　淡豆豉三钱　　石膏四钱

鲜葱白两枚

千金清胃饮

生山栀三钱　　淡香豉三钱　　干薤白钱半，烧酒洗三次，捣烂

千金麦冬汤

提麦冬三钱　　炙甘草一钱　　生粳米三钱　　荷叶包煎

大红枣四钱　　鲜竹叶二十四片

千金栀豉加石膏鼠矢汤

焦山栀三钱　　淡豆豉三钱　　生石膏六钱　　两头尖五十粒，包煎

千金栀豉加鼠矢大黄汤

焦山栀三钱　　　淡香豉三钱　　　生锦纹一钱　　　两头尖五十粒，包煎

知母解肌汤

白知母三钱　　　生石膏六钱　　　生葛根一钱　　　麻黄五分
生甘草五分

漏芦橘皮汤

漏芦钱半　　　　新会皮钱半　　　光杏仁三钱　　　麻黄五分
煨甘遂八分　　　青子芩二钱

肘后黑膏

鲜生地二两　　　淡香豉五钱　　　猪板油五钱　　　腰黄三分
麝香一分冲

（补）备急黑奴丸

釜底墨一两　　　梁上尘二两　　　灶突墨一两　　　麻黄三两
生锦纹二钱　　　元明粉一两　　　青子芩一两

上七味研细，用蜜和如弹子大，新汲井水，磨汁一碗，服之。若渴，
但与井水，须臾当寒，寒讫便汗，则解。

小品茅根汤

鲜茅根一两　　　生葛根二钱

枇杷叶饮子

枇杷叶二两，去毛净，剪去大筋　　鲜茅根一两

茅根橘皮汤

鲜茅根一两　　新会皮三钱　　生葛根一钱　　官桂五分

删繁香豉汤

淡香豉三钱　　生山栀三钱　　生石膏六钱　　大青一钱

元明粉钱半　　升麻一钱　　葱白五个

深师芍药汤

生白芍钱半　　小川连四分　　青子芩二钱　　官桂三分

瓜蒌仁四钱　　生甘草三分

解肌汤

生葛根钱半　　青子芩二钱　　生白芍一钱　　官桂三分

青麻黄三分　　生甘草三分

知母干葛汤

白知母三钱　　生石膏六钱　　青子芩二钱　　防风一钱

生玉竹钱半　　光杏仁二钱　　广木香五分　　川芎五分

制南星八分　　西潞党五分　　炙甘草二分　　麻黄四分

羌活三分　　升麻二分　　生葛根八分

瓜蒌根汤

瓜蒌根三钱　　　生石膏四钱　　　生葛根一钱　　　防风五分

南沙参钱半　　　生甘草五分

汉防己汤

汉防己钱半　　　生芪皮一钱　　　生晒术一钱　　　炙草三分

鲜生姜两片　　　大红枣两枚

白虎加苍术汤

生石膏六钱　　　白知母三钱　　　杜苍术一钱　　　生甘草六分

生粳米三钱，荷叶包

葛根橘皮汤

生葛根钱半　　　新会皮二钱　　　光杏仁钱半　　　知母钱半

青子芩钱半　　　生甘草五分　　　青麻黄三分

黄连橘皮汤

小川连一钱　　　新会皮三钱　　　光杏仁钱半　　　枳实八分

生葛根一钱　　　真川朴八分　　　生甘草五分　　　麻黄三分

白虎加桂枝汤

生石膏六钱　　　白知母四钱　　　川桂枝八分　　　生甘草六分

生粳米三钱，荷叶包

温
热
验
方

257

疟母煎圆

鳖甲胶十二分　葶苈　石韦　桃仁　半夏各二分

黄芩　乌扇　鼠妇　干姜　大黄　肉桂　紫葳　厚朴各三分

朴硝十二分　　　柴胡六钱　　　䗪䗪六分　　　人参　瞿麦各一分

牡丹皮　芍药　虻虫各五分　　　阿胶　蜂窠各四分

上药研细，以鳖甲胶化烊，捣丸如桐子大

桂枝石膏汤

川桂枝六分　　生石膏六钱　　青子芩二钱　　升麻三分

生山栀二钱　　白药子一钱　　生甘草五分　　葛根五分

栀子升麻汤

生山栀二钱　　生石膏六钱　　鲜生地六钱　　升麻五分

川柴胡八分

凉膈合天水散

元明粉钱半　　生锦纹一钱　　青子芩二钱　　薄荷一钱

焦山栀三钱　　天水散四钱　　鲜竹叶三十片　连翘三钱

大柴胡合大承气汤

川柴胡八分　　生锦纹三钱　　元明粉三钱　　枳实钱半

青子芩二钱　　姜半夏钱半　　真川朴一钱　　赤芍钱半

鲜生姜二片　　大红枣二枚

大柴胡合三一承气汤

川柴胡八分　　生锦纹二钱　　元明粉二钱　　枳实钱半

青子芩二钱　　姜半夏钱半　　真川朴八分　　赤芍一钱

生甘草六分

知母石膏汤

白知母四钱　　生石膏四钱　　生甘草五分

雄黄解毒丸

腰黄一两　　　广郁金一两　　巴霜五钱

上药共研细末，先用银花一两煎浓汤，捣为丸，如桐子大，朱砂为衣，再用白蜡擂明。每服五七丸，清茶下，吐出痰涎，立醒。如未吐，再服。倘人事昏聩，心头温者，急急研末灌之。

局方妙香丸

巴豆霜三分　　西牛黄三钱　　头梅冰一钱　　麝香一钱

轻粉三钱　　　硇砂五分　　　辰砂九钱　　　金箔十张

上药研匀，炼黄蜡六钱，入白蜜三分，同炼匀为丸，金箔为衣。每重一分。

按：此丸药力甚大，取效甚速。轻服一丸，重服三丸，屡试辄验。姑述其证治如下：如治潮热积热，伤寒结胸发黄，狂走躁热，口干面赤，大小便不通，大黄炙甘草汤下三丸；毒痢下血，黄连汤调轻粉少许下；如患酒毒、食毒、茶毒、气毒，风痰、伏痞、吐逆等症，并用轻粉、龙脑，米饮下；中毒吐血，闷乱烦躁欲死者，用人乳下，立愈；小儿百病惊痫，涎潮搐搦，用龙脑、轻粉蜜汤下一丸；诸积食积，颊赤烦躁，睡卧不宁，惊哭泻痢，并用金银薄荷汤下；如男妇因病伤寒时疾，阴阳气交，结伏毒气，胃中喘燥，眼赤潮发，经七八日至半月日未安，医所不明证候，脉息交乱者，可服三丸，亦可用龙脑、轻粉米饮调下。如要药即行，用针刺一孔，冷水浸少时服之，其效更速。

牛黄散

焦山栀_{三钱}　　炒黑丑_{一钱}　　生锦纹_{五分}　　广郁金_{钱半}
生甘草_{五分}

刘氏桔梗汤

苦桔梗_{钱半}　　生甘草_{一钱}　　苏薄荷_{一钱}　　片芩_{一钱}
焦山栀_{一钱}　　青连翘_{二钱}　　鲜竹叶_{三十片}

栀子黄芩汤

焦山栀_{五钱}　　青子芩_{三钱}

三黄丸

青子芩_{一两}　　小川连_{八钱}　　生锦纹_{五钱}
上药研细，水泛为丸，朱砂为衣。轻服钱半至二钱，重服三钱至五钱。

大黄牵牛散

生锦纹_{二两}　　炒黑丑_{五钱}
上为细末，每服三钱。四肢厥冷，用酒调下；无厥冷而手足烦热者，蜜汤调下。

归地六味丸

白归身_{三两}　　大生地_{四两}　　大熟地_{四两}　　萸肉_{两半}

淮山药_{三两}　　浙茯苓_{三两}　　粉丹皮_{两半}　　泽泻_{两半}

牛黄膏

西牛黄_{二钱}　　广郁金_{三钱}　　粉丹皮_{三钱}　　梅冰_{一钱}

飞辰砂_{三钱}　　生甘草_{一钱}

上为细末，用雪水调下一钱。

当归承气汤

全当归_{三钱}　　生锦纹_{三钱}　　元明粉_{钱半}　　生甘草_{五分}

鲜生姜_{两片}　　大红枣_{两枚}

四顺饮子

生锦纹_{钱半}　　白归身_{一钱}　　生甘草_{八分}　　白芍_{一钱}

加味八正散

生锦纹_{一钱}　　车前子_{三钱}　　焦山栀_{三钱}　　瞿麦_{三钱}

飞滑石_{四钱}　　生甘梢_{八分}　　细木通_{一钱}　　扁蓄_{二钱}

灯心_{八分}　　　沉香汁_{两匙}　　木香汁_{两匙，同冲}

水解散

焦山栀_{三钱}　　淡豆豉_{三钱}　　生葛根_{钱半}　　大青_{钱半}

鲜生地_{五钱}　　生石膏_{四钱}　　风化硝_{一钱}　　雪水煎

按：此方辛凉达邪，甘咸救液，表里双解，专清阳明气血之热。善治伏气温病，天行热病，热结在里，表里俱热，阴气先伤，阳气独发等症，最稳而灵。

大黄汤

生锦纹钱半　　　小川连一钱　　　生山栀二钱　　　川柏八分

淡香豉五钱　　　鲜葱白三枚

按：此方三黄汤之变法，能除六经之热。专治伏气温病，天行热病，头痛壮热，四肢烦疼，二便俱秘，不得饮食等症。王氏《外台秘要》云，此许推然方，神良。

防风通圣散

防风钱半　　　全当归五分　　　生白芍五分　　　川芎三分

苏薄荷五分　　　青连翘五分　　　青子芩五分　　　麻黄三分

生锦纹三分　　　元明粉三分　　　生石膏五分　　　白术三分

荆芥穗五分　　　飞滑石一钱　　　白桔梗八分　　　生姜一片

焦山栀五分　　　生甘草五分

按：此方发表攻里，清上导下，气血兼顾，面面周到。河间制此，善治四时春温夏热，秋燥冬寒。凡邪在三阳，表里不解者，以两许为剂，加鲜葱白两茎，淡豆豉三钱煎服之，候汗下兼行，表里即解。形气强者，两半为剂；形气弱者，五钱为剂。若初服因汗少不解，则为表实，倍加麻黄以汗之。因便硬不解，则为里实，倍加硝黄以下之；连进二服，必令汗出下利而解。其法甚捷，莫不应手取效，从无寒中痞结之变。顾松园于本方去麻黄、川芎、当归、白术、生姜等五味，加原麦冬五分，名加减防风通圣散，云表里三焦，分消其势，治伏火初起之良方也。外科以此方治里有实热、疥疮满身者。余每加鲜生地、白菊花、银花各一两，绿豆一合煎汤代水煎药，饮之殊效。

升麻解肌汤

升麻一钱　　生葛根钱半　　生白芍一钱　　生甘八分

三黄石膏汤

小川连一钱　　青子芩二钱　　生川柏一钱　　知母钱半

生石膏三钱　　生山栀一钱　　元参一钱　　生甘七分

按：此方从王氏《类方准绳》录出。若《外台秘要》方，无元参、知母、甘草三味，有淡豆豉三钱，麻黄五分，一专清里，一表里解双，功用不同。顾松园于《秘要》方去麻黄，加知母五钱，生甘草八分，苏薄荷钱半，名加减三黄石膏汤，专治热病壮热无汗，烦躁，鼻干面红，目赤唇焦，舌干齿燥，大渴饮水，狂叫欲走等症，投之辄效。杨玉衡于《秘要》方中去麻黄，加酒炒白僵蚕三钱，蝉衣十只，苏薄荷二钱，知母二钱，名增损三黄石膏汤。云此方内外分消其势，热郁腠理，先见表证为尤宜，专治温病主方。表里三焦大热，五心烦热，两目如火，鼻干面赤，舌黄唇焦，身如涂朱，燥渴引饮，神昏谵语，服之皆愈。

白虎合黄连解毒汤

生石膏八钱　　白知母三钱　　生甘草八分　　粳米三钱

小川连一钱　　青子芩二钱　　生山栀三钱　　川柏八分

三黄泻心汤

生锦纹二钱　　小川连一钱　　青子芩钱半

大柴胡加芒硝汤

川柴胡一钱	青子芩二钱	姜半夏钱半	枳实一钱
生锦纹二钱	元明粉钱半	赤芍一钱	生姜两片
大红枣一枚			

人参化斑汤

西洋参钱半	生石膏三钱	生玉竹钱半	知母钱半
生甘草五分	陈仓米三钱	荷叶包	

元参升麻合黑膏

元参钱半	升麻五分	生甘草五分	雄草一分
鲜生地一两，捣	淡豆豉三钱	熟猪油一匙	麝香五厘

大青四物汤

大青叶三钱	淡豆豉三钱	陈阿胶八分	生甘草六分

凉膈散

青子芩二钱	生山栀二钱	苏薄荷二钱	连翘二钱
生锦纹三钱	生甘草一钱	鲜竹叶三十片	

先用元明粉三钱，提净白蜜一两，煎汤代水。

按:《局方》凉膈散，即调胃承气加疏风清火之品，专泻上中二焦之火。善治心火上盛，中焦燥实，烦躁口渴，目赤头眩，口疮唇裂，吐血衄血，大小便秘，诸风瘛疭，发斑发狂，及小儿惊风，痘疮黑陷等症。杨玉衡于本方加酒炒白僵蚕三钱，全蝉衣十二只，广姜黄七分，小川连二钱，名加味凉膈散；小便赤数加滑石四钱，炒车前二钱；胸满加枳实二钱，川朴一钱；呕渴加生石膏六钱，知母四钱。统用提净生白蜜一两，陈老酒一瓢，元明粉三钱，鲜竹叶五十片，加水四碗，煎成两碗，代水煎药。云，凡余治温病，用增损双解散及加味凉膈散而愈者，不计其数。若大头瘟、瓜瓤瘟等，危在旦夕，数年来赖以救活者，已百余人，真神方也。丹溪于本方中加小川连一钱，名清心汤，专治火郁上焦，大热面赤，舌黄唇焦，大便不通等症。河间于本方去硝黄，加桔梗钱半，名刘氏桔梗汤，专治风温暑风热郁上焦之证。余思愚极赞其妙，又加生石膏六钱，专治热疫初起之重证，最稳而灵。

葛根葱白汤

生葛根钱半　　白知母三钱　　生白芍一钱　　川芎八分
鲜葱白两枚　　鲜生姜一片

防风解毒汤

防风八分　　　荆芥穗八分　　生石膏一钱　　知母八分
苏薄荷七分　　炒牛蒡一钱　　青连翘一钱　　通草八分
淡竹叶八分　　生枳壳七分　　生甘草三分　　桔梗八分

按：风温温毒，痧疹初发，最忌误用辛热，骤用寒凉。治以此汤，辛凉开达，宣气疏肺，使痧疹发透，则毒解矣。

荷杏石甘汤

苏薄荷一钱　　光杏仁三钱　　生石膏四钱　　知母三钱
生甘草六分　　北细辛三分　　鲜竹叶三十片

缪氏竹叶石膏汤

生石膏五钱　　苏薄荷一钱　　荆芥穗一钱　　蝉衣一钱

炒牛蒡钱半　　生葛根钱半　　白知母一钱　　麦冬一钱

生甘草一钱　　元参二钱　　西河柳叶五钱　　鲜竹叶三十片

冬米一撮

按：温毒痧疹，热壅于肺，逆传于心包络，喘咳烦闷，躁乱狂越者，非西河柳不能解。仲淳用此汤解肌发汗，清营透毒，表里并治，最有效力。切勿拘执吴鞠通西河柳温散之说，因循贻误也。

加味栀豉汤

焦山栀三钱　　淡香豉三钱　　生甘草六分　　桔梗一钱

生枳壳一钱　　苏薄荷一钱　　枇杷叶三钱　　葱白两枚

葱豉白虎汤

鲜葱白三枚　　淡香豉三钱　　生石膏四钱　　知母三钱

北细辛三分　　生甘草五分　　生粳米三钱，荷叶包

栀豉芩葛汤

焦山栀三钱　　淡香豉三钱　　生葛根钱半　　片芩一钱

小川连三分　　粉丹皮一钱　　苦桔梗一钱　　生甘五分

刘氏苏羌饮

紫苏叶钱半　　羌活八分　　新会皮钱半　　防风一钱

淡香豉三钱　　鲜生姜一钱　　鲜葱白两枚

按：此方纯以辛胜，即是汗药。专治深秋入冬，暴冷折阳，外感风寒，头疼发热，身痛呕恶等证，一剂即效。惟伤风证，肺病居多，宜去羌活、生姜，加光杏仁二钱，前胡钱半，桔梗一钱。叶天士治正伤寒证，每用此方，以代麻桂二汤。

葱豉加葛根汤

鲜葱白_{两枚}　　淡香豉_{三钱}　　生葛根_{钱半}

冬令，恶寒甚而无汗者，如服此方不应，加青麻黄五分。此王焘《外台》法也，投之辄效。

九味羌活汤

羌活_{八分}　　防风_{八分}　　川芎_{六分}　　白芷_{八分}

北细辛_{三分}　　杜苍术_{七分}　　青子芩_{一钱}　　当归_{一钱}

炙甘草_{五分}　　鲜生姜_{两片}　　鲜葱白_{两枚}

五叶芦根汤

藿香叶_{一钱}　　薄荷叶_{一钱}　　佩兰叶_{一钱}　　荷叶_{一钱}

先用枇杷叶一两，水芦根一两，鲜冬瓜二两，煎汤代水。

新定牛黄清心丸

西牛黄　　明雄黄　　黄连　　黄芩　　山栀　　犀角　　郁金

朱砂_{各一两}　　真珠_{五钱}　　冰片　　麝香_{各二钱五分}

研末炼蜜丸，每重一钱，金箔为衣，蜡匣，去蜡用。

按：此方治热病邪入心包，昏狂谵妄，较万氏牛黄丸力量尤大。重证用此，轻证仍用万方。

犀珀至宝丹

白犀角_{五钱}　　羚羊角_{五钱}　　广郁金_{三钱}　　琥珀_{三钱}

炒川甲_{二钱}　　连翘心_{三钱}　　石菖蒲_{三钱}　　蟾酥_{五分}

飞辰砂_{五钱}　　真玳瑁_{五钱}　　当门子_{一钱}　　血竭_{三钱}

藏红花_{五钱}　　桂枝尖_{二钱}　　粉丹皮_{三钱}

上药研细，猪心血为丸，金箔为衣，每丸计重五分。大人每服一丸，小儿每服半丸，婴孩每服半丸之半丸。

按：此丹大剂通瘀，直达心窍，又能上清脑络，下降浊阴。专治一切时邪内陷血分，瘀塞心房，不省人事，昏厥如尸，目瞪口呆，四肢厥冷等症。又治妇人热结血室，及产后瘀血冲心，小儿痘疹内陷，急惊暴厥，中风中恶等症。用之得当，奏功极速。

加减普济消毒饮

青连翘_{钱半}　　苏薄荷_{一钱}　　炒牛蒡_{钱半}　　马勃_{四分}

荆芥穗_{一钱}　　白僵蚕_{一钱}　　大青叶_{钱半}　　元参_{一钱}

新银花_{钱半}　　苦桔梗_{一钱}　　生甘草_{八分}

先用活水芦根二两，煎汤代水。

代赈普济散

苦桔梗　　升麻　　浮萍　　银花　　连翘　　元参_{各十两}　　牛蒡子

荆芥穗_{各八两}　　蝉衣　　黄芩　　大青叶　　白僵蚕_{各六两}

苏薄荷　　人中黄　　马勃　　射干　　制锦纹_{以上各四两}

上药各为粗末，和匀，以滚水煎三五沸，去渣热服。

按：此方载在《吴鞠通医案》，通治风温温毒、喉痹项肿面肿、斑疹麻痘、杨梅疮毒、疙瘩痱瘖。凡上中二焦及肌腠一切风热等证，外则身热恶风寒无汗，内则懊㑇烦郁，咳呛不寐，二便不畅。势重者，昼夜服至十二包，至轻者服四包，量病增减。大人每包五钱，小儿减半。如喉痹滴水难下咽者，噙一口，仰面浸患处，少顷有稀涎吐出，再噙再吐，至四五次，喉自能开。或绞取汁，从鼻孔灌之，毒尽则愈。如服至八九次，外不怕冷，内则大便不通，腹中满痛，每包加酒炒大黄一钱、牙皂三分，研入同煎。

荆防败毒散加金汁方

荆芥穗钱半	防风一钱	川柴胡八分	前胡八分
新银花钱半	青连翘钱半	苦桔梗一钱	羌活六分
生甘草六分	独活六分	炒牛蒡一钱	川芎六分
苏木八分	白芷八分	漏芦一钱	归尾八分

坚肿不消，加皂角刺八分，穿山甲一钱。大便燥结，加酒制锦纹。

水仙膏

水仙花根不拘多少，剥去老赤皮与根须，入石臼捣如膏，敷肿处，中留一孔，出热气，干则易之，以肌肤上生黍米大小黄疮为度。

三黄二香散

| 小川连一两 | 生锦纹一两 | 明乳香五钱 | 川柏一两 |
| 净没药五钱 | | | |

上为极细末，初用细茶汁调敷，干则易之，继则用香油调敷。

伍氏凉血解毒汤

| 鲜生地一两 | 老紫草三钱 | 青连翘三钱 | 桔梗钱半 |

白僵蚕_{钱半}　　藏红花_{五分}　　生甘草_{六分}

先用紫花地丁八钱，新银花五钱，煎汤代水。

血热，加白犀角八分，丹皮二钱。火盛，加羚角钱半，生石膏八钱，小川连一钱。有斑，加金汁一两，元参三钱。头面不起，加川芎一钱，鸡冠血十滴，冲。咽喉痛，加元参三钱，山豆根八分，射干钱半，西藏橄榄八分。狂乱躁扰，加瓜霜紫雪丹五分，冲。毒重血凝，加猪尾血十滴，梅冰五厘同冲。

费氏清火解毒汤

白犀角_{一钱}　　生锦纹_{钱半}　　粉丹皮_{三钱}　　赤芍_{钱半}

老紫草_{三钱}　　青连翘_{三钱}　　净楂肉_{三钱}　　木通_{一钱}

小青皮_{八分}　　天花粉_{钱半}　　生石膏_{八钱}　　红花_{五分}

拔萃犀角地黄汤加金汁元明粉方

白犀角_{一钱}　　鲜生地_{一两}　　生锦纹_{三钱}　　川连_{一钱}

青子芩_{三钱}　　元明粉_{三钱}　　金汁_{一两，冲}

叶氏竹叶地黄汤

鲜生地_{五钱}　　粉丹皮_{钱半}　　淡天冬_{一钱}　　麦冬_{一钱}

连翘心_{五分}　　元参心_{钱半}　　鲜卷心竹叶_{三十片}

紫草承气汤

老紫草_{三钱}　　生锦纹_{三钱}　　小枳实_{钱半}　　川朴_{六分}

十全苦寒救补汤

生石膏八钱　　青子芩六钱　　生锦纹三钱　　川连三钱

白犀角二钱　　真川朴一钱　　小枳实钱半　　芒硝三钱

生川柏四钱　　白知母六钱

上药不拘时刻及剂散，频频急投，以挽回之。

按：此方系茂名梁玉瑜传，云，余于辛卯七月，道出清江浦，见船户数人同染瘟病，浑身发臭，不省人事。就地医者，俱云不治，置之岸上，徐俟其死。余目击心悯，姑往诊视，皆口开吹气，人事不省，舌则黑苔黑瓣底。其亲人向余求救，不忍袖手，即用此方。惟生石膏加重四倍，循环急灌，一日夜连投多剂，病人陆续泻出极臭之红黑粪堪多，次日即神识稍清，舌中黑瓣亦渐退。复连服数剂，三日皆全愈。以一方活四十九人，是时该处居民，均视余方谓仙方云。

犀角大青汤

白犀角一钱　　生石膏一两　　小川连一钱　　大青钱半

焦山栀钱半　　人中黄钱半　　青子芩钱半　　川柏一钱

元参钱半　　　生甘草五分　　升麻五分

叶氏神犀丹

青连翘十两　　人中黄四两　　飞青黛九两　　白犀角六两，磨汁

青子芩六两　　淡香豉八两　　元参七两　　　鲜石菖蒲六两，捣汁

老紫草四两　　鲜银花一斤，捣汁　天花粉四两　鲜生地二斤八两，捣汁

上药各生晒研细，切勿见火，以各汁和捣为丸，切勿加蜜。如难丸，可将香豉煮烂。每丹重三钱，凉开水调服，小儿减半。

按：此丹由苏州温疫盛行，告危甚速，苏抚嘱叶天士先生撰方救世。专治温热暑疫，耗液伤营，痉厥昏谵，斑疹，舌色光绛，或圆硬，或黑苔，皆以此丹救之。若初病即神情躁乱，舌赤口干，是热邪直入营分，酷热之时，阴虚之体，及新产妇人，尤易患此，急须用此挽回，不可拘泥日数，迟疑贻害。兼治痘瘄毒重，夹带紫斑，及痘后余毒，口糜目赤，神烦瘛疭等证，屡效。

黄连解毒合犀角地黄汤

小川连二钱　　青子芩钱半　　焦山栀钱半　　川柏钱半
鲜生地一两　　白犀角一钱　　粉丹皮二钱　　赤芍钱半

陈氏四虎饮

白犀角一钱　　生锦纹三钱　　生石膏一两　　川连钱半
鲜生地一两　　白知母四钱　　上青黛五分　　元参三钱
苏马勃八分
先用西藏橄榄一钱，生萝卜四两，煎汤代水。

陈氏夺命饮

小川连一钱　　鲜生地一两　　粉丹皮二钱　　赤芍钱半
鲜沙参三钱　　青连翘三钱　　甘中黄钱半　　元参三钱
上青黛五分　　土贝母钱半　　苏马勃五分　　金汁一两
先用白犀角一钱，羚角片钱半，生石膏二两，煎汤代水。

犀羚二鲜汤

鲜生地一两　　鲜沙参四钱　　焦山栀三钱　　象贝钱半

小川连一钱　　　甘中黄一钱　　　人中白五分　　　金汁一两
新银花三钱　　　青连翘三钱　　　苏马勃五分　　　元参三钱
先用白犀角一钱，羚角片钱半，生石膏二两，煎汤代水。

陈氏清肺饮

冬桑叶钱半　　　鲜沙参三钱　　　川贝母三钱　　　广皮钱半
青连翘钱半　　　苦桔梗一钱　　　生甘草八分
先用羚角一钱，鲜枇杷叶一两，去毛抽筋，煎汤代水。

桑丹泻白散

冬桑叶二钱　　　生桑皮三钱　　　地骨皮三钱　　　丹皮二钱
光杏仁三钱　　　滁菊花二钱　　　川贝母三钱　　　银花钱半
生甘草八分

叶氏养胃汤

生玉竹三钱　　　生扁豆三钱　　　北沙参三钱　　　麦冬三钱
冬桑叶二钱　　　生甘草一钱

麦门冬汤

大麦冬五钱　　　仙露夏三钱　　　潞党参二钱　　　红枣四枚
炙甘草一钱　　　生粳米四钱，荷叶包

按：此方大生津液，上输于肺，妙在佐半夏一味以降气，从胃中降冲气下行，使火不上干之法。或去粳米，加白蜜，更滋润。善治燥痰咳嗽，及冲气上逆，夹痰血而干肺者，皆效。加乌贼骨丸五钱，能治妇人气竭肝伤，液燥气冲，经闭不通者，屡验。

养阴清肺汤

鲜生地_{一两}　北沙参_{四钱}　川贝母_{四钱}　元参_{八钱}

大麦冬_{六钱}　生白芍_{三钱}　生甘草_{二钱}　丹皮_{四钱}

苏薄荷二钱

喉间肿甚者，加生石膏四钱；大便燥结，数日不通者，加青麟丸二钱，元明粉二钱；胸下胀闷者，加神曲二钱，焦山楂二钱；小便短赤者，加细木通一钱，泽泻二钱，知母二钱；燥渴者，加天冬三钱，马兜铃一钱；面赤身热或舌苔黄色者，加银花四钱，连翘三钱。

桑麻六味汤

冬桑叶_{二钱}　黑芝麻_{三钱}　大熟地_{四钱}　萸肉_{八分}

浙茯苓_{三钱}　淮山药_{三钱}　粉丹皮_{钱半}　泽泻_{钱半}

藿香正气散

杜藿香_{钱半}　真川朴_{一钱}　姜半夏_{钱半}　广皮_{钱半}

带皮苓_{三钱}　生晒术_{七分}　苦桔梗_{八分}　白芷_{一钱}

紫苏_{一钱}　炙甘草_{五分}　春砂仁_{八分，研冲}

藿朴二陈汤

杜藿香_{二钱}　真川朴_{一钱}　姜半夏_{钱半}　广皮_{钱半}

佩兰叶_{钱半}　生苡仁_{四钱}　带皮苓_{四钱}　泽泻_{钱半}

白蔻末_{八分，拌飞滑石六钱}　紫金片_{二分，开水烊冲}

（补）千金苇茎汤

生苡仁六钱　　原桃仁三钱　　冬瓜子五钱　　苇茎二钱

苏合香丸

苏合香五钱　　安息香一两　　公丁香一两　　沉香一两

青木香一两　　白檀香一两　　制香附一两　　荜拨二两

薰陆香二钱　　飞朱砂一两　　白犀角一两　　梅冰二钱

当门子二钱

上为细末，入安息香膏，炼蜜和剂，丸如芡实大，每四丸空心用，沸汤化下，温酒下亦得。

按：此辟邪驱秽之圣方，专治传尸骨蒸，痷殜肺痿，痓忤鬼气，卒心痛，霍乱吐泻，时气瘴疟，赤白暴痢，瘀血经闭，痃癖疔肿，惊痫，小儿吐乳，大人狐迷等症。

二金汤

焦鸡金五钱　　薄川朴三钱　　大腹绒三钱　　猪苓三钱

先用海金沙五钱，丝通草三钱，煎汤代水。

开郁通络饮

香团皮钱半　　广郁金三钱　　炒延胡钱半　　远志八分

真新绛钱半　　陈木瓜钱半　　蜣螂虫二钱　　通草一钱

佛手片五分

先用丝瓜络一枚、路路通十枚、生苡仁八钱，煎汤代水。

按：薛瘦吟《医赘》云：鼓胀证，湿邪入络居多，消滞利水，徒伤气分，焉能奏功。用此方出入加减，自能奏效。至消滞，莫如红曲、鸡内金；达下，莫如车前子；降气，莫如苏子、川贝。

宽膨散

活癞虾蟆十只，将腹皮剖开，用五灵脂、砂仁末各半分量，垫满腹中，用酒捣黄泥包裹，炭火上煅燥，研极细末。每服一钱，一日三次，绿萼梅五分泡汤送下。专治气胀、气膨，小儿疳积腹大，妇人胸痞脘痛等症，屡奏捷效。

宣清导浊汤

赤苓五钱　　　猪苓五钱　　　　炒香皂荚子钱半

先用寒水石六钱，晚蚕砂四钱，煎汤代水。

加味控涎丹

白芥子一两　　煨甘遂一两　　大戟一两　　　巴霜一钱

炒黑丑二两　　炒葶苈一两　　芫花五钱

上药研细，姜汁糊丸，金箔为衣，如梧桐子大。每服五丸，淡姜汤送下。

按：此丹名医危亦林《得效方》，善治积水停饮，化胀化脓，大效。

胃苓汤合半硫丸方

杜苍术一钱　　真川朴一钱　　炒冬术钱半　　广皮钱半

安边桂五分　　浙茯苓三钱　　建泽泻钱半　　猪苓钱半

炙甘草一钱　　半硫丸钱半，包煎

术附汤合半硫丸方

生茅术三钱　　　厚附块钱半　　　真川朴一钱　　　广皮三钱

高丽参二钱　　　黑炮姜一钱　　　半硫丸二钱，包煎

补中益气汤

潞党参三钱　　　嫩绵芪二钱　　　江西术钱半　　　炙草八分

白归身钱半　　　新会皮钱半　　　川柴胡五分　　　升麻三分

炙甘草汤（一名复脉汤）

炙甘草二钱　　　潞党参钱半　　　大生地八钱　　　麦冬五钱

胡麻仁三钱　　　真阿胶钱半　　　川桂枝八分　　　黑枣四枚

鲜生姜六分

酒水各半煎。

柴胡四物汤

川柴胡钱半　　　姜半夏钱半　　　青子芩钱半　　　川芎五分

潞党参钱半　　　白归身钱半　　　细生地钱半　　　白芍一钱

炙甘草五分　　　鲜生姜两片　　　大红枣两枚

参胡三白汤

潞党参二钱　　　川柴胡一钱　　　生于术钱半　　　炙草六分

浙茯苓钱半　　　炒白芍钱半　　　鲜生姜两片　　　红枣四枚

温
热
验
方

277

清脾饮

川柴胡钱半　　青子芩钱半　　姜半夏一钱　　川朴八分
草果仁五分　　生于术八分　　小青皮七分　　炙草六分
鲜生姜两片　　大红枣两枚

仓廪汤

西潞党钱半　　浙茯苓三钱　　川柴胡八分　　前胡八分
苦桔梗一钱　　炙甘草六分　　炒枳壳钱半　　羌活五分
独活五分　　　川芎六分　　　鲜生姜两片

白头翁汤

白头翁三钱　　小川连一钱　　生川柏八分　　秦皮六分

稀涎散

猪牙皂角四条，去皮弦子，酥炙　　白矾一两，半生半枯

上药各研细末，和入巴霜三分，共研极匀。每用五分，开水一茶盅调服。牙环紧闭者，每用一分，吹入鼻中即吐。

按：喉科过玉书于原方去巴霜，加杜牛膝根汁末一两，白僵蚕五钱，其炙牙皂用一两，枯白矾用五钱，名加味稀涎散，一名导痰开关散，治喉证，连吹数管，吐出稠痰，重者吹数次。若中风痰升，开水调服钱许，令吐痰涎，然后续进他药。又云：喉证之痰，多属风痰，稠而难吐，且不能化，宜先用通关散取嚏，以通肺窍，再用导痰开关散，以去风痰。俾痰毒去尽，则证日轻矣。

加味导痰汤

制南星—钱　　小枳实钱半　　仙露夏三钱　　赤苓三钱

赖橘红—钱　　炙甘草六分　　滁菊花三钱　　钩藤三钱

皂角炭五分　　石菖蒲钱半　　鲜竹沥—瓢　　姜汁四滴

按：此方吴坤安制，专治痰阻肺络，肝风内扰为病。若张路玉加味导痰汤，于导痰汤原方加白术、黄芩、黄连、瓜蒌仁、桔梗、竹沥、姜汁等味，专治温热痰饮，眩晕气塞等症。若陆九芝加味导痰汤，于导痰汤原方加苏子、白芥子、莱菔子三味，专治痰壅气喘，胸膈痞满等症。又于导痰汤原方加羌活、天麻、蝎尾、雄黄末，名十味导痰汤，治痰湿上盛，头目不清等症。又于导痰汤原方加羌活、防风、白术、姜汁、竹沥，名祛风导痰汤，专治类中风筋脉颤掉。

牛黄清心丸

西牛黄　羚羊角　浙茯苓　生于术　桂枝尖　归须　炙甘草各三钱

麝香　雄黄各二钱　　潞党参　白犀角各五钱　　梅冰钱半

上十二味，各取净末，配匀，蜜和成剂，分作五十丸，金箔为衣，待干，蜡护。临用开化，沸汤、姜汤任下。

按：此方张路玉从《局方》裁定，专治气虚血郁、痰涎壅盛、昏聩不省、语言蹇涩、瘫痪不遂、一切痰气闭塞等证。

万氏牛黄丸

小川连五钱　　青子芩三钱　　焦山栀三钱　　辰砂钱半

广郁金三钱　　西牛黄三分

按：喻嘉言曰：牛黄清心丸，古有数方，其义各别。若治温邪内陷包络神昏者，惟万氏之方为妙，调入犀角、羚羊角、金汁、甘中黄、连翘、薄荷等汤剂中，定建奇功。

大陷胸汤

煨甘遂一钱　　生锦纹六分　　元明粉一钱

连豆散

小川连一钱　　巴豆霜一分

上研细末，用酒和成饼，填入脐心，以艾炷不拘壮数灸其上，候腹中有声为度，灸毕，汤浸，用帛拭净，恐生疮。

按：此名结胸灸法，载在《丹溪心法附余》，善治各种结胸证。张景岳极赞其妙。

四磨饮子

老东参五分　　台乌药一钱　　海南子一钱　　沉香一钱

上药用薄荷汤，将四味原料磨汁，和入开水半汤碗服。

吴氏桃仁承气汤

原桃仁三钱　　生锦纹二钱　　元明粉钱半　　归须钱半
粉丹皮二钱　　赤芍钱半

香壳散

制香附三钱　　炒枳壳二钱　　藏红花五分　　归尾三钱
炒青皮一钱　　新会皮一钱　　台乌药一钱　　赤芍一钱
醋炒莪术一钱　　炙甘草五分

上药共研为散，每用五钱，水煎去渣，冲童便半盏，空心温服。若症势极重，加白薇五钱，炒延胡钱半，炒川甲一钱，用原桃仁五钱，青糖五钱，陈酒一瓢，加水四碗煎成两碗，代水煎药。

代抵当丸

酒炒锦纹_{四两}	桃仁三_{十枚}	安边桂_{三钱}	炒川甲
醋炒莪术	元明粉	归尾	细生地各_{一两}

上药研末蜜丸。蓄血在上部者，丸如芥子，黄昏去枕仰卧，以津咽之，令停喉以搜逐瘀积；在中部食远，下部空心，俱丸如梧子，百劳水煎汤下之。如血老成积，攻之不动，去归、地，倍蓬术、安边桂。

（补）参苏饮

潞党参_{八分}	紫苏叶_{一钱}	姜半夏_{一钱}	广皮_{八分}
浙茯苓_{一钱}	生葛根_{五分}	炒枳壳_{五分}	桔梗_{五分}
前胡_{五分}	炙甘草_{三分}	广木香_{三分}	生姜_{一片}

按：本方治虚人感冒，偏于气分者。若去党参、前胡、木香，加川芎、柴胡，名芎苏散，治三时感冒，偏于血分者。

三黄枳术丸

青子芩_{一两}	小川连_{五钱}	生锦纹_{八钱}	鲜荷叶_{一枚}
神曲	白术	小枳实	新会皮各_{五钱}

煎水和为丸。

陶氏黄龙汤

生锦纹_{三钱}	元明粉_{二钱}	真川朴_{一钱}	枳实_{一钱}

潞党参钱半　　全当归二钱　　炙甘草一钱　　生姜两片

大红枣一颗

肠鸣，去元明粉，加仙露夏钱半，浙茯苓钱半。血秘，去甘草，加原桃仁钱半，鲜生地汁两瓢冲。气闭，去当归，加油木香八分。风秘，去红枣，加羌活八分。年老气虚，去元明粉、枳、朴，大黄减半。

按：此方为失下证，循衣撮空，虚极热盛，不下必死者立法。

黄连泻心汤

小川连一钱　　青子芩二钱　　黑炮姜五分　　炙草五分

潞党参一钱　　大红枣两颗　　仙露夏一钱

参胡温胆汤

潞党参钱半　　川柴胡一钱　　淡竹茹二钱　　广皮钱半

仙露夏钱半　　浙茯苓钱半　　小枳实钱半　　炙草五分

参胡芍药汤

潞党参钱半　　川柴胡一钱　　生白芍钱半　　炙草六分

青子芩一钱　　大红枣两颗

知柏六味汤

白知母三钱　　生川柏一钱　　细生地四钱　　萸肉八分

浙茯苓钱半　　淮山药钱半　　粉丹皮钱半　　泽泻一钱

甘露饮

大生地三钱　　霍石斛三钱　　淡天冬钱半　　麦冬二钱

生甘草_{八分}　　西茵陈_{一钱}　　青子芩_{一钱}　　枳壳_{八分}

枇杷叶_{三钱}

先用熟地六钱，切丝，泡取汁两碗，代水煎药。

小甘露饮

霍石斛_{二钱}　　西茵陈_{一钱}　　鲜生地_{四钱}　　黄芩_{一钱}

甘桔梗_{一钱}　　焦栀子_{一钱}　　升麻_{三分}

七味葱白汤

淡豆豉_{三钱}　　生葛根_{钱半}　　细生地_{钱半}　　麦冬_{一钱}

鲜生姜_{两片}　　连须葱白_{三枚}　　百劳水_{四汤碗，煎药}

刘氏双解散

生石膏_{四钱}　　飞滑石_{三钱}　　防风　桔梗　黄芩_{各一钱}

荆芥　苏薄荷　青麻黄　川芎　焦栀　连翘　大黄　芒硝　白术　甘草　当归　白芍_{各五分}

按：杨玉衡曰：河间立双解散，解郁散结，清热导滞，以两解温病表里之热毒，以发明温病与伤寒异治之秘奥，其见高出千古。惟麻黄性烈大热，大泄肺气；川芎香窜，走泄真元；白术气浮，填塞胃口，皆非温病所宜。故余易以僵蚕、蝉衣透邪解毒，黄连、姜黄清火通血，佐归、芍凉血散郁以退蒸，则心肝和而风火自息矣，因名增损双解散。专治温毒流注，无所不至，上干则头痛目眩耳聋，下流则腰痛足肿，注于皮肤则斑疹疮痛，壅于肠胃则毒利脓血，伤于阳明则腮脸肿痛，结于太阴则腹满呕吐，结于少阴则喉痹咽痛，结于厥阴则舌卷囊缩等症，投无不效。

温热验方

283

千金苇茎合文蛤汤

生苡仁_{六钱}　　原桃仁_{九粒}　　海蛤壳_{六钱}　　麻黄_{五分}

生石膏_{四钱}　　光杏仁_{三钱}　　炙甘草_{五分}

先用苇茎五钱、鲜冬瓜子二两，煎汤代水。

白果定喘汤

光杏仁_{三钱}　　真川朴_{八分}　　姜半夏_{钱半}　　麻黄_{八分}

款冬花_{三钱}　　炙桑皮_{三钱}　　青子芩_{钱半}　　苏子_{一钱}

炙甘草_{六分}　　盐水炒白果_{七枚}

按：此方解表清里、降气豁痰，治寒包热邪、哮喘痰嗽、遇冷即发等症，颇效。

苏子降气汤

姜半夏_{钱半}　　赖橘红_{一钱}　　真川朴_{八分}　　苏子_{二钱}

沉香片_{五分}　　炙甘草_{一钱}　　全当归_{钱半}　　前胡_{钱半}

鲜生姜_{三片}　　大红枣_{两颗}

安神养血汤

辰茯神_{四钱}　　炒枣仁_{三钱}　　大生地_{三钱}　　归身_{二钱}

生白芍_{三钱}　　远志肉_{一钱}　　新会皮_{一钱}　　桔梗_{一钱}

炙甘草_{八分}

枳实栀豉汤

小枳实_{钱半}　　焦山栀_{三钱}　　淡豆豉_{三钱}

归芪建中汤

白归身二钱　　　炙绵芪钱半　　　生白芍三钱　　　桂枝六分

炙甘草一钱　　　大麦糖三钱　　　嫩闽姜一钱　　　红枣四颗

陈氏六神汤

潞党参三钱　　　江西术钱半　　　浙茯苓二钱　　　炙草六分

淮山药二钱　　　炒扁豆三钱　　　鲜生姜两片　　　红枣两枚

按：温病发热，有解表已复热、攻里热已复热、利小便愈后复热，养阴滋清，热亦不除者，张明季谓元气无所归者，阳浮则热矣，六神汤主之。

金水六君煎

白归身三钱　　　大熟地六钱　　　姜半夏钱半　　　浙苓钱半

新会皮钱半　　　炙甘草八分　　　金橘饼一个　　　蜜枣两枚

烧裈散

治男子病，裈裆近阴处剪取一块，烧灰，调入药服，或白汤下亦可。妇人病，取男子裈裆如前一般。

陶氏逍遥汤

潞党参钱半　　　白归身三钱　　　细生地三钱　　　知母钱半

烧裈散一钱　　　生甘梢一钱　　　细木通一钱　　　滑石三钱

两头尖一钱　　　韭菜根一钱　　　小青皮八分

先用青竹皮一两，煎汤代水。

温
热
验
方

当归四逆汤

全当归_{钱半}　　川桂枝_{八分}　　生白芍_{一钱}　　甘草_{五分}

北细辛_{三分}　　丝通草_{一钱}　　生姜_{两片}　　大枣_{两枚}

苏子降香汤

炙苏子_{钱半}　　紫降香_{一钱}　　制香附_{钱半}　　川贝_{四钱}

广郁金_{三钱}　　焦山栀_{三钱}　　淡竹茹_{二钱}　　葱须_{三分}（冲）

白前_{二钱}　　旋覆花_{三钱}（包煎）

开郁正元散

白术　陈皮　青皮　香附　山楂　海粉　桔梗　茯苓　砂仁　延胡　麦芽　甘草　神曲_{各五钱}

每用一两，生姜三片，水煎。

按：此散健脾消食、化痰理气，专治痰饮食积、搏结气血而成瘕聚。

茴香橘核丸

小茴香_{五钱}　　炒橘核_{三两}　　炒延胡_{两半}　　青皮_{八钱}

炒桃仁_{三两}　　川楝子_{两半}　　两头尖_{五钱}　　归须_{两半}

杜牛膝_{两半}　　炒川甲_{一两}　　柏子仁_{三两}

葱白汁捣丸，朱砂为衣，每服钱半，淡盐汤送下。

紫菀散

紫菀茸　潞党参_{各二两}　　麦门冬　桔梗　茯苓　阿胶　川贝母_{各一两}

五味子　炙甘草_{各五钱}

上药为散，每服四五钱，水煎去滓服。

劫痨散

细生地三钱　　生白芍三钱　　白归身二钱　　阿胶钱半

潞党参钱半　　炙绵芪钱半　　五味子三分　　炙草一钱

仙露夏钱半

以上各药为散，每服三四钱，温汤调下，空心服。

杜痨膏

老枇杷叶五十六片，刷毛净，绵包，浓煎去渣。红莲子四两，煮熟，去衣心，连原汤研成膏。鸭梨汁一饭碗，藕节汁一茶杯，梨藕渣均与枇杷叶同煎。大红枣八两，煮熟，去皮核，连原汤研成膏。炼白蜜一两，川贝母一两，生苡仁四两，二味并去心，煮熟，连原汤研成膏。同入锅内，熬稠，入瓷瓶，重汤煮一炷香。每用一匙，开水调服，日三五次。冬月可多制，夏月须逐日制小料。

按： 此琼玉膏之变法，药味清和，常服无弊。专治骨蒸痨热，腰酸肢软，羸瘦遗泄，咳痰吐血，一切阴虚火动之证。久服免成痨疾，屡收奇效，勿以平淡而忽之。

当归活血汤

全当归三钱　　川桂枝钱半　　原桃仁二钱　　赤芍八分

炒枳壳八分　　黑炮姜四分　　藏红花二分　　鳖血柴胡八分

炙草五分　　赤茯苓一钱　　鲜生地一两，酒浸捣烂

上除生地，水煎去滓，入地黄再煎数沸，加陈酒一瓢。服之不应，加穿山甲五分；又不应，加附子三分；有实热难用附子者，须与大黄钱许

同用。

下瘀血汤

原桃仁_{三钱}　　生锦纹_{钱半}　　醋酒_{各半，炒}　　蟅虫_{十只}

桃仁承气合逍遥散加味方

原桃仁_{三钱}　　生锦纹_{钱半}　　风化硝_{一钱}　　官桂_{五分}

全当归_{三钱}　　赤茯苓_{三钱}　　生晒术_{八分}　　赤芍_{二钱}

川柴胡_{五分}　　苏薄荷_{四分}　　北细辛_{三分}　　炙草_{五分}

炒蝼蛄_{十只，研末包煎}

加味平胃散

杜苍术_{八分}　　真川朴_{八分}　　新会皮_{钱半}　　炙草_{八分}

小枳实_{钱半}　　净楂肉_{三钱}　　六和曲_{三钱}　　青皮_{八分}

炒麦芽_{一钱}　　砂仁_{一钱}　　莱菔子_{钱半，拌炒}

苡仁糯米粥

生苡仁_{一两}　　炒糯米_{五钱}

加水两碗，煮成粥服。

人参养荣汤

潞党参_{三钱}　　炙绵芪_{三钱}　　白归身_{钱半}　　熟地_{二钱}

生晒术_{钱半}　　浙茯苓_{钱半}　　生白芍_{钱半}　　官桂_{五分}

远志肉_{八分}　　五味子_{九粒}　　炒广皮_{一钱}　　炙草_{八分}

清燥养荣汤

白知母_{三钱}　　天花粉_{三钱}　　白归身_{二钱}　　白芍_{钱半}

生地汁_{二杯}　　新会皮_{钱半}　　炙甘草_{五分}

上药加灯心一帚煎服。

按：吴氏养荣汤共有五方。一为本方；二为蒌贝养荣汤，即于本方去生地、炙草、新会皮，加瓜蒌仁四钱，川贝三钱，苏子钱半，赖橘红八分；三为柴胡养荣汤，即于本方加柴胡八分，青子芩钱半；四为人参养荣汤，即于本方去花粉，加潞党参二钱，麦冬二钱，北五味念一粒；五为参附养荣汤，即于本方去花粉、知母、新会皮、炙甘草，加人参一钱，淡附片七分，淡干姜一钱。

加味温胆汤

淡竹茹_{二钱}　　仙露夏_{二钱}　　浙茯苓_{三钱}　　广皮_{钱半}

川柴胡_{五分}　　双钩藤_{钱半}　　池菊花_{钱半}　　通草_{一钱}

小枳实_{钱半}　　炙甘草_{六分}　　鲜荷叶_{一角}

鲜石菖蒲根叶_{一钱，挫熟生冲}

加减导痰汤

小枳实_{钱半}　　浙茯苓_{三钱}　　新会皮_{钱半}　　炙草_{五分}

瓜蒌皮_{钱半}　　杜兜铃_{一钱}　　川贝母_{三钱（去心，对劈）}

鲜石菖蒲根叶_{搓熟生冲}

先用枇杷叶一两，去毛抽筋，丝通草三钱，煎汤代水。

耳聋左慈丸

熟地黄_{八两}　　煅磁石_{二两}　　山萸肉　淮山药各_{四两}

石菖蒲_{两半}　　北五味_{五钱}　　丹皮　建泽泻　浙茯苓各_{三两}

炼蜜为丸，每服三钱，淡盐汤送下。

磁朱丸

煅磁石_{二两}　　飞辰砂_{二两}　　六神曲_{三两}

上药共研细末，更以六神曲一两，水和作饼，煮浮，入前药，炼蜜为丸。每服钱半至三钱，淡盐汤送下。

按：柯韵伯云：此丸治聋、癫、狂、痫如神。

耳聋神丹（一名通耳神丹）

鼠脑_{一个}　　青龙齿_{一分}　　冰片_{一分}　　麝香_{一分}

朱砂_{一分}　　明乳香_{半分}　　樟脑_{半分}

上药各研细末，用人乳为丸，如桐子大，外用丝绵裹之，塞耳深处，至不可受而止。塞三日取出，耳聪，永不再聋。

普济消毒饮

川柴胡_{一钱}　　苏薄荷_{一钱}　　炒牛蒡_{钱半}　　青子芩_{八分，均用酒炒}

白芷_{八分}　　板蓝根_{钱半}　　白僵蚕_{八分}　　苏马勃_{五分}

升麻_{五分}　　小川连_{三分}　　广橘红_{八分}　　生甘草_{八分}

白桔梗_{一钱}　　元参_{钱半}

水煎，食远徐服。或炼蜜为丸，每重一钱，噙化尤妙。

按：李东垣制此饮，专治大头天行，初觉憎寒体重，次传头面肿盛，口不能开，气喘舌燥，咽喉不利等证，全活甚众。

连翘败毒散

青连翘三钱　　苏薄荷一钱　　炒牛蒡钱半　　荆芥一钱

苦桔梗一钱　　生甘草八分　　白蒺藜钱半　　银花二钱

羌活八分　　　独活八分　　　防风八分　　　赤芍钱半

象贝母钱半

便秘加酒炒生锦纹一钱。

当归六黄汤

全当归一钱　　小川连六分　　青子芩钱半　　川柏五分

大生地钱半　　大熟地钱半　　绵芪皮二钱

朱砂安神丸

飞辰砂　　小川连各五钱　　生地黄三钱　　当归　甘草各二钱

共用细末，酒泡蒸饼，丸如麻子大，朱砂为衣。每服钱半至三钱，淡盐汤送下。

半夏秫米汤合交泰丸

仙露夏三钱　　北秫米六钱　　交泰丸七分　　辰砂五分

交泰丸

安边桂一钱　　小川连六钱

陈酒糊丸，朱砂为衣。每服七分，淡盐汤送下。

按： 韩飞霞制此方，善治怔忡不寐，能交心神于顷刻。汪春圃合《灵枢》半夏秫米汤，治阴亏阳盛，脉左寸浮洪，两尺沉细，每日晡后发热微渴，心胸间怔忡如筑，至晚辄生懊憹，欲骂欲哭，昼夜不能寐，诸药不效，一剂即得酣睡。毛慎夫仿交泰丸法，用北沙参三钱，细生地三钱，麦冬钱半，归身钱半，远志八分，生白芍钱半，辰茯神三钱，炙甘草五分，川连二分，肉桂一分，以甘澜水先煮秫米一两去渣，将汤煎药，治心肾不交，昼夜不寐，交睡则惊恐非常，如坠如脱，叫呼不宁，时悲时笑等证，尝用之而奏效。余定其方名曰心肾交泰汤。

温胆合酸枣仁汤

仙露夏三钱　　新会皮钱半　　炒枳壳一钱　　知母钱半

辰茯神四钱　　炒枣仁三钱　　炙甘草六分

先用鲜刮淡竹茹五钱，北秫米一两，煎汤代水。

（补）参麦茯神汤

西洋参钱半　　辰茯神三钱　　鲜石斛三钱　　麦冬二钱

甜石莲钱半　　生谷芽钱半　　生甘草六分　　木瓜八分

按：温热诸证，经开泄下夺后，恶候虽平，而正亦大伤，见证多气液两虚，元神大亏之象，故宜清补。若用腻滞阴药，反伤胃气。如其证中虚泄泻，则宜香砂理中汤，守补温运。同一调补、善后，最宜分清界限。

加味导赤散

鲜生地五钱　　淡竹叶钱半　　生甘梢八分　　木通八分

原麦冬二钱　　莲子心三分　　辰砂染灯心二十一支

贞元饮

大熟地八钱　　　白归身三钱　　　炙甘草二钱

按：此治燥渴易饥，气短似喘，呼吸促急，提不能升，咽不能降，气道噎塞，势剧垂危者。常人但知为气急，其病在上，而不知元海无根，亏损肝肾。此子午不交气脱证也。妇人血海常亏者，最多此证，宜急用此饮，以济之缓之。

集灵膏

淮牛膝四两　　　冰糖一斤，熬膏　　　党参　　　　甘杞子各六两

天冬　　　　　　麦冬　　　　　　　生地　　　　熟地各十两

血虚便难，加归身四两。脾弱便溏，加白术八两，带下遗精，去牛膝，加川柏一两、砂仁一两。大便易滑，亦去牛膝，加炒扁豆、炒苡仁各一斤。

按：王孟英曰：峻滋肝肾之阴，无出此方之右者。凡少年气弱倦怠，津液亏少，虚火上炎，身弱咳嗽者，急宜服之。

乌梅北枣丸

乌梅肉十个　　　大黑枣五枚

俱去核，共杵为泥，加炼蜜丸，弹子大，每用一丸噙化。

六君子汤

潞党参三钱　　　生晒术二钱　　　浙茯苓三钱　　　广皮一钱

姜半夏钱半　　　炙甘草八分　　　闽姜两片　　　大红枣四枚

加味都气饮

大熟地四钱　　山萸肉一钱　　浙茯苓三钱　　淮药三钱

北五味五分　　补骨脂三钱　　粉丹皮一钱　　胡桃肉两枚，盐水炒

建泽泻钱半　　淡附片五分

香砂理中汤

广木香八分　　春砂仁八分　　潞党参二钱　　白术二钱

淡干姜八分　　炙甘草八分

大黄饮子

生锦纹二钱　　鲜生地钱半　　焦山栀钱半　　枳壳钱半

光杏仁钱半　　青子芩一钱　　西洋参七分　　升麻五分

炙甘草五分　　鲜生姜两片　　淡香豉一钱　　乌梅一枚

苁蓉润肠丸

淡苁蓉二两　　　上沉香一两

为末，用麻子仁汁打糊为丸，梧子大，每服七十丸，空心服。

黄芪汤

嫩绵芪钱半　　新会皮钱半　　麻仁五钱，研　　白蜜一匙

苁蜜地黄汤

淡苁蓉三钱　　大熟地四钱　　山萸肉一钱　　山药钱半

浙茯苓钱半　　粉丹皮钱半　　建泽泻钱半　　白蜜一瓢

益血润肠丸

大熟地_{六两}　　当归_{三两}　　苏子　荆芥_{各一两}

甜杏仁　大麻仁_{各三两（杵膏）}　　炒枳壳　赖橘红_{各二两半}

真阿胶　肉苁蓉_{各一两半}

为末，以前三味膏同杵千余下，加炼蜜为丸，如桐子大，每服五六十丸，空心白汤下。

五仁丸

柏子仁_{半两}　　郁李净仁_{一两}　　广皮_{四两}

松子仁　　　原桃仁　　　甜杏仁_{各一两}

先将五仁另研如膏，入陈皮末研匀，炼蜜丸，梧子大，每服五十丸，空心米饮下。

东垣润肠丸

当归梢　羌活　生锦纹_{各半两}　大麻仁　原桃仁_{各一两}

上为丸，梧桐子大，每服三五十丸，白汤下。

加味皂角丸

皂角_{一两（炙去子）}　　　炒枳壳_{一两}

麻仁　甜杏仁_{各一两}　　防风　广皮_{各八钱}

为末，蜜丸，梧桐子大，每服七十丸，米饮下。

苏子降气加枳杏汤

姜半夏_{一钱}　　新会皮_{一钱}　　炙苏子_{钱半}　　前胡_{一钱}

白归身—钱　　真川朴—钱　　沉香片五分　　枳实钱半

光杏仁钱半　　炙甘草五分　　鲜生姜两片

六磨饮子（一名六磨汤）

上沉香　广木香　尖槟榔　乌药　枳实　生锦纹各—钱

用开水各磨汁二匙，仍和入开水一汤碗服。

脏连丸

川连八两。用雄猪直肠一段，长一尺二寸，洗净，将川连末入内，两头丝扎紧，陈酒二斤半，煮干，捣丸。每服一钱，开水送下。

按：《景岳全书》治痔漏下血，肛门重坠，去川连，用炒槐米八两，入猪肠内，米醋煮烂捣丸，名猪脏丸。余用黑木耳一两，炒槐米两半，川连两半，同入猪肠内，用酒、醋各半斤，煮烂捣丸，名加味脏连丸。用荸荠、红枣各四颗，煎汤送下，奏功尤捷。

脏连六味丸

川连两半　　熟地炭二两　　山萸肉　　炒丹皮　　白矾—钱

嵌柿饼　　煅炭各—两　　淮药　　赤苓　　泽泻各五钱

同入猪肠内，酒二斤，煮烂捣丸，每服三钱，淡盐汤下。

固精封髓丹

黄鱼胶—斤　　蛤粉炒松　　沙苑子五两　　牡蛎粉炒松

真川柏三两　　春砂仁—两　　炙甘草七钱　　秋石五钱

淮山药—两半

煮烂捣丸，淡盐汤送下三钱。

三才封髓丹

潞党参两半　　　熟地炭二两　　　天冬一两　　　焦川柏三两

春砂仁两半　　　炙甘草八钱

糯米浆糊丸，每服三钱。

黄芪建中汤

嫩绵芪钱半　　　生白芍三钱　　　川桂枝八分　　　炙草八分

嫩闽姜一钱　　　大麦糖三钱　　　大红枣四枚

河间天水散（一名六一散）

飞滑石六两　　　炙甘草一两

为细末，每服三钱，温水或新汲水调下，日三次。暑湿内侵、风寒外袭者，淡豆豉三钱，葱白两个，水一盏，煮汁调下即解，甚者两服必愈。催生下乳，温水擂胡麻浆调下，并可下死胎，解斑蝥毒。加辰砂少许，名益元散；加黄丹少许，名红玉散；加青黛少许，名碧玉散；加薄荷叶末少许，名鸡苏散。

石膏大青汤

生石膏四钱　　　白知母一钱　　　青子芩钱半　　　大青二钱

焦山栀二钱　　　前胡钱半　　　鲜葱白四枚

按： 此方既可散热，又能安胎，为妊妇温热病之良剂。

玉烛散

鲜生地五钱　　　白归身钱半　　　生白芍三钱　　　川芎六分

生锦纹一钱　　　风化硝八分　　　生甘草六分

（补）生化汤

全当归三钱　　　原桃仁钱半　　　黑炮姜三分　　　川芎八分

炙甘草六分

或加益母草三钱，童便一盅冲。

加味猪肤汤

净猪肤八钱　　　炒米粉三钱　　　白蜜一瓢　　　童便一瓢同冲

松子仁三钱　　　柏子仁三钱

先煎猪肤、松、柏、去渣，和入三味。

按：此方治液枯便难之良剂，不仅产后一证也。

小定风珠

生龟板六钱　　　伏淡菜三钱

鸡子黄一个，先放罐底。先将三味煎，去渣，入阿胶再煎，胶烊，冲童便一杯。

大定风珠

大生地三钱　　　生白芍三钱　　　生牡蛎四钱　　　麻仁二钱

生龟板四钱　　　生鳖甲四钱　　　炙甘草二钱　　　麦冬三钱

五味子一钱

鸡子黄一枚，先放罐底。先将前药煎去渣，入阿胶再煎，胶烊，即倾出，分三次服。喘息加吉林参一钱；自汗加化龙骨三钱，芪皮二钱，淮小麦三钱；心悸加辰茯神四钱，琥珀末四分冲。

黑神丸（一名保产黑神丹）

陈京墨二锭，无根水磨成浓汁，倾入磁盘中，晒燥刮下，研细，每料约用净墨粉四钱，陈百草霜二钱，须近山人家，烧各种野草者佳，烧独种柴草者勿用，必要灶门上积烟，切勿误用锅底煤。明天麻二钱，淮小麦粉二钱，赤金箔五十张。

上药各研极细，称准分量再研匀，即将淮麦粉一钱打糊为丸，金箔为衣，约重一分，外用蜡壳封固。症轻者服一丸，重者服二三丸，童便一盅，陈酒一瓢研送。

按：黑神丸以陈京墨为主，而以消瘀镇心之药佐之，为产后安神定魄，去瘀生新之要方。凡产后血晕血崩，头痛眼花，心神慌乱，瘀冲血厥，肝风发痉等证，用豆淋酒（黑大豆五钱，炒热，陈酒浸半刻，去豆用酒）一盅，热童便一杯，调入此丸，屡验如神。

回生丹（一名回生保产至宝丹）

制锦纹二斤　　苏木三两　　　大黑豆三升，各煎汁三碗

杜红花三两，煎汁三碗

先将大黄末二斤入净砂锅内，以好米醋三斤，文武火煎，以长木箸不住手搅之，成膏，再加醋三斤熬，熬后又加醋三斤，次第加毕，然后下豆汁三碗，再熬，次下苏木汁，又次下红花汁，熬成膏后，取入瓦盆盛之。大黄锅焦，亦铲下入药同磨。

高丽参三两　　全当归　　制香附　　川芎　　茯苓　　陈酒

炒延胡　　制苍术　　炒蒲黄　　熟地　　桃仁各一两

羌活　　白芍　　山棱　　淮牛膝　　化橘红　　炙甘草

山萸肉　　地榆　　五灵脂各五钱　　广木香　　高良姜各四钱

木瓜　　炒青皮　　炒白术<small>各三钱</small>　　明乳香　　净没药<small>各二钱</small>

台乌药<small>二两五钱</small>

上药二十七味，一方加益母草二两，冬葵子、马鞭草各五钱，并前黑豆壳共晒干为末，入石臼内，下大黄膏拌匀，再下炼蜜一斤，共捣千杵。取起为丸，每丸重三钱。阴干须二十天，可日晒，不可火烘，待干后，约重二钱零，外用蜡壳护之。

按：此丹治临产、产后百病之要方。孕妇难产，用川芎三分、归须一钱，煎汤调下；子死腹中，藏红花五分，淮牛膝钱半，煎汤调下；胞衣不出，淮牛膝三钱，煎汤调下；恶露不行，藏红花五分，青糖一钱，煎汤调下；儿枕块痛，净楂肉钱半，青糖一钱，煎汤调下；败血流经，桂枝五分，陈酒一杯，煎汤调下；瘀血不尽，益母草三钱，青糖二钱，煎汤调下；血迷血晕，童便、豆淋酒各一杯调下；目闭不语，鲜石菖蒲叶一钱，泡汤调下；狂言妄语，辰茯神三钱，琥珀末三分，泡汤调下。若用以催生，胞浆已破，方可服，未破切不可服，至要至要。

无极丸

生锦纹一斤，分作四份。一份用童便两碗，食盐二钱，浸一日，切晒；一份用醇酒一碗，浸一日，切晒，再以巴豆三十五粒，同炒，豆黄，去豆不用；一份用杜红花四两，泡水一碗，浸一日，切晒；一份用当归四两，入淡醋一碗，同浸一日，去归切晒。为末，炼蜜丸，梧子大，每服五十丸，空心温酒下。取下恶物为验，未下再服。

按：此丸武当高士孙碧云传，为通瘀重剂。专治妇人经水不通，赤白带下，崩漏不止，肠风下血，五淋，产后积血，恶露不行，发狂谵语，癥瘕腹痛，男子五痨七伤，小儿骨蒸潮热等症，其效甚速。

沈氏六神汤

赖橘红一钱　　　杜胆星一钱　　　辰茯神三钱　　　旋覆花三钱，绢包煎

戈制半夏五分　鲜石菖蒲叶一钱

按：此汤消痰通络，治产后痰迷，神昏谵语，恶露不断，甚或半身不遂，口眼歪斜，舌蹇不语，癫狂昏厥等症极效。故产后理血不应，六神汤为要药。

加减小柴胡汤

鳖血柴胡钱半　条芩钱半　　　仙露夏钱半　　　桃仁三钱

鲜生地五钱　　黑犀角八分　　净楂肉三钱　　　丹皮二钱

炙甘草六分　　鲜生姜一片

按：小柴胡汤，在经主气，在脏主血，故能治热入血室。舒驰远于原方只用柴胡、桃仁两味，加当归、青皮、炒川甲各二钱，羚角、万年霜各三钱，党参、红花各一钱，较本方尤力大而效速。

白虎加生地黄汤

生石膏四钱　　白知母三钱　　生甘草八分　　粳米三钱

鲜生地一两　　热童便一杯，冲

羚地清营汤

羚角片钱半　　鲜生地五钱　　青连翘三钱　　银花二钱

焦山栀三钱　　生蒲黄钱半　　生藕汁、热童便各一瓢，冲

加减四物汤

鲜生地五钱	生白芍三钱	东白薇三钱	归身钱半
冬桑叶二钱	粉丹皮二钱	地骨皮三钱	银胡钱半

四逆散合白薇汤

鳖血柴胡钱半	赤芍二钱	小枳实钱半	归须钱半
东白薇五钱	西洋参一钱	生甘梢八分	绛通一钱

加味大柴胡汤

鳖血柴胡钱半	小枳实钱半	姜半夏一钱	醋炒锦纹一钱
原桃仁三钱	赤芍二钱	鲜生姜一片	酒炒青子芩一钱
大红枣两枚			

加味桂枝红花汤

川桂枝五分	藏红花五分	原桃仁三钱	炙草四分
海蛤壳五钱	鲜生姜二片	大红枣二枚	童便一杯

新加绛覆汤

真新绛钱半	原桃仁钱半	柏子仁三钱	旋覆花三钱,包煎
归须钱半	乌贼骨三钱	炒延胡一钱	青葱管五寸,切碎冲
川楝子一钱	茜根八分		

新加桑菊饮

冬桑叶二钱	滁菊花一钱	青连翘钱半	薄荷八分

光杏仁二钱　　　苦桔梗一钱　　　生甘草八分　　　　竹沥五匙，同冲

钩藤钱半　　　　天竺黄钱半　　　鲜石菖蒲叶一钱

先用活水芦根五钱，嫩桑枝一尺，煎汤代水。

羚麻白虎汤

羚角片一钱　　　明天麻一钱　　　生石膏四钱　　　知母三钱

瓜蒌仁四钱　　　川贝母三钱　　　生甘草六分　　　生粳米三钱，鲜荷叶包煎

其羚角、石膏必须先煎代水。

吴氏清络饮

鲜银花二钱　　　丝瓜皮二钱　　　西瓜翠衣二钱　　鲜竹叶心二钱

鲜荷叶边二钱

犀羚镇痉汤

鲜生地八钱　　　青连翘三钱　　　元参心二钱　　　银花二钱

滁菊花三钱　　　甘中黄一钱　　　生甘梢六分　　　莲心二分

先用犀角八分，羚角钱半，煎汤代水。

犀羚白虎汤

生石膏六钱　　　白知母四钱　　　滁菊花三钱　　　钩藤钱半

生甘草六分　　　生粳米三钱，荷花包煎

先用犀角一钱，羚角片钱半，煎汤代水。

安宫牛黄丸

西牛黄　　广郁金　　白犀角　　小川连　　飞辰砂各一两

真珠五钱　　梅冰　　麝香各二钱五分　　焦山栀　　飞雄

黄青子芩各一两

共为极细末，炼蜜为丸，每丸重一钱，金箔为衣，蜡护。脉虚者，人参汤下；实者，银花、薄荷汤下，每服一丸。兼治飞尸卒厥，五痫中恶，大人小儿痉厥之因于热者。大人病重体实者，日再服，甚至日三服；小儿服半丸，不知，再服半丸。

按： 安宫牛黄丸最凉，瓜霜紫雪丹次之，犀珀至宝丹、牛黄清心丸、新定牛黄清心丸、万氏牛黄丸又次之。芳香开窍，辛凉透络，主治略同，而各有所长，临用对证斟酌可也。

加味翘荷汤

青连翘钱半　　苏薄荷钱半　　炒牛蒡钱半　　桔梗钱半

焦栀皮钱半　　绿豆皮二钱　　生甘草六分　　蝉衣十只

苇茎一钱　　老紫草钱半

新加麻杏石甘汤

炙麻黄八分　　光杏仁二钱　　生石膏四钱　　连翘钱半

牛蒡子钱半　　苏薄荷八分　　象贝母钱半　　枯芩钱半

苦桔梗八分　　生甘草四分　　丝通草一钱

先用犀角尖八分，活水芦根一两，煎汤代水。

千金苇茎合陈氏清肺汤

光杏仁三钱　　生苡仁四钱　　瓜蒌仁四钱　　川贝三钱

冬桑叶钱半　　青连翘钱半　　冬瓜子三钱　　苇茎一钱

赖橘红八分　　生甘草八分　　竹衣纸一钱　　桔梗八分

先用生萝卜四两，鲜枇杷叶一两（去毛抽筋），煎汤代水。

费氏必胜汤

鲜地龙_{五支}　　荆芥_{一钱至三钱}　　生锦纹_{八分至三钱}　　原桃仁_{一钱至三钱}

细木通_{一钱}　　蝉衣_{一钱至二钱}　　藏红花_{五分至八分}　　小青皮_{五分至钱半}

生葛根_{一钱}　　赤芍_{钱半至二钱}　　净楂肉_{三钱至五钱}

先用活水芦根三两，紫花地丁两半，煎汤代水。

按： 孙际康《治痘说要》云：裹毒烈焰之痘证，恶形恶色，一见点而烁血耗气，诸般肆虐。此等之疫痘，攻解万不可缓，且解缓而攻速，更万不可以凉解姑试之，以贻溃脏腑。费建中制此汤加减，其胆极大，其心极小。治见点血凝气滞，窠粒不松，色滞不活，经络锢蔽，诸般痛楚，或贯珠攒簇，紫暗斑块，毒火伏而不透者，极效。

清温败毒饮

生石膏_{大剂六两至八两，中剂二两至四两，小剂八钱至一两}

鲜生地_{大剂八钱至一两，中剂四钱至五钱，小剂三钱至四钱}

乌犀角_{大剂二钱至四钱，中剂二钱至三钱，小剂一钱至二钱}

真川连_{大剂三钱至四钱，中剂二钱至三钱，小剂一钱至钱半}

苦桔梗_{二钱}　　生甘草_{八分}　　青子芩_{二钱至三钱}　　生山栀_{三钱至五钱}

元参_{三钱}　　赤芍_{二钱至三钱}　　青连翘_{三钱至六钱}　　白知母_{三钱至六钱}

粉丹皮_{二钱至三钱}

先用鲜竹叶五十片，加水六碗，煮石膏数百沸后下诸药。犀角磨汁冲服。头面肿大，加紫花地丁五钱，酒浸生锦纹钱半。痄腮颈肿，加银花二钱，上青黛五分。红丝绕目，眼光昏瞀，加羚角钱半，龙胆草八分，滁菊花三钱，藏红花五分。耳后肿痛，加大青叶钱半，紫花地丁四钱。嗒舌弄舌，加木通一钱，童便一杯，冲。舌上白点如珍珠，加蔷薇根五钱，金汁一两，冲。舌上发疔，或红或紫，甚则流脓出血，舌上成坑，加银花露、金汁各一两，冲，外以锡类散或珠黄散掺之。舌苔如腻粉，言语不清，加梨汁、竹沥、西瓜汁、蕉根汁各一瓢，冲。舌衄、齿衄、鼻衄，加鲜茅根五十支，陈京墨汁、童便各一盏，冲。气粗呃逆，加鲜竹茹五钱、鲜枇杷叶一两去毛抽筋，煎汤代水，冲沉香、青皮、广郁金、小枳实汁各一匙。气喘胸满，去地、芍、甘、桔，加瓜蒌仁六钱、旋覆花三钱，再用萝卜、淡海蛰各四两，活水芦根三两，煎汤代水。咽喉肿痛，加山豆根八分，金汁一两，冲，再以生萝卜四两，西藏橄榄二钱，安南子五颗，煎汤代水，外以锡类散吹之，吹后漱口净，以玉霜梅含之。筋脉抽惕，甚则循衣摸床撮空，加羚角钱半，滁菊花三钱，龙胆草八分，再以嫩桑枝二两，丝瓜络一个，煎汤代水。若气实者宜兼通腑，加生锦纹三钱，风化硝二钱，小枳实二钱。血虚者兼养阴，加鲜金钗三钱，熟地露一两，童便一杯，同冲。骨节烦疼，腰如被杖，加黄柏钱半，木通一钱。口秽喷人，加鲜佩兰钱半，野蔷薇露、金汁各一两，冲。里急后重，或下恶垢，或下紫血，似痢非痢，加元明粉四钱，青泻叶一钱，净白蜜一两，煎汤代水。小便混赤短涩，甚则血淋，加滑石四钱，琥珀末四分，冲，再以鲜茅根五十支，鲜车前草两株，杜牛膝五钱，煎汤代水。

按：此十二经泻火之大剂。凡一切温毒热疫，表里俱热，狂躁心烦，口干咽痛，大热干呕，错语不眠，吐血衄血，热甚发斑，头痛如劈，烦乱谵妄，身热肢冷，舌刺唇焦，上呕下泄，六脉沉细而数，即用大剂；沉而数者，即用中剂；浮大而数者，即用小剂。如斑一出，即加大青叶二钱，少佐升麻四五分，引毒外透。此内化外解，浊降清升之法，治一得一，治十得十。此余师愚《疫症一得》之言也。若六脉细数沉伏，面色青惨，昏聩如迷，四肢逆冷，头汗如雨，其痛如劈，腹内搅肠，欲吐不吐，欲泄不泄，男则仰卧，女则覆卧，摇头鼓颔，由热毒深入厥阴，血瘀气闭所致。

此为闷疫，毙不终朝，清温败毒饮不可轻试。治法宜急刺少商、曲池、委中三穴，以泄营分之毒，灌以瓜霜紫雪八分至一钱，清透伏邪，使其外达。更以新加绛覆汤加局方来复丹钱半至二钱，通其阴络，庶可挽回。

清凉攻毒散

牛蒡子钱半	荆芥穗四分	紫花地丁三钱	小川连一钱至三钱
小青皮七分	细木通四分	丹皮一钱	鲜生地五钱至一两
灯心草一分	藏红花四分	犀角汁三分（冲）	酒洗生锦纹一钱
生石膏五钱至一两			

清毒活血汤

老紫草钱半	青连翘钱半	炒牛蒡一钱	木通七分
鲜生地钱半	净楂肉一钱	潞党参五分	酒炒青子芩五分
生绵芪钱半	当归须八分	苦桔梗六分	酒炒小川连三分
前胡一钱	生甘草三分	鲜生姜一片	酒洗赤芍药五分

按：本方去参，名清毒和血汤，治毒滞血凝，不能行浆。如形气壮实者，去参、芪。治痘不如期灌浆，板硬干黄，或灰滞黑暗，倍紫草、芩、连，去参、芪。治毒炽血凝，痘晕红紫。或带干枯，兼有焦黑者，均效。

三妙血

白雄鸡冠血　猪尾血　蚯蚓血各一匙

陈酒一盅冲服。

按：鸡冠血性温提浆，升表治上。猪尾血性动活血，入里治下。二血有上下表里之分。鲜地龙血，性凉活血，善通经络，能引诸药直破恶毒所聚之处。治痘五六朝，根赤转紫，而顶有孔，如针刺、如嵌顶，必身热苔黄，口渴便秘。盖毒火盛而蔽其气瘀其血，浆必不化，宜此方合解毒药，如加减普济消毒饮、周氏五味消毒饮之类。若痘根色紫，甚至转黑，而顶下陷者为毒陷，宜三妙血合紫雪等药，加金汁。如身热便秘，顶嵌根紫，或发水泡而间有半浆者，将无浆之泡挑去，用此方入流气败毒之药，如银花败毒散、人参败毒散之类。

（补）周氏五味消毒饮

鲜杜银花三钱　　鲜野菊花钱半　　鲜蒲公英钱半　　紫花地丁二钱
紫贝天葵钱半

费氏苏解散

荆芥　　防风　　川芎　　细木通　　苏叶　　白芷各七分
蝉蜕十二只　　桔梗六分　　前胡一钱　　甘草二分　　生葛根
山楂各八分　　老紫草　　连翘心　　升麻　　炒牛蒡
羌活各五分　　生姜三片
水煎温服

按：张逊玉《种痘新书》云：上二方为初热见点之要药，痘出齐后莫用。

椒梅丸

炒川椒三钱　　乌梅炭　　炒川连各一钱
为末，饴糖丸，如黍米大，量儿大小分二三服。服后，须臾得入虫口。治痘为虫闷，不得发出，最效。次与紫草承气汤下之。

（补）飞马金丹

巴豆霜　　广木香　　赖橘红各三钱　　飞辰砂五钱

五灵脂　　广郁金　　生打上雄黄　　制锦纹各一两

明乳香　　净没药　　山慈菇　　　百草霜各二钱

　　各秤另研净末分两，再合研一时许，令匀，米醋法丸，金箔为衣，如绿豆大，隔纸晒干，紧贮磁器，置高燥处。二十几岁以上者，每服十二丸，禀强者加三丸。老幼随减，三两岁者七丸或五丸，七八十岁者九丸，温开水送下，半日或一二时许，非吐必泻。孕妇遇急证，七丸为度。

　　按：温热伏邪及病霍乱痧胀者，临时每多夹水、夹食、夹饮、蓄血之故，与邪互并，结于胸胁，如食结胸、水结胸、血结胸。每因伏邪与夹邪互结，痛不可按，或时昏冒，因虽不同，而其结痛拒按，闭塞不容喘息之状则同。若不细察详问，鲜不认为本病应得之候，不先行探吐去之，则所受之邪为其羁留伏匿，不得透达，必致夭殇。宜即与飞马金丹一服，自能随所结之上下而施其吐下之功，得夹邪一解，正气自伸。按法调治本证，为较易耳。故此丹治水食痰血寒热诸邪，结于胸膈，高突痛胀，不可抑按，不得呼吸，欲吐不得吐，欲泻不得泻者。凡外感内伤，飞尸猝中，暴厥自经，跌压诸证，见有此状者，无论大小，均可服之。

枳实导滞汤

小枳实钱半　　制川朴一钱　　仙露夏钱半　　酒洗生锦纹八分

净楂肉三钱　　青连翘钱半　　川连四分　　　海南子钱半

老紫草三钱　　细木通八分　　炙草五分

　　按：孙际康曰：此等症昧者最多，以急于治痘，而忽于里滞，不知胃主肌肉，胃不宣化，肌肉无自而松，即极力凉解，反成冰伏。此方开者开，降者降，不升发而自升发矣。故治有形之物与无形之毒，留滞于中，令气血不能流通者，极效。

温热验方

309

参芪茸升汤

别直参五钱　　　炙绵芪一两　　　鹿茸片三分　　　升麻一钱

煎成，冲陈酒一杯

按：痘之生死，判于浆之有无。有浆，毒从外散，故生；无浆，毒留内攻，故死。至其脓浆之不成，其病有二：一毒气炽盛，则血燥而枯，一元气虚弱，则血寒而缩，俱不能运化而成脓。脓不成则浆不行，而五陷之证作矣。如痘稠密，晕红紫，而顶陷下，紫陷也。甚则晕脚干枯，中有黑脐而成黑陷，此毒热炽盛，蔽其气，凝其血而陷也。宜急以聂氏清毒活血汤、伍氏凉血解毒汤二方为主。然当其紫陷时，不过一二剂，痘立起，及至黑陷，则受毒已深，虽用此等大剂，亦不过十救一二。又如痘出稠密，色淡白，根无红晕而顶陷者，白陷也。甚则迟一二日，转为灰陷。此血气虚寒，不能运化毒气以成浆，故陷也。宜乘白陷之时大补气血，急以聂氏参归鹿茸汤、张氏参芪茸升汤二方为主，连进一二剂，犹可望生。又有一种痘，颗粒通红，成血泡而不成浆，此气虚不能统血，血反上居气位，治宜参芪保元汤大补其气，气充则毒化而成浆。血泡失治，则气愈虚而为血陷，治法亦不外此二方。以上五陷之证辨明，则初起泛浆、长浆、催浆、足浆之法，可类推矣。

（补）导赤泻心汤

治热陷心经，神昏，及胃热蒸脑，撮空见鬼。

小川连一钱　　　青子芩钱半　　　生山栀钱半　　　知母钱半

西洋参一钱　　　辰茯神二钱　　　益元散三钱　　　麦冬一钱

先用犀角八分，灯心七分，煎汤代水。

（补）加减服蛮煎

治温热病，舌绛神昏最效。

鲜生地五钱　　　鲜金钗二钱　　　原麦冬一钱　　　知母二钱

粉丹皮二钱　　　辰茯神二钱　　　细木通一钱　　　广皮一钱

犀角汁一瓢　　　西黄一分，冲　　　鲜石菖蒲叶一钱，搓热冲

（补）来复丹

治上盛下虚，暑湿入络，肢厥神迷，便泻溺涩，极效。

玄精石　倭硫黄　牙硝各一两　　　赖橘红　小青皮　五灵脂各二钱

醋糊丸，每服二钱，或三十丸，空心醋汤下，善能交通阴阳。

（增）参茸养阳汤

治遗精，足痿，气促自汗。如嫌茸价太贵，易鹿角胶一钱。

大山参一钱　　　鹿茸片二分　　　甘杞子三钱　　　生雄羊内肾一对

归身二钱　　　小茴香五分　　　盐水炒胡桃肉一枚

按：此方柔剂养阳，填精血，补督、任，非桂附刚燥，气烈劫阴者比。

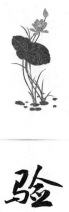

验

方

妙

用

验方妙用 樊开周同何廉臣实验法

温热病，首用辛凉以解表，次用苦寒以清里，终用甘寒以救液，此治温热本证初中末之三法也。然有兼证、夹证、复证、遗证及妇人、小儿种种之不同，不得不多备方法以施治，庶免医家道少之患。

兹特分列八法，详言以发明之。

一、发表法

凡能发汗、发㾦、发疹、发斑、发丹、发痧、发瘄、发痘等方，皆谓之发表法。温热病，首贵透解其伏邪，而伏邪初发，必有着落。方着落在皮肉肌腠时，非发表则邪无出路，故发表法为治温热病之一大法也。其大要不专在乎发汗，而在乎开其郁闭，宣其气血。郁闭在表，辛凉芳淡以发之；郁闭在半表半里，苦辛和解以发之。阳亢者，饮水以济其液；阴虚者，生津以润其燥。气滞者，宣其气机；血凝者，通其络瘀。庶几有㾦者则发㾦，有疹斑者则发疹斑，有瘄者则发瘄，有痘者则发痘。必察其表无一毫阻滞，始为发表法之完善。此温热病发表之法，大不同于风寒也。谨述发表验方，胪举于下。

（甲）温热发汗，虽宜辛凉开达，而初起欲其发越，必须注重辛散，佐以轻清，庶免凉遏之弊。方伏邪传变出表时，轻者亦可得表药而汗散，重者虽大剂麻葛羌防亦无汗。但须清其络热，宣其气机，以治温热，或开其湿郁，达其膜原，以治湿温。必待伏邪尽发，表里全彻，然后或战汗，或狂汗而解。亦有不用表药而自汗淋漓，邪终不解者。盖自汗缘里热郁蒸而出，乃邪汗，非正汗也，仍宜开达其伏邪为要。风温风热，如邵氏热郁汤（邵步青《四时病机》方），栀豉芩葛汤（陆九芝《不谢方》）之类。湿温湿热，如连朴饮（孟英《霍乱论》方），新定达原饮（樊开周先师验方）之类，随症酌用可也。至其发汗诸方，辛凉轻剂，如葱豉加葛根汤（王焘《外台》方），葛根葱白汤（《和剂局方》），刘氏桔梗汤（《河间六书》方），加味栀豉汤（樊先师验方）之类。辛凉重剂，如麻杏石甘汤（仲景《伤寒论》方），千金清肺汤，千金葳蕤汤（孙思邈《千金》方），葛根橘皮汤（《外台》方），知母解肌汤、知母干葛汤（朱肱《活人书》方），荷杏石甘汤（叶天士医案方），加减三黄石膏汤（《顾松园医镜》方），增损三黄石膏汤（杨玉衡《寒温条辨》方），葱豉白虎汤（赵晴初医案方）之类。此皆辛以散风，凉以泄热，为治温热内发，风寒外搏之要方。其间有风寒搏束过甚，而温热伏邪不能外达者，则葱豉加葛根麻黄汤（《外台》方），苏羌饮（刘草窗《广嗣全书》方）之类，亦可暂用以疏散。亦有风寒遏伏太甚，而湿热伏邪不克外溃者，则藿香正气散（《和剂局方》），九味羌活汤（张洁古方）之类，正可暂用以开达，初不必嫌其辛温化燥也。其芳淡轻剂，如葱豉汤调天水散（《河间六书》方），茵陈五苓散（《金匮要略》方），藿朴夏苓汤（石芾楠《医原》方），藿朴二陈汤（樊师验方）之类。芳淡重剂，如六神通解散（《局方》），茵陈胃苓汤（万密斋《幼科发挥》方），加味五苓散，加味二陈汤（石氏《医原》方）之类。此皆芳香辟秽，辛淡化湿，为治湿温湿热，湿重夹秽之初方。若湿开热透，热重于湿者，则宜苦辛开泄，治在上中二焦，不在发表之例。除此，又有不求汗而自汗解者四。如里热闭甚，用三黄泻心汤（长沙《伤寒论》方），许氏大黄汤（《外台》方），大柴胡合大承气汤（《河间六书》方）之类，以疏通其里结，一不已而再，再不已而三，直待里邪逐尽，表里通彻，多有战汗而解者，此其一。又如里热燥甚，病者思得凉水，久而不得，忽得痛饮，饮盏落枕而汗大出即解者，此其二。又如平素气虚，屡用汗药而不得汗，后加人参于解表药中，如参苏饮、人参败毒散（《局方》）之类，覆杯即汗者，此其三。又如阴虚及夺血液枯之人，用纯表药全然无汗，后用润燥生津药于轻解方中，如七味葱白汤（《外台》方），加减葳蕤汤（一名加减葱豉汤，《张氏医通》方）之类，而汗出如水者，此其四。谨摘诸汗证列下。

发热　恶寒　无汗　头项痛　背痛　肩背痛　腰痛　膝胫痛　周身肢节痛

（乙）温热发痦，每见于夏秋湿温伏暑之证，春冬风温兼湿证，亦间有之。初由湿郁皮腠，汗出不彻之故，白如水晶色者多。但当轻宣肺气，开泄卫分，如五叶芦根汤（薛生白《湿热条辨》方），最稳而灵。若久延而伤及气液，白如枯骨样者多凶，急用甘润药以滋气液，如麦门冬汤（《金匮要略》方），清燥救肺汤（喻嘉言新方）之类，挽回万一。切忌苦燥温升，耗气液而速其毙。谨摘发痦证如下。

色白点细　形如肌粟　摸之触手而微痒　抓破微有水　状如水晶珠而明润者吉　热势壮则外见　热势缓则隐伏　出无定期　甚至连发三五次若干白如枯骨色者大凶　脉必微弱　或细数　神倦气怯　黏汗自出

（丙）温热发疹，红点高起，与痦疿一类，系孙络中血热之病。惟痦多发于小儿，疿疹不拘男妇大小皆有。每见于春夏之间，发于风温风热者十之七八，温毒暑热者十之二三。然亦必夹斑带疹。疹虽宜见，而不宜多见。身热二三日而发者轻，四五日而发者重，斑疹杂出者尤重。治虽宜疏风散热为先，亦当辨其风与热孰轻孰重。风重而热郁者，辛散佐以清透，防风解毒汤（晋三《古方选注》方）最当。热重而风轻者，清透佐以辛散，加减银翘散（石氏《医原》方），加减普济消毒饮（鞠通《温病条辨》方）二方为妙。若温毒夹斑带疹，色赤如丹，甚或紫红，胃经血热上蒸心包也，急宜缪氏竹叶石膏汤（《古方选注》方），甚则犀角大青汤（邵步青《温毒病论》方）肃清胃热，凉透血络，使斑疹发透，则温毒自解。若因循失治，则血热之毒逆传心包肝络，而变神昏痉厥之危证矣。此时急救之法，惟有用拔萃犀角地黄汤（《温毒病论》方）或犀连承气汤（吕震《伤寒寻源》方）凉血攻毒，急下存阴而已。谨摘发疹证列下。

琐碎小粒　高出于肤　怕风咳嗽　咽阻喉痛　胸闷心烦或气喘　壮热无汗　以上风温发疹之候。

舌绛如朱　夹斑带疹　疹色紫红或深红　紧束有根　环口燥裂　大渴引饮　心神烦躁　便秘溺涩　以上温毒发疹之候。

（丁）温热发斑，或布于胸腹，或现于四肢，平而成片，与丹一类。发于温毒病最多，其次大热病亦恒见之。系经络血热之毒窜入肌表而外越。经血热则色红，热毒重则色深红，热毒尤重则色娇红，艳如胭脂，统名红斑。络血热则色紫，名曰紫斑。络血热而毒瘀，则色黑，名曰黑斑。甚则色青如蓝，名曰蓝斑。更有云头隐隐，伏而不现于皮肤者，曰伏斑。内发于肠胃咽膈之间，肌肤间不得而见者，曰内斑。至若隐隐而微，胸腹略见数点而色淡红者，曰阴斑。甚或淡红似白者，曰白斑。统名虚斑。多发于湿热大病后，凉泻太过，经脉血涸，元气虚寒之候。故凡见斑，首要辨明其形色。如斑一出，松浮洒于皮面，起发稀朗，红如朱点纸，黑如墨涂肤，此毒之松活外现者，虽紫黑成片可生。若形干而滞，或枯而晦，稠密成片，紧束有根，如履透针，如矢贯的，此毒之有根锢结者，纵不紫黑青亦死。凡斑皆胃家血热，色红而鲜润者顺，色紫而晦滞者凶，紫黑蓝而枯晦者死，以其胃烂也。故红斑九生一死，紫斑五死五生，黑斑九死一生，若杂蓝斑黑烂者必死。治法，红斑主凉血透热，轻剂如五味解毒饮加紫草、连翘（周澹然《温证指归》方），犀地桑丹汤（吴坤安《感症宝筏》方）之类。重剂如加味犀羚白虎汤（樊师验方），加减犀羚二鲜汤（廉臣验方）之类。紫斑主凉血解毒，如犀角大青汤（邵氏《温毒病论》方），小剂清温败毒饮（余师愚《疫症一得》方），增损双解散（杨玉衡《寒温条辨》方）之类。黑斑蓝斑，主凉血攻毒，如拔萃犀角地黄汤加金汁、元明粉（《温毒病论》方），十全苦寒救补汤（梁玉瑜《舌鉴辨正》方），加味凉膈散，增损三黄石膏汤加锦纹（《寒温条辨》方）之类。伏斑内斑，主宣气凉血，解毒透斑，如元参、升麻合黑膏（王肯堂《证治类方》），犀角大青汤加紫草、皂角刺，甚则清温败毒饮加紫草、升麻、紫雪之类。阴斑白斑，主温补血气，如复脉汤（长沙《伤寒论》方），人参养荣汤（《证治类方》）之类；甚则主扶阳暖血，如参附养荣汤（吴又可《温疫论》方），归芪建中汤（《叶氏医案》方）之类。总之，凡见发斑，不可专以斑治，须察脉之浮沉，病之虚实而分别用药可也。谨摘发斑证如下。

面红目赤，汗出津津，口燥大渴，热盛胸闷，发斑纯红、深红、胭脂红不等。若唇口焦燥，舌紫或黄，胸膈烦闷，呕恶不纳，热壮神昏，便秘溺赤，遍体紫斑者重，若神昏谵语，或不语如尸厥，口开吹气，臭秽喷人或咯血鼻衄，足冷耳聋，舌苔焦黑起瓣，或见黑晕，遍体黑斑或蓝斑如翠者死。

以上温毒及大热病，发汗不出，或虽汗不解，发斑轻重之候。

表无大热，脉似沉缓，神识不清，或郑声作笑，舌甚灰黑，或黄苔而中心黑晕。

以上伏斑之候。

口燥目赤，手足指冷，烦躁气急，不欲见火，恶闻人声，耳热面赤，或寒噤喷嚏，昏不知人，谵语带笑，六脉似躁非躁，舌紫苔黄，或黄腻带灰。

以上内斑之候。

斑点隐隐而微，色现淡红，甚或㿠白，手足逆冷，似寐非寐，神识乍清乍昧，舌胎淡红或紫，舌形胖嫩圆大或舌胎白滑，或黑胎胖滑。

以上虚斑之候。

（戊）温热发丹，多见于小儿，俗名赤游丹是也，与红斑一类。丹与斑皆出于肤，平而成片，皆里热血毒之证。治法惟大剂凉血解毒乃克胜任，参用发斑诸方可也。至辨法，凡有丹、斑、瘄、疹者，脘必闷，四者之齐与不齐，以脘闷之解与未解为辨。且热必壮，四者之解与不解，以汗出之透与未透为辨。

（己）温热发瘄，由于风温者，则为时瘄，亦名风瘄，俗称红斑瘄。病虽传染而症轻。由于温毒者，则为疫瘄，亦名喉瘄，俗称烂喉瘄，病多传染而症重。风瘄初起，必须疏达，如荆防败毒散（雷少逸《时病论》方）、连翘败毒散（《伤寒指掌》方）二方，均加青松针一两，煎汤代水，投无不效。即或宜兼清散，总以散字为重，防风解毒汤加青松针最效，切忌骤用寒凉。喉瘄初起，自须轻散解毒，如加减普济消毒饮（《温病条辨》方）、代赈普济散（《鞠通医案》方）二方最当。迨表分之瘄毒发透，内蕴之伏火方张，势轻者清化，如陈氏清肺饮、夺命饮、犀羚二鲜汤（陈继宣《疫瘄草》方）三方酌用。势重者寒泻，如陈氏四虎饮（《疫瘄草》方），拔萃犀角地黄汤加金汁、元明粉（《温毒病论》方）二方酌用，方能泻火泄热，热一尽而病自愈。若仍执辛散之方，则火得风而愈炽，炎势燎原，杀人最暴。谨摘发瘄证列下。

头痛怕风，身热恶寒，瘄现无汗，一身筋骨大痛，咽阻喉痛而不腐，胸痞心烦，舌苔白腻。

以上风瘄之候。

始恶寒，后但壮热烦渴，瘄密肌红宛如锦纹，咽喉疼肿，或但痛不肿不红，甚则白腐喉烂，胸痞咽阻不能食，夹湿则舌苔滑腻，或渴甚而苔仍白滑，或黄滑而腻或黄燥，内陷则舌赤，或鲜绛，神昏谵语，灼热无汗，痧隐成片，或厥或痉，口秽喷人，音哑气急，鼻扇呃逆者凶。

以上皆喉痧初中末之候。

（庚）温热发痦，与痧一类，吴地曰痦子，浙江曰瘄子。恒发于小儿，年长亦间有之。由风温而发者，则为常痦，宜散风解热为先，加味翘荷汤、防风解毒汤二方最良，使痦毒发透即愈。由温毒而发者，则为时痦，与治温毒发疹发㾦例同，从㾦疹中对症选方可也。惟闷痦一证最险，宜急急开肺透痦，清热解毒，如新加麻杏石甘汤（《感症宝筏》方），千金苇茎合陈氏清肺饮加瓜霜、紫雪（《疫㾦草》方），速使痦毒外达，方有生机。气液两亏者，陈氏清肺饮合黑膏加西洋参、毛燕，清补而提透之。谨述发痦证列下。

身热烦闷，咳嗽鼻塞，面目有水红光，咽痛气急，指尖时冷，痦出周身匀朗，色鲜润，形高突，颗粒分明，一二日见点者轻，三五日见点者稍重，既出后一日三潮，潮则热盛烦躁，逾时方退，三日九潮，痦已齐透，然后徐徐回退。

以上常痦顺证之候。

痦发易隐易回，热壮无汗，喘咳胸闷，咽痛喉哑，齿燥龈烂，神昏欲寐，或兼腹胀赤痢，甚或痦虽外达，艳红紫滞，目封眦赤，狂躁闷乱，便秘腹痛，或便泄无度者凶，更或见点细碎平塌，痦色灰滞淡白，模糊一片，既出不潮，忽然隐默，喘急昏闷者死。

以上时痦逆险之候。

（辛）温热发痘，因风温而发者多顺证，因温毒而发者多逆证险证。其病多发于小儿，壮年亦偶有之。顺证多不必用药，即有必须用药者，亦必先观形察色，辨别其气血虚实为首要。如体肥白而嫩，声音微细，目少精神，痘形多凹而色淡红者，气弱血虚也，宜急急补托以催其起胀灌浆，如补中益气汤重用归芪（李东垣《内外伤辨惑论》方）加白雄鸡冠血最良，其次参苏饮加生芪、川芎、龙眼肉，亦可酌用。必察其浆充痘起，庶易于结痂收功。又如体苍瘦而坚实，声音粗壮，目有精彩，痘有斑晕而色紫黑者，气实血滞也。宜宣气活血，解肌透毒为先，如荆防败毒散（雷少逸《时病论》方）重用大黑豆、杜赤小豆、绿豆各一两（名稀痘三豆汤，越人扁鹊方），煎汤代水最效，或聂氏清解散（聂久吾《痘门方旨》方）亦佳。迨痘已发齐，脓浆灌足，自宜活血清毒，如聂氏清毒活血汤（《痘门方旨》方），伍氏凉血解毒汤（叶天士《幼科要略》方），二方酌用可也。若逆证多陷，紫陷以清毒活血汤重加犀角、猪尾血为主，黑陷以费氏必胜汤（费建中《救偏琐言》方）加瓜霜紫雪丹为主。险证多闷痘证，紫闷最急。症多毒盛火闭，首用瓜霜紫雪丹钱许，大剂芳透；继用局方妙香丸三五粒，峻剂开达；次用费氏必胜汤，大剂清凉攻毒。外以针刺少商、曲池、委中三穴以泄血毒，庶可十救一二。但闷多夹证，夹食为食闭，夹痰为痰闭，夹瘀为血闭。因夹而闭，因闭而闷者甚多。急进飞马金丹（沈樾亭《验方传信》方），使上吐下泻，开通气道血路，得夹邪一解，然后察其病势之轻重，对症发药。势轻者，但须活血解毒，如聂氏清毒活血汤、伍氏凉血解毒汤、小剂清温败毒饮之类。势重者，必须凉血攻毒，如清凉攻毒散（王晋三《古方选注》方）、费氏必胜汤、清火解毒汤（《救偏琐言》方）之类。惟温毒夹虫而闷者，宜先与椒梅丸诱入虫口，继以紫草承气汤（《张氏医通》方）下之。更有真元大虚而闷者，宜急以参归鹿茸汤（《痘门方旨》方）、参芪茸升汤（《张氏医通》方）二方挽救之。然温热病中，百不一见。若闷而缓者，名曰轻性闷痘，火毒内壅，聂氏清解散凉透之；风冷外束，聂氏苏解散疏达之。谨述发痘证列下。

一二日初出如粟，痘色淡红而润，口鼻年寿间先发两三点，二三日根窠圆混长发饱满，四五日大圆光泽大小不一，五六日红活鲜明，六七日光洁饱满，七八日神全色润，八九日浆足根化而无他症，十一二日浆足而敛。

十三四日浆老结痂，十四五日痂落瘢明。

以上天花痘顺证之候。

鼻煤衄血，咽痛声哑，烦躁颠狂，弄舌黑刺，唇裂肌燥，目胞红肿，消渴饮冷，口秽喷人，泪热出血，暴泻如注，溺膏溲血，痘则洒墨涂朱，迸裂泡涌。

以上逆险证之候。

痘稠密，晕红紫，顶陷下，甚则晕脚干枯，中有黑脐而陷，气粗身热，神昏躁乱，甚或血厥如尸，闷乱搐搦。

以上紫陷黑陷之候。

身热三日，痘欲出不出，痘影红紫，声亮气粗，手足心热，惊搐烦躁，或声重鼻塞流涕。

以上轻性闷痘之候。

一发热即报点如丹，身热如烙，痘渐干焦紫黑，烦躁闷乱，唇焦口臭，或唇口肿满。

以上重性闷痘毒盛火闭之候。

初发时便大热神昏，腹痛谵语，舌刺如芒，气粗便闭，狂叫闷乱。

以上闷痘夹食之候。

发热时便头项不举，痰嗽气急，目闭神昏，眩晕颠仆，闷乱搐搦。

以上闷痘夹痰之候。

一发热见点即谵语神昏，喘胀衄血，烦闷躁扰，胸痹作痛，舌色紫暗。

以上闷痘夹瘀之候。

一发热即烦闷呕吐，舌下常流清水，或时沉默喜唾，或时躁扰不宁，或腹痛狐疑，或频频叫喊，舌下筋青，或下唇有黑白细点。

以上闷痘夹虫之候。

身热二三日，痘欲出未出，一见点细白如瘄，身无大热，气怯无力，目闭无神，面唇反鲜泽娇艳，光彩倍常。

以上重性闷痘真元亏极之候。

二、攻里法

凡能降气、驱痰、导滞、逐水、通瘀、退黄、下胀、追虫等方，皆谓之攻里法。攻里法者，解其在里之结邪也。结邪为病，所关甚大。病之为痞为满，为喘为肿，为闷为闭，为痛为胀，直无一不涉于结。如《内经》所云：结阴者便血，结阳者肿，一阴一阳结谓之喉痹，二阳结谓之消，三阳结谓之膈。与夫《伤寒论》中，小结胸在心下，按之则痛，大结胸心下痛，按之石硬，心中结痛，心下支结，少腹急结，热结在里，热结膀胱，热入血室，其血必结，及食结胸、水结胸、血结胸、寒实结胸、热实结胸者，不一而足。故里病总以解结为治。结一解而病无不去，岂但大便闭结、大肠胶闭、协热下利、热结旁流，四者之邪，结在里而必须攻以解结哉！试述攻里之方，历陈如下。

温热结邪，总属伏火，自宜以苦寒泻火为正治，三黄泻心汤（《伤寒论》方）为主，许氏大黄汤（《外台》方）尤效。但必辨其为毒火，宜急下，如紫草承气汤，清凉攻毒散（《古方选注》方），费氏必胜汤，清火解毒汤（《救偏琐言》方），陈氏四虎饮（《疫痧草》），十全苦寒救补汤（《舌鉴辨正》方），拔萃犀角地黄汤加金汁、元明粉（《温毒病论》方）之类，对症酌用。风火宜疏下，如局方凉膈散，加味凉膈散（《寒温条辨》方），清心汤（《丹溪心法》方）之类。湿火宜缓下，如茵陈蒿汤（《金匮》方），加味小陷胸汤（《医原》方），小陷胸汤合朴黄丸（程国彭《医学心悟》方），三黄枳术丸（东垣《脾胃论》方），神芎导水丸之类。燥火宜润下，如千金生地黄汤（孙思邈《千金要方》），养荣承气汤（吴又可《温疫论》

方），当归承气汤，四顺饮子（《河间六书》方），东垣润肠丸，五仁丸（尤在泾《金匮翼》方），雪羹加味煎（樊师验方）之类。痰火宜降下，如小陷胸合加减半夏泻心汤（《医原》方），承气陷胸汤（《温病条辨》方），漏芦橘皮汤（《外台》方），牛黄散（《河间六书》方）加雪羹（《古方选注》方），加味皂角丸（《金匮翼》方），凉膈散加葶苈子、甘遂、白芥子、姜汁、竹沥（《医通》方）之类。食积化火宜清下，如枳实导滞汤（聂氏验方），枳实导滞丸（《脾胃论》方），朴黄丸（《医学心悟》方），陆氏润字丸（陆养愚《三世医验》方）之类。瘀血化火宜通下，如桃仁承气汤，下瘀血汤（张仲景方），加味大柴胡汤（叶天士《温病论》方），吴氏桃仁承气汤（《温疫论》方），代抵当丸（《寒温条辨》方），无极丸（李时珍《本草纲目》方），回生至宝丹（华氏妇科验方），桃仁承气合逍遥散加味之类。水火互结宜导下，如大陷胸汤（《伤寒论》方），控涎丹（《和剂局方》）之类。水火互结而又夹虫者，宜导下兼杀虫，如加味控涎丹（丹波廉夫《观聚方要补》方），雄黄解毒丸（《喉科秘旨》方）之类。此外，体虚及久病，或屡汗屡清后，下症虽具而不任峻攻，如气虚失下者，宜润下兼补气，如黄芪汤（《金匮翼》方），补中益气汤加元明粉、白蜜（高鼓峰《己任编》方）之类。血虚失下者，宜润下兼益血，如玉烛散（《金鉴·妇科心法》方），益血润肠丸（《金匮翼》方）之类。气血两亏而又不得不下者，宜气血双补兼以攻下，邪正合治，陶氏黄龙汤（《温疫论》方）主之，三一承气汤加人参（《医通》方）亦主之。阳虚失下者，宜温润法以代下，苁蓉润肠丸（《金匮翼》方）最当，半硫丸（《和剂局方》）亦可暂用。阴虚失下者，宜滋润法以代下，苁蓉地黄汤（《验方新编》方）最稳，千金生地黄煎（《千金要方》）亦效。

次必辨其三焦部位。结邪在胸中及肺，法宜肺肠合治，急降其气以下之，如枇杷叶饮子（《外台》方）重加瓜蒌皮三钱，畅肺宽胸，川贝母八钱至一两，解结降气，投无不效。其次，苏子降气加枳杏汤，重则六磨饮子（《金匮翼》方），叶氏菀杏汤（紫菀八钱，光杏仁三钱，瓜蒌仁五钱，广郁金三钱，小枳实钱半，苦桔梗一钱）之类，效亦甚捷。结邪在胸中及心，法宜心胃并治，凉通其血以下之，如千金生地黄汤，千金清心汤，拔萃犀角地黄汤（《温毒病论》方），犀连承气汤（《伤寒寻源》方）或加紫雪，或加牛黄丸之类。结邪在胸膈，宜开胸膈以下之，轻则加味小陷胸汤，重则承气陷胸汤。结邪在胸胁连及右胁肝胆者，宜达其膜以下之，如大柴胡汤（《伤寒论》方），大柴胡合三一承气汤（《河间六书》方），千金泻肝汤（《千金要方》）之类；或通其络以下之，如四顺饮子、又可桃仁承气汤、费氏清火解毒汤之类。结邪在胸脘，连及左胁脾部者，宜疏其气以下之，如千金清脾饮，枳实导滞丸，三黄枳术丸之类。结邪在脐上胃脘者，宜和其中以下之，如调胃承气汤（《伤寒论》方），三一承气汤（《河间六书》方）之类。结邪在当脐及脐下小肠者，宜宽其肠以下之，如小承气汤（《伤寒论》方），小承气汤加黄连（《感症宝筏》方）之类。结邪在胸膈大腹，三焦俱结，痞满燥实坚悉具者，宜急攻三焦以下之，如大承气汤（《伤寒论》方），陷胸承气汤，陈氏四虎饮，十全苦寒救补汤之类。结邪在小腹，连及两腰肾部者，宜急清其肾以下之，如千金清肾汤，栀豉加鼠矢大黄汤（《千金要方》），加味八正散（《河间六书》方）之类。此皆攻里诸方法之大要也。外治如蜜煎导法、猪胆导法、灌肠法，亦足补助汤饮丸散之不逮。至其攻里法之轻重缓急，总以见症为主，详列如下。

发热汗多，鼻如烟煤，舌干，舌卷，舌短，舌黑焦燥，舌生芒刺，齿燥牙宣，胸腹满痛，谵语发狂，甚或昏厥，身冷呃逆，大便秘结，小便短涩，甚或不通，手足发痉。

以上温热证急下之候。

头胀痛，烦躁，谵语，多言，善忘，舌黄苔燥，协热下利，或热结旁流，小便短赤。

以上温热证当下之候。

潮热口渴，齿燥，腋下汗，胸腹热盛，舌黄苔糙，大肠胶闭，矢气臭，小便黄赤。

以上温热证缓下之候。

以上诸证，缓下者不下，则必渐重而为当下证。当下者缓下，则必加重而为急下证。急下者失下，则虽下之多不通，而结热自下逆上，胀满直至心下，上透膈膜，至胸满如石，咽喉锯响，目直视反白，或睛盲瞳散，耳聋，九窍不通，虽有神丹，亦莫能救矣。

大热无汗，目赤头眩，面红唇焦，口疮唇裂，舌苔黄燥，大小便秘，甚则鼻衄吐血，手足发痉，发斑发狂，神昏谵语。

以上温热证风火内盛之候。

咳逆无痰，即有痰亦黏而难出，鼻孔干，甚或咽痛喉哑，耳鸣如聋，胸膈烦闷。

以上温热证燥火熏肺之候。

痰多咳嗽，喉有水鸡声，鼻孔扇张，气出入多热，胸膈痞满，喘胀闷乱，舌苔芒刺，便秘，甚则胸腹坚如铁石，胀闷而死。

以上温热证痰火壅肺之候（即凉膈散加味证）。

发热自汗，胸痞腹满，按之灼手，大肠胶闭，矢气极臭或下黄黑稠黏，少而不爽，小便黄赤短涩，舌苔黄腻而糙。

以上湿火夹食，蕴结胃肠之候。

面目俱赤，渴喜凉饮，胸腹热甚，坚满拒按，大便闭结，小便赤涩，神昏肢厥，甚则通体皆厥，舌苔老黄或焦黑起芒刺，或焦苔黑瓣底，口开吹气，秽浊喷人，其或浑身发臭，昏厥如尸，舌卷囊缩，或口噤齿龅，手足挛急，卧不着席。

以上毒火内灼上中下三焦之候。

口干不渴，从心下至小腹，硬满而痛不可按，揉之辘辘有声，胸腹热盛，但头汗出，肌表微热，大便热结旁流，少而不畅，或协热下利，虽利而重滞难出，小便不利，甚或癃闭，舌苔黄腻而厚。

以上温热症水火互结之候（即蓄水夹结粪证）。

口干舌燥，漱水不欲咽，胸中痹痛，少腹硬满，甚或胀疼，身体重滞，腹背拘束不遂，发躁如狂，谵语善忘，小便自利，粪虽硬，大便反易而色黑，或大便但下血水，见粪者生不见者死，舌色紫暗而润。

以上温热证蓄血化火之候。

总按以上温热里证，以夹痰杂食为最多，蓄水蓄血次之。以毒火燥火为最急而险，风火次之，湿火又次之。

三、和解法

凡属表里双解，温凉并用，苦辛分消，补泻兼施，平其复遗，调其气血等方，皆谓之和解法。和法者，双方并治，分解其兼证夹证之复方及调理复证遗证之小方、缓方也。温热伏邪，初起自内出外，每多因新感风寒暑湿而发。惟温病之发，因风寒者居多。热病之发，兼暑湿者为甚。兼风兼暑，其性阳，其气轻扬，伏邪反因而易溃。兼寒兼湿，其性阴，其气抑遏，伏邪每滞而难达。故一宜表里双解，一宜温凉并用。其病每多夹并而传变，如夹食、夹痰、夹水、夹瘀之类，与伏邪互并，结于胸胁脘腹之膜络中，致伏邪因之郁结不得透发，不透发安能外解？凡用双解法不效，即当察其所夹为何物，而于双解法中加入消食、消痰、消水、消瘀等药，效始能捷，病始能去，故治宜苦辛分消。更有气血两虚，阴阳并亏，如吴又可所谓四损四不足者，复受温热伏邪，往往有正气内溃而邪入愈深者，亦有阴气先伤而阳气独发者。《内经》所云"病温虚甚死"即此类也，故治宜补泻兼施。且有病人不讲卫生，病家不知看护，每见劳复、食复、自复、怒复者；亦有余邪未净，或由失于调理，或由故犯禁忌而见遗证迭出者；故治宜平其复遗，调其气血，为温热病中期末期之善后要法。凡此和解之法，虽名为和，实寓有汗下温清消化补益之意。此皆和解法之精微神妙，变化无穷者也，试历述其方略。

（甲）表里双解，约法有三。一为解肌清里，如白虎加桂枝汤（《伤寒论》方），知母解肌汤，葛根橘皮汤，三黄石膏汤（《外台》方），石膏大青汤（《千金》方），加减三黄石膏汤（《顾氏医镜》方），增损三黄石膏汤（《寒温条辨》方），新加麻杏石甘汤（《感症宝筏》方），栀豉芩葛汤（陆氏《不谢方》）之类。一为发汗、利溺，如六神通解散（《局方》），凉膈去硝黄合天水散，六一葱豉汤（《河间六书》方），五叶芦根汤（《湿热条辨》方），燃照汤（王氏《霍乱论》方），藿朴夏苓汤（《医原》方），新定达原饮（樊氏验方）之类。一为发表攻里，如《删繁》香豉汤，许氏大黄汤，备急黑奴丸（《外台》方），凉膈散（《局方》），防风通圣散，双解散（刘河间方），加减防风通圣散（《顾氏医镜》方），增损双解散，加味凉膈散（《寒温条辨》方）之类。轻重不一，缓急攸殊，临时对症酌用可也。以余所验，凡治温热病初起，不问兼风兼寒，脉浮脉紧，恶风恶寒，而外热势盛，法当偏重于表者，通用双解散加葱豉，或凉膈散去硝黄加葱豉，以和解内外之热邪，使表里齐解，奏功最捷。若汗后不恶寒但恶热，自汗，谵语，不大便，咽干，腹满，而内热势盛，法当偏重于里者，急用许氏大黄汤，下而和解之，或用局方凉膈散、加味凉膈散，大剂以退其热，毋使热盛危剧，亦妙。汗下后，余热未尽，烦不得眠，口干渴而身微热者，小品茅根汤（《外台》方）合益元散，清利以和解之，甚则用加味导赤散（王孟英方），其功尤捷。

验方妙用

329

（乙）温凉并用之谓和者，以寒非温不散，湿非温不化，而热则非凉不清，火则非凉不泻也。古今名医，如宋《和剂局方》主用六神通解散，金刘河间主用防风通圣散，前清张路玉主用凉膈合天水散，尤在泾主用大黄饮子，其方皆发表攻里，宣上导下，气血兼顾，面面周到，使风寒湿热，从表里三焦一齐通解，诚为和解之捷法。然此惟体实证实、杂感风寒暑湿者适宜。若但病湿温湿热，当从三焦分治。上焦宜芳淡开泄，如五叶芦根汤、加味二陈汤、加味五苓散、藿朴二陈汤、藿朴夏苓汤之类。中焦宜苦降辛通，如枳实栀豉汤，白虎加苍术汤（仲景《伤寒论》方），黄连温胆汤（《观聚方要补》方），藿香左金汤，连朴饮（《霍乱论》方）之类。下焦宜苦寒淡渗，如茵陈五苓散（《金匮要略》方），龙胆泻肝汤（《局方》），加味八珍散（刘河间方），清热渗湿汤（《医门法律》方），宣清导浊汤（《叶天士医案》方）之类。惟素禀阴虚而夹湿热者，膏粱辈每多患此，治法与寻常湿热迥殊。若用风药胜湿，虚火易于僭上。淡渗利水，阴津易于脱亡。专于燥湿，必致真阴耗竭。纯用滋阴，反助痰湿上壅。务使润燥合宜，刚柔协济，轻清和解，始克渐渐奏功，如元米煎（用炒香江西术钱半，第二次米泔水泡术，约六句钟，去术，煎饮，薛生白方），参麦冬瓜汤（北沙参五钱，原麦冬钱半，黄草川斛三钱，炒香枇杷叶三钱，鲜冬瓜皮子各一两，煎汤代水），加味导赤散（王孟英方），加减甘露饮之类，养阴逐湿，两擅其长。樊师喜用童便四草汤（鲜茅草根、鲜车前草各一两，鲜三白草三钱，鲜荸荠草二钱，莹白童便一杯，广郁金磨汁四匙，和匀，作两次分冲）亦稳而灵。

（丙）苦辛分消，亦谓之和解者，因温热结邪在里，非苦辛开泄不足以解其里结，非分消其夹邪不足以解其伏邪也。其间却有轻重缓急之分。夹邪重而病势急者，当先进飞马金丹（沈樾亭《验方传信》方），吐泻兼施以去其夹邪，然后再治温热本病。夹邪轻而病势缓者，当察其所夹何邪，参用消药以和解，如枳实栀豉汤合陆氏润字丸，小陷胸汤合朴黄丸之分消痰食；加味小陷胸汤，加减半夏泻心汤，加味连茹橘半汤，加味枳实栀豉合小陷胸汤之分消痰火；昌阳泻心汤，小陷胸合加减半夏泻心汤之分消湿热痰火；漏芦橘皮汤，加味小陷胸汤合控涎丹之分消痰水；加减小柴胡汤，增损小柴胡汤，四逆散合白薇汤之分消瘀热，对症酌用，历验不爽。他如沉香百消曲，善能消食消痰，消水消瘀，其功甚捷，随症均可佐使。惟病后液枯气逆，肝火上冲者，膏粱辈最多此症，最难消解，治以五汁四磨饮（西瓜汁、甘蔗汁、雅梨汁、鲜生地汁、金汁各一瓢，广郁金、广木香、上沉香、乌药各磨汁一茶匙，冲入开水一半，和匀即饮，薛生白方）最妙，以诸汁滋胃液，辛香散逆气。凡治阴虚气滞者，均可仿此用药以和解之。

　　（丁）补泻兼施者，因其人平素体虚，或宿有内伤，复感温热伏邪，不得不邪正并治，标本兼顾。于是乎有补泻合用之法，有先泻后补之法，有寓泻于补之法。如参苏饮、人参败毒散、仓廪汤（喻氏《医门法律》方）之类，益气与发表并用；七味葱白汤，小品茅根汤（《外台》方），加减葳蕤汤之类，滋阴与解肌并用；人参白虎汤，竹叶石膏汤，加减竹叶石膏汤（廉臣验方）之类，益气与清热并用；黄连阿胶汤（仲景方），千金生地黄煎，犀角地黄汤（《千金要方》）之类，滋阴与泻火并用；水解散（《外台》方），陶氏黄龙汤（《温疫论》方）之类，补正与逐邪并用；补中益气汤，调中益气汤（补中益气汤加片芩、神曲）之类，益气与透邪并用；三黄枳术丸，枳实导滞丸（东垣方）之类，益气与消导并用；黄芪汤，益气与润肠并用；益血润肠丸，养血与润下并用；养荣承气汤，养血与通便并用；猪苓汤（仲景方），加味导赤散，滋阴与利溺并用；陶氏逍遥汤，清补阴气与通逐败精并用；导赤合加味虎杖散，猪苓汤合猳鼠矢散，滋阴利溺与通逐败精并用。此皆补泻合用之法也。又如本病阴虚火旺，复感风温风热，则风助火势而劫阴愈剧，急宜辛凉散风以治标，葱豉汤加童便最稳。重则荷杏石甘汤以速祛其邪，次用五汁四磨饮、千金生地黄煎之类，滋阴降火以治本。若复感暑湿湿热，则湿火交煎而阴气愈伤，急宜养阴逐湿以治标，猪苓汤、加味导赤散二方最稳。重则童便四草汤亦可酌用。次用参麦冬瓜汤、加减甘露饮之类，滋阴清里以善后。又如本病阳虚气滞，复感湿温湿热，则中气愈郁而湿遏热伏，急宜芳淡泄湿，加味二陈汤最当。其次加味五苓散，亦可参用以透邪。次用香砂理苓汤（即香砂理中汤合五苓散）疏中益气，辛淡化湿以治本。茵陈胃苓汤，法亦标本兼顾。此皆先泻后补之法也。若内伤肺痨，病当中期之候，一遇风温或湿热，则外感与内伤交灼，标邪与本病纠结，风则引其喘，湿则助其痰，热则增咳而动血。若不细加诊察，每认本病变重，仍与蛮补，如以芪术滞其气，胶地腻其血，甚至白芍、五味敛其邪，势急者，譬如双斧伐枯树，立刻倾折；势缓者，亦如羷鼠入牛角，愈深入而难出矣。此时急救之法，虽宜补虚治本为主，亦必兼轻理标证，如葛氏保和汤（《十药神书》方）之用薄荷、紫苏，养阴清肺汤（耐修子《白喉抉微》方）之用薄荷、桔梗之类，皆能轻解风温。又如加减甘露饮（樊师验方）之用茵陈、芩、枳，沙参麦冬汤（王孟英验方）之重用冬瓜皮、子之类，皆能清理湿热。此皆寓泻于补之法也。总之，内伤兼外感，其病虚中夹实，实中夹虚，调治固要轻灵，亦必先明本体之气虚血虚，或气血并虚，精虚神虚，或精神并虚，继必辨其为房劳伤、思郁伤、医药伤、饮食伤，然后参详感邪之轻重，急则先治标以去邪，邪去正自安；缓则但治本以养正，正足邪乃去。

（戊）平其复遗，调其气血者，因伏邪之大势已去，而余邪未解，即用小方缓方，平治复证遗证以和解之。戴北山所谓平其亢厉是也。或用发表攻里消化，而小其剂料，参以调养；或用清凉补益而变其汤方，易为膏散丸丹者皆是。方法甚多，已详载总论复证遗证篇，兹不赘。惟怒复而夙有饮痛，胸胀脘闷，诸法不效，一瓢用千金五香汤（千金霜一钱，煎汤，磨上沉香、广木香、母丁香、白檀香、紫降香各一匙服）迭泻水饮而痊。余历验不爽，故特表彰之。至其见症，表里三焦，寒热杂发，湿火互结，食痰水瘀，内外夹发，气虚血郁，血虚气滞，变症多端，未能一一曲尽，聊陈大要如下。

寒热往来，盗汗，口苦，喜呕，咽干，头眩，舌苔白厚微兼淡黄，烦渴，胸胁满痛，耳聋，小便黄，呕吐下利而心下痛，口干舌强而恶寒，大小便闭而寒热，胸膈痞满而悸，二便自利而舌苔黏腻，形体虚怯而舌苔滑厚。

以上宜和解之证，引此数端，余可类推，方法大备，总以对症发药为要。

四、开透法

凡能芳香开窍、辛凉透络、强壮心机、兴奋神经等方，皆谓之开透法。惟一则去实透邪，一则补虚提陷为异耳。此为治温热伏邪内陷神昏、蒙闭厥脱等危证之要法，急救非此不可。此等危证，虽由于心肺包络及胃肝内肾冲督等之结邪，而无不关于脑与脑系（脑系，西医曰脑筋，东医曰神经）。盖以脑为元神之府，心为藏神之脏，心之神明，所得乎脑。而虚灵不昧，开智识而省人事，具众理而应万机。但为邪热所蒸，痰湿所迷，瘀热所蔽，血毒所攻，则心灵有时而昏，甚至昏狂、昏颠、昏蒙、昏闭、昏痉、昏厥，而全不省人事矣。厥而不返，亦必内闭而外脱矣。何则？人之神在心，而心之灵以气，苟脑气衰弱，肺气虚脱，则心脏必麻痹而死。故东西医生理学以心肺脑为人身三大要经，洵精确不磨也。治宜先其所因，解其所结，补其所虚，提其所陷，以复心主之神明，此开透法之所以出死入生，而为最紧要最珍贵之良法也。试为胪举其方略。

（甲）开窍透络者，叶天士所谓清络热必兼芳香，开里窍以清神识是也。里窍即神所出入之清窍，属心与脑。因神以心为宅，以囟为门（《六书精蕴》说），而其所出入之窍，得以外见者，惟目。因心脉上连目系，而目系上通于脑，故瞳神散大者，心神虚散；目不了了者，脑被火烁；目眶陷下者，脑气虚脱；目瞪直视者，脑髓无气；瞳神停而不轮，舌强不语者，脑与心神气俱脱，故昏厥如尸。王清任《医林改错》曰：脑髓中一时无气，不但无灵机，必死一时。洵足发明厥闭之精义也。络者，络脉（即西医所云迴血管），有阴络阳络之分。阳络即胃之大络，阴络即肺、脾、心包、肝、肾、冲、督之内络也。内络之间，尤多孙络（即西医所云微丝血管），介于脉络之间，为交通经络之细血管。其在脏腑者，则以心包络与肝冲为最多。以心包主血，亦主脉，横通四布。肝主藏血，亦主四合迴管，上通脑而后贯督。冲为血海，导气而上，导血而下，丽于胃而通于胞中者也。观此，则邪热内陷入络，不仅心包一症，即药之清透络热者，亦各有所主不同。然总以犀、羚、西黄、龙脑、蟾酥、玳瑁、西瓜硝等为最有效用，而麝香尤为开窍透络，壮脑提神之主药。故凡治邪热内陷，里络壅闭，堵其神气出入之窍而神识昏迷者，不问蒙闭痉厥，首推瓜霜紫雪（方省庵方），犀珀至宝丹（廉臣验方）二方为前锋；安宫牛黄丸（鞠通《条辨》方），新定牛黄清心丸（王孟英方），局方紫雪（《医通》更定方）次之；牛黄膏（《河间六书》方），厥证返魂丹（《准绳类方》）又次之。而以《局方》妙香丸、《局方》来复丹为后劲。总之，热陷神昏，必先辨其陷入之浅深，别其轻重以定方。如热初蒸及心之经，心烦多言，间有糊涂语，其邪虽陷，尚浅而轻，但须丹溪清心汤去硝黄，以泄卫透营可也。迨陷入心包，妄言妄见，疑鬼疑神，其邪陷渐深而重，先以茶竹灯心汤（细芽茶五分，卷心竹叶三十片，灯心两小帚）调下万氏牛黄丸一颗至二颗，每多奏效。若服后犹不清醒，反昏厥不语，全不省人事者，则邪热直陷心脏，极深而重，急用新定牛黄清心丸，或安宫牛黄丸，甚或瓜霜紫雪丹调入石氏犀地汤剂中，以开透之，犹可十全一二。若用加减服蛮煎（祝春渠《歌方集论》方）调入厥证返魂丹四五丸，亦可幸全十中之一。如或不应，必致内闭外脱而毙。此热陷浅深之次第，用药轻重之方法也。然昏沉虽系热深，却有夹痰浊、夹湿秽、夹胃实、夹血结、夹毒攻、夹冲逆之分，而无不关系于神经。其分布于心、肺、胃三经者，即第十对迷走神经，主心、肺、胃之智觉运动。凡结邪在此神经，其人智觉即昏迷，即肝、肾、冲、督亦有交感神经反射之作用。由是推之，肺主气，气闭而神昏迷者，由于痰浊迷漫神经也，故曰痰迷，亦曰痰厥。治宜先用卧龙丹（西黄、金箔各四分，梅冰、荆芥、闹羊花各二钱，麝香、辰砂各五分，猪牙皂角钱半，细辛一钱，灯心灰二钱五分，共研细末）搐鼻取嚏，以通肺窍；次用导痰开关散（过玉书《治疗汇要》方）开水调服一钱，以吐稠痰。若痰虽吐而神犹不醒，急用犀角三汁饮（犀角汁五匙，生萝卜汁半碗，梨汁三瓢，雪水三碗煎沸，和入三汁，即服）调入炼雄丹（明雄黄一分，牙硝六分，研细，同入铜勺内，微火熔化拨匀，俟如水时，急滤清者于碗内，俟其将凝，即印成锭）三厘或五厘，徐徐冷灌，一日三服，每见有吐出清痰黏涎数碗，而神识全清。终以枇杷叶饮子（《外台》方）调入岩制川贝（顾松园方）一二方，去余痰以肃清肺气，或用二陈汤善其后，此治痰厥重证之方法也。若势轻者，加味导痰汤（《感症宝筏》方）亦效。其夹湿秽而神昏迷者，由于湿热郁蒸过极，迷蒙神经也，故曰湿蒙。治以芳香辟秽，辛淡开闭，藿朴夏苓汤去蔻、朴，加细辛三分、白芥子八分、芦根一两、滑石五钱，煎汤代水，乘热即饮，蒙闭即开，屡验不爽。甚则调入太乙紫金丹一丸，投无不效。若热势稍重者，宜以清凉透热，芳烈宣窍，清芳透邪汤（鲜石菖蒲叶钱半，泽兰叶二钱，薄荷叶八分，青蒿脑钱半，鲜茅根四十支，水芦根一两，解毒万病丹一锭，即紫金锭加雄黄、琥珀各五钱，徐洄溪验方）亦屡投辄验。樊师每用藿朴二陈汤，亦屡验。或去本方中紫金片，磨冲苏合香丸一颗，尤效。若夹胃实而神昏迷者，多属胃热蒸脑，脑筋起炎，神即昏蒙，头摇目瞪矣。延及脊脑筋亦发炎，则手足发痉，甚则角弓反张矣。盖胃为五脏六腑之海，其清气上注于目，其悍气上冲于头，循咽喉上走空窍，循眼系入络脑。脑为元神之府，所以胃热蒸脑，无不发现神经诸病也。此为温热病最多之候，方法已详载攻里篇，兹不赘。其夹血结而神昏迷者，蓄血迷乱神经也。蓄血在上焦者，属心包络，症必脉细肢厥，胸痹痛厥，故曰血结胸，法宜横开旁达，加味桂枝红花汤（叶氏《温热论》方），四逆散合白薇汤（廉臣验方）二方最效。甚则调入厥证返魂丹五粒，屡验。蓄血在中焦者，属脾络，症必脘痛串胁，脉涩肢厥。胀痛在左胁者居多，故名脾胀，和血逐邪汤（鳖血柴胡、荆芥穗、制香附、嫩苏梗、秦艽各钱半，川朴、枳壳各一钱，抚芎八分，益母草、泽兰各三钱，绛通一钱，生姜皮二分，沈月光验方）其效，五枝松针汤（紫苏旁枝钱半，川桂枝五分，樟树嫩枝、桃树嫩枝各五寸，酒炒嫩桑枝二尺，青松针八钱，煎汤代水）（廉臣验方）亦验。重则加鳖甲煎丸（张仲景方）四五钱，或加宽膨散（叶氏验方）一钱，奏功最捷。蓄血在下焦者，属肝络冲脉，症必左脉弦涩，手足厥冷，大便溏黑，小便自利，神昏如狂，治宜宣气解结，透络通瘀，叶氏加减小柴胡汤（天士论温二十则方），舒氏增损小柴胡汤（驰远《伤寒集注》方），四逆散合白薇汤，三方酌用。延久必变肝胀血蛊，治宜开郁通络，如新加绛覆汤（徐氏《医学举要》方），开郁通络饮（薛瘦吟《医赘》方），开郁正元散（《金鉴·妇科心法》方），当归活血汤（《医通》方），代抵当丸（《寒温条辨》方），无极丸（《本草纲目》方），回生至宝丹（华氏妇科验方），桃仁承气合逍遥散加味（王馥原验方）之类。临时对症选用可也。若夹毒攻而神昏迷者，血毒攻心也，名曰血闭，其症有三：一为温毒烁血，血毒攻心，法宜峻下，已详前攻里篇。一为产后结瘀，血毒攻心，回生至宝丹最灵，黑神丸（泂溪验方）最稳而效。一为溺毒入血，血毒攻心，甚或血毒上脑，其症极危，急宜通窍开闭，利溺逐毒，导赤泻心汤（陶节庵《伤寒六书》方）调入犀珀至宝丹，或导赤散合加味虎杖散（廉臣验方）调入局方来复丹二三钱，尚可幸全一二。此皆治实证之开透法也。若夹冲逆而神昏痉厥者，证属阴虚火亢，法宜镇摄，不在此例。

（乙）强心提神法，为温热病已经汗下清透后，内伤气血精神，而其人由倦而渐昏，由昏而渐沉，乃大虚将脱之危证。急宜强壮心机，兴奋神经，不得不于开透法中筹一特开生面之峻补提陷法，庶几九死者尚可一生。此与普通调补法迥殊，其法有四：一为强壮心脑，如参归鹿茸汤（聂久吾方）冲入葡萄酒（东西医用以壮脑提神，近已盛行）一瓢，人参养荣汤（《和剂局方》）冲入鹿茸酒一瓢，补中益气汤加鹿茸血片三分（程祖植《医学新报》方）之类，能治脑气衰弱，心神虚散者，惟此三方，最力大而效速，为急救大虚昏沉之峻剂。二为急救阴阳，如陶氏回阳急救汤（黑附块、安边桂、川姜各五分，别直参、湖广术、辰茯神各一钱，姜半夏、炒橘白各七分，炙甘草五分，五味子三分，麝香三厘，冲）最妙。凡治温热病凉泻太过，戕伐元阳，而阳虚神散者多效，此为节庵老名医得意之方，妙在参附桂与麝香同用。世俗皆知麝香为散气通窍之药，而不知其实为壮脑补神之要药。阅过丁氏《实验化学新本草》及曹氏《麝香辨》者，皆深悉之。惜吾医界多茫茫耳。次如冯氏全真一气汤（别直参二钱，提麦冬五钱，北五味三分，大熟地五七钱至一两，江西术三钱，淡附片一钱，酒蒸怀牛膝二钱）亦佳。凡治湿热证劫伤太甚，阴损及阳而神沉不语者颇验。此为楚瞻《锦囊》中得意之方，功在于一派滋养阴液之中，得参附气化，俾上能散津于肺，下能输精于肾，且附子得牛膝引火下行，不为食气之壮火，而为生气之少火，大有云腾致雨之妙，故救阴最速。陶冯二方，虽同为急救阴阳之良剂，而一则注重阳气，一则注重阴气，临证用方时，务宜注意。

三为复脉振神，如复脉汤冲入参桂养荣酒一瓢，奏功最速。其次千金生脉散煎汤，冲鹿茸酒一瓢，亦灵。二方之效，效在酒能提神，刺激血液之循环，以强壮心肌而复经脉之运行，庶几脉无息止而神亦因之清醒矣。四为开闭固脱，其症有二：一内闭而外脱。内闭者，络闭。外脱者，气脱。叶天士云：平时心虚有痰，外热一陷，里络就闭，人即昏厥发痉。若不急开其闭，或开闭不得其法，必致心气与肺气不相顺接，而其人肤冷汗出，躁扰不卧，脉细而急疾，便为气脱之证矣。此时急救之法，急宜开其内闭，固其外脱，如叶氏加减复脉汤，去苡仁、枇杷叶，加绵芪皮钱半，北五味念粒，调入牛黄清心丸，甚则陶氏回阳急救汤调入叶氏神犀丹，尚可幸全十中之一二。一外闭而内脱。外闭者，邪束阳郁之谓也。内脱者，阳盛阴涸之谓也。多由温热病兼风兼寒之候，不先祛风散寒以解表，早用苦寒直降，致表不解而邪陷入内。此时，仍以轻扬发表者解其外而外不闭，如邵氏热郁汤、五叶芦根汤之类。以撤热存阴者救其内而内不脱，如竹叶石膏汤、加减竹叶石膏汤之类，皆可酌用以奏功。一方并治，如外台三黄石膏汤、杨氏增损三黄石膏汤之类。若胸腹胀满，痛而拒按，大便不通者，急宜下之，法详攻里篇。此皆补虚提陷之法也，与开透法虽迥异，而用意则同。惟治外闭内脱，则不在此例。谨述宜于开透及提陷诸证如下。

心神不安，睡多梦语，醒时自清，甚则心神渐烦而多言，然所言皆日用常行之事，无糊涂语，夜间或有一二谵语，然犹清白语居多，舌红苔黏，小便黄赤，里热重而表热反轻，胸闷不舒。

以上邪热初蒸心经之候。

神昏谵语，言多，妄见妄闻，甚至疑鬼疑神，人所未见未闻，然对面呼之犹省人语，舌色绛而尚有黏腻，似苔非苔，望之若干，手扪之尚有津液，两目大小眦赤，唇红耳聋，心中热痛，拒按而软，四肢厥冷，指甲青紫，大便溏黑极臭，或下鲜血，小便黄赤涩痛。

以上邪陷心包，热深厥深之候。

神昏不语，不省人事，如痴如醉，形若尸厥，面有笑容，目瞪直视，舌硬或卷短，舌苔红中有黑点黑中有红点，身冷肢厥，胸中独热按之灼手，神气虽醒似睡，时作鼾睡声，齿龈结瓣，紫如干漆。

以上邪热深入心脏之候。

按：此等见证，虽脏气将绝之候，若囊不缩，面不青，息不高，喉颡不直，鼻不扇，耳不焦，不鱼目，不鸦口，尚有一线生机。大剂急救，频频灌服，药能下咽至胃者，犹可幸全十中之一。如目珠不轮，瞳神散大，舌色淡灰无神，遗溺自汗者，必死不治。

终日神昏嗜睡，似寐非寐，或烦躁狂言，或错语呻吟，或独语如见鬼，或喉中有水鸡声，不语如尸厥，口吐黏涎，胸虽满痛，按之则软，鼻扇气急，舌绛而润，扪之黏腻，或舌虽欲伸出口而抵齿难骤伸者，甚或闷乱搐搦状如惊痫。

以上热陷痰迷之候。

胸膈痞满，心烦懊侬，两眼欲闭，神昏谵语，舌苔白滑甚或黄腻，小便短涩黄热，大便溏而不爽，面色油腻，口气秽浊，耳聋干呕。

以上热陷湿蒙之候。

神昏如醉，呼之即觉，与之言亦知人事，若任其自睡而心放，即神昏谵语，甚或昏厥不语，身重胸痛，四肢厥逆，粪虽硬而大便反易，色紫黑，小便自利，舌色紫暗而润。

以上热陷血厥之候。

神昏如狂，或如惊痫，喜笑怒骂，见人欲啮，舌紫而暗，口噤难开，或手足发痉。

以上邪热结瘀，血毒攻心之候。

头痛而晕，视力矇眬，耳鸣耳聋，恶心呕吐，呼气带有溺臭，间或猝发癫痫状，甚或神昏痉厥不省人事，循衣摸床撮空，舌苔起腐，间有黑点。

以上溺毒入血，血毒上脑之候。

神由倦而渐昏，由昏而渐沉，或郑声错语，或独语如见鬼，声颤无力，语不接续，如痴如迷，喜向里睡，似寐非寐，似寤非寤，呼之不应，四肢厥冷，面色苍白，眼珠现青白色，冷汗自出，气少息促，二便清利，循衣摸床撮空，舌色淡晦少神，或阔大胖嫩，或淡红圆厚。

以上汗下清消后，大虚将脱之候。

按：诊治以上诸证，不论其脉，速用强壮心脑，急救阴阳，复脉振神等方，对症发药，庶可幸全一二。稍缓则不及救矣。医家病家，幸毋迟疑贻误。

神昏谵语，甚则昏厥发痉，不语如尸，或妄笑如痴，目闭舌强，欲伸而不得伸，气短息促，扬手踯足，躁不得卧，手足厥逆，冷汗自出，在男子则囊缩，在妇人则乳缩，舌苔焦紫起刺，或色绛而胖嫩。

以上邪陷正虚，内闭外脱之候。

目眦赤，或眼白现红丝，鼻孔干，唇红燥，耳聋心烦，渴善凉饮，舌苔黄黑而燥，起刺如锋，小便黄赤涩痛，大便黄黑稠黏，或溏泻而极臭，或下鲜血，下时肛门热痛，胸至少腹热甚，按之灼手，一身肌表反不发热，虽热亦微，恶寒无汗，反欲拥被向火，甚则四肢厥冷，指甲青紫。

以上热深阳郁，外闭内脱之候。

五、清凉法

温热郁于气分为伏热，郁于血分为伏火，通称伏邪。热与火，未有不当清凉者也。当其伏邪外溃在表，法宜辛凉开达，使热从表泄，则发表法亦清凉法也。伏邪内结在里，法宜苦寒通降，使火从下泄，则攻里法亦清凉法也。伏邪在半表半里，法宜双方和解，使热从表泄，火从里泄，则和解法亦清凉法也。若在表已得汗，而热不退；在里已下，而热不解；在半表里已和解，而热犹不净，或本来有热无结，则惟以清凉直折以肃清其火而已。故清凉法可济发表、攻里、和解之不逮。四者之用，可合而亦可分。温热病当清凉者，十之六七，则清凉法不可不细讲也。凡用清凉方法，必先辨其为伏热，为伏火。热属气分，为虚而无形（俗称浮游火），如盛夏酷暑炎蒸，虽挥汗淋漓，一遇凉风而即解，故人身之热，气清即退。至其清热之法，首用辛凉，继用轻清者，所以清肃气分之浮热也。终用甘寒者，所以清滋气分之燥热也。火属血分，为实而有物（俗称实火），其所附丽者，非痰即滞，非滞即瘀，非瘀即虫，但清其火，不去其物，何以奏效？必视其附丽者为何物，而于清火诸方加入取消痰、滞、瘀、积、虫等药，效始能捷。如燔柴炙炭，势若燎原，虽沃以水，犹有沸腾之恐慌，必撤去柴炭而火始息。故凡清火之法，虽以苦寒直降为大宗，而历代医方，往往有清火兼消痰法，清火兼导滞法，清火兼通瘀法，清火兼杀虫法者，皆所以清化火之所附丽者也。若无所附丽之伏火，但为血郁所化者，自以清其络热，宜其气机为第一要义。而有时苦寒复甘寒法者，甘苦化阴，以存胃肠之津液，使苦寒不致化燥。苦寒复酸寒法者，酸苦泄肝，善通孙络之积血（《汇报》云：酸味能通微丝血管之积血），使络热转出气分而解。苦寒复咸寒法者，咸苦达下，一则清利内肾之溺毒，一则清镇冲气之上逆，一则清通外肾之败精也。总而言之，凡温热病，宜于辛凉开达者，早用苦寒直降，即为误遏，冰伏其邪而内陷。宜于苦寒直降者，但用轻清甘寒，只能清热，不能退火。虽然，火散则为热，热聚则为火，火与热只在聚散之间，故清热与泻火可分而亦可合。但其先后缓急之间，所用方法，界限必须分清耳。试为胪举其方略。

（子）辛凉开达。其法有二：一为宣气达卫，使伏邪从气分而化，卫分而解。兼风者，透风于热外，刘氏桔梗汤、加味栀豉汤二方最灵而稳。夹湿者，渗湿于热下，五叶芦根汤、藿朴夏苓汤二方亦轻而灵。俾风湿不与热相搏，从或汗或痦而外解，则伏热势孤，自易肃清。一为透营泄卫，使伏邪从营分而透，转气分而解。毒盛者，清营解毒，加减银翘散（《医原》方）最妙，羚地清营汤（《验方传信》方），犀角大青汤，凉血解毒汤，犀地桑丹汤（樊师验方）四方亦可选用。夹秽者，透营辟秽，清芳透邪汤（《徐洄溪医案》方），加味翘荷汤磨冲太乙紫金丹，二方最灵。即一起舌绛咽干，甚有脉伏肢冷之假象，亦不外此二方加减；次与五味消毒饮加紫金片，清解余秽，俾毒与秽从疹斑而解，或从战汗而解。间有邪盛正虚，不能一战而解者，法宜益胃透邪，七味葱白汤加西洋参、鲜茅根，服后停一二日，再战汗而解。但战汗出后，肺气空虚，其人虽倦卧不语，肤冷一昼夜，却非脱证，待气还自温暖如常矣。余方详载"发表篇"，参看可也。

（丑）轻清化气。王孟英所谓展气化以轻清，如栀、芩、蒌、苇等味是也。又谓伏气温病，自里出表，先从血分而后达气分，初起多舌润无苔，但诊其脉，软而或弦，或弦而微数，口未渴而心烦恶热，夜甚无寐，或斑点隐隐，即宜投以清解营热之药。迨伏邪从气分而化，苔始渐布，然后再清其气分可也。然其气分之所以不清者，湿热居多，痰热次之。病之为肿为喘，为痞为闷，为懊憹，为咳嗽，为呃逆，为四肢倦懈，为小便黄赤，为便溏不爽，皆由于此，总以轻清化气为首要。其清气分湿热，如叶氏新加栀豉汤（光杏仁十粒，生苡仁三钱，飞滑石钱半，白通草一钱，浙苓皮三钱，淡香豉钱半，焦栀皮一钱，鲜枇杷叶三钱），加减芦根饮（活水芦根一两，光杏仁、冬瓜子、生苡仁、鲜枇杷叶各三钱，白蔻仁三分冲，以上皆天士验方），芦根通橘汤（活水芦根一两，川通草一钱，广橘皮一钱，鲜枇杷叶五钱，生姜皮五分，淡竹茹钱半，此《外台》偶方），六花苇茎汤（旋覆花三钱，滁菊花钱半，川朴花八分，豆蔻花、佛手花各五分，代代花二分，苇茎一钱，生苡仁、冬瓜子各四钱，廉臣验方）之类。其轻清气分痰热，如陈氏清肺饮（《疫痧草》方），蒌杏橘贝汤（瓜蒌皮钱半，光杏仁三钱，蜜炙橘红一钱，川贝母三钱，桔梗一钱，鲜枇杷叶三钱，冬瓜子三钱，冬桑叶钱半）（叶天士验方），新加桑菊饮（廉臣验方），枇杷叶饮子（《外台》方）加岩制川贝（《顾氏医镜》方）之类。此皆能清化肺气，通调水道，下输膀胱。俾气分伏热，上能从咯痰而出，下能从小便而出。吴菱山曰：凡气中有热者，当用清凉薄剂。吴鞠通曰：治上焦如羽，非轻不举。王孟英曰：用药极轻清极平淡者，取效更捷。皆属此类。

（寅）甘寒救液。其法有二：一为清养气液，如金匮麦门冬汤，千金麦冬汤，清燥救肺汤（喻嘉言验方），叶氏养胃汤，沙参杏仁汤（南沙参、甜杏仁、川贝各三钱，鲜枇杷叶四钱，鸭梨汁、青蔗浆各一瓢，冲），润肺雪梨膏（以上皆叶天士验方），参燕麦冬汤（吉林参一钱，龙芽燕八分，麦冬三钱，奎冰四钱，江笔花《医镜》方）之类。一为清养血液，如千金生地黄煎，清燥养荣汤（吴氏《温疫论》方），叶氏竹叶地黄汤，叶氏加减复脉汤（皆天士验方），顾氏八汁饮（甘蔗汁、藕汁、梨汁、芦根汁、西瓜汁、鲜生地汁、鲜茅根汁各一酒杯，鲜荷叶汁三匙，晓澜验方）之类。此皆温热大病后，劫伤气津血液，善后调养之良方。总之温热诸病，未经汗下和解而化燥者，火盛则燥也，当用苦寒清火为主；已经汗下和解而化燥者，液涸则燥也，当以甘寒滋燥为主，此其大要也。

（卯）苦寒直降，即叶天士所谓苦寒直清里热也，黄芩汤（《伤寒论》方），栀子黄芩汤（《河间六书》方）二方最轻；黄连解毒汤（《外台》方）较重；《准绳》三黄石膏汤（《内科准绳类方》）尤重。当察伏火之浅深轻重，对证选用。凡温热病之宜于苦寒者，切忌早用甘寒。盖因苦寒为清，甘寒为滋。自时医以鲜地、鲜斛、元参、麦冬等之清滋法，认作清泄法，于是热益壮、神益昏，其弊由甘寒清滋之药，得大热煎熬，其膏液即化为胶涎，结于脘中，反致伏火不得从里而清泄，从此为闭为厥，为痉为癫，甚则为内闭外脱、变证蜂起者，多由于此。

（辰）清火兼消痰者，因伏火薰蒸津液，液郁为痰，故兼用化痰药以分消之。法宜苦辛开泄，如小陷胸汤、黄芩加半夏生姜汤（皆《伤寒论》方），石膏大青汤（《千金》方），黄连温胆汤（《观聚方要补》方），连朴饮，昌阳泻心汤（王氏《霍乱论》方），加味小陷胸汤，加减半夏泻心汤，加味连茹橘半汤（皆《医原》方）之类，皆可选用。其法与苦寒清泄有别，清泄是直降，一意肃清伏火。开泄是横疏，兼能清化痰浊，分际最宜斟酌。叶天士所谓舌白不燥，或黄白相兼，或灰白不渴，慎不可乱投苦泄。虽有脘中痞痛，宜从苦辛开泄是也。

（巳）清火兼导滞者，因温热病最多夹食一症也。王孟英曰：凡治温热病，必察胸脘如拒按者，即舌绛神昏，亦宜开化，其方如枳实导滞汤、三黄枳术丸、枳实导滞丸、陆氏润字丸之类，皆可酌用。栀朴枳实汤（仲景方）冲生萝卜汁，方亦灵稳。

（午）清火兼通瘀者，因伏火郁蒸血液，血被煎熬而成瘀，或其人素有瘀伤，不得不兼通瘀法以分消之，如黄连解毒合犀角地黄汤、加减小柴胡汤、增损小柴胡汤、四逆散合白薇汤之分消瘀热，皆可对证酌用。此即叶天士所谓宿血在胸膈中，舌色必紫而暗，扪之潮湿，当加散血之品于清火法中，如琥珀、丹参、桃仁、丹皮等。否则，瘀血与伏火相搏，阻遏正气，遂变如狂，发狂之症也。

（未）清火兼杀虫者，因伏火在胃，胃热如沸，蛔动不安，因而脘痛烦躁，昏乱欲死者，名曰蛔厥。但清其胃，略兼杀虫之药，蛔厥自愈，清中安蛔汤（姜汁炒川连二钱，黄柏钱半，枳实二钱，乌梅三个，川椒三十粒，《伤寒广要》方），犀角黄连汤（犀角一钱，小川连钱半，青木香五分，乌梅三个，《外台》方）二方最效。惟有下证者，宜用三黄泻心汤加青木香、枣儿槟榔、胡连等攻下之。

（申）清络宣气者，所以清其血热，灵其气机，使无形者令其转旋，有形者令其流畅也。盖因温热伏邪，内舍于营，盘踞络中，其血必郁而热，其气亦钝而不灵。凡春夏温病晚发，秋冬伏暑晚发，邪伏深沉者，类多如此。此即王孟英所谓邪伏深沉，不能一齐外出，虽治之得法，而苔退舌淡之后，逾一二日，舌复干绛，苔复黄燥，正如抽蕉剥茧，层出不穷，不比外感温暑，由卫及气，自营而血也，且每见有变为痈肿者。徐洄溪云：凡伏邪留于髓络，深则入于脏腑骨髓之中，无从发泄，往往上为发颐肺痈，中为肝痈痞积，下为肠痈便毒。发于皮肉则为斑疹疮疡，留于关节则为痛痹拘挛，注于足胫则为鹤膝足痿。此等证候，皆络瘀为之也。精气旺则不发，至血气偶虚，或有所感触，虽数年之久，亦有复发者。其病俱属有形，煎丸之力，太轻则不能攻邪，太重则反伤其正。当用外治之法以透毒散瘀，内服丸散以消其痰火，化其毒涎。或从咯吐而出，或从二便而出，而以轻清宣透、芳香通灵之煎剂，以托其未透之伏邪，内外之证皆然。医者，均所当知也。观此二则辨论络中结邪之病理，发明殆尽，但其间用药最难。此等络瘀之伏火，非芩连所能清，非参芪所能托，惟有用轻清灵通之剂，渐渐拨醒其气机，宣通其络瘀，庶邪气去而正气不与之俱去。若一涉呆钝，则非火闭即气脱，非气脱即液涸矣。选药制方可不慎之又慎钦！以余所验，清宣肺络，首推清宣瘀热汤（活水芦笋、鲜枇杷叶各一两，旋覆花三钱包煎，真新绛一钱，青葱管二寸，广郁金磨汁四匙，冲，常熟曹仁伯医案验方）最灵，其次六花绛覆汤（滁菊花二钱，新银花钱半，藏红花三分，豆蔻花、佛手花各五分，旋覆花三钱，真新绛一钱，青葱管三寸，冲），五皮绛覆汤（白蔻皮六分，陈香橼皮五分，鸭梨皮三钱，丹皮钱半，紫荆皮钱半，旋覆花三钱，新绛一钱，青葱管三寸，冲，以上皆廉臣验方），方亦轻稳。惟胸痹气急痰多者，宜用蒌薤绛覆汤（瓜蒌皮二钱，干薤白三枚，桂枝二分，仙半夏钱半，浙苓三钱，旋覆花五钱，新绛钱半，青葱管五寸，春砂壳七分，徐守愚医案验方）。清宣包络，首推石氏犀地汤、加减服蛮煎二方。其次晋三犀角地黄汤（犀角汁四匙，鲜生地汁二瓢，同冲，青连翘三钱，生甘草八分，王氏《古方选注》方），加味清宫汤（元参心二钱，连翘心一钱，竹叶卷心二钱，莲子心五分，犀角汁四匙，竹沥、梨汁各一瓢，鲜石菖蒲汁五匙，和匀同冲，吴氏《温病条辨》方），方亦清灵。清宣肝络，首推二仁绛覆汤（桃仁九粒，柏子仁钱半，归须钱半，新绛一钱，旋覆花三钱，青葱管三寸，冲，天士验方），新加绛覆汤二方为主。气滞夹湿者，四七绛覆汤（仙露夏钱半，川朴花八分，紫苏旁枝一钱，赤苓三钱，白前二钱，旋覆花三钱，新绛一钱，青葱管五寸，冲，徐守愚医案验方）化湿宣络。血虚气郁者，首推四物绛覆汤（细生地三钱，归须一钱，赤芍钱半，抚芎五分，新绛一钱，旋覆花三钱，青葱管三寸，冲），其次鱼胶绛覆汤（墨鱼骨三钱，真阿胶二钱，真新绛钱半，旋覆花三钱，青葱管三寸）养血濡络。或用活血通络汤（归须三钱，川芎钱半，酒炒白芍一钱，秦艽钱半，冬桑叶三钱，鸡血藤胶一钱，广橘络二钱，雷少逸《时病论》方）荣筋舒络。络伤血溢者，羚地清营汤清络止血（以上各方均沈樾亭《验方传信》方），孙氏五胆墨（熊胆汁、牛胆汁、猪胆汁、青鱼胆汁各一分，羊胆汁二分，当门子五厘，陈京墨研粉六钱，和捣成锭，每重三分，金箔为衣，孙文垣历验秘方）尤为神妙；又次，四汁绛覆汤（鲜生地汁一瓢，生藕汁两瓢，童便五瓢，陈京墨汁五匙，同冲，真新绛八分，旋覆花三钱，葱须二分，廉臣验方）亦灵而稳。络瘀化胀者，三虫二甲汤（羌螂虫一对，青糖一钱拌炒䗪虫五只，酒炒九香虫三只，生鳖甲五钱，炒川甲一钱，桃仁钱半，蜜炙延胡钱半，归须二钱，五灵脂钱半，净楂肉三钱，叶天士验方）、开郁通络饮二方最灵。络燥发痉者，犀羚镇痉汤（陆定圃验方），羚麻白虎汤（邴味清验方），犀羚白虎汤（王孟英验方）三方最效，轻则新加桑菊饮亦验。若阳邪亢极，厥深热深之候，其人昏厥四逆，自利酱粪，虽急当清络宣气，救逆存阴，如羚地清营汤、犀地桑丹汤、四汁紫金锭（西瓜汁、芦根汁、生萝卜汁各五瓢，甘蔗汁一杯，紫金锭五分磨汁冲，徐洄溪验方）之类，方虽神效，然须防热去寒起，每见服后神识虽清，而虚烦自利，手足仍冷，口燥渴饮者，即转机而用既济汤（吉林参五分，原麦冬钱半，生甘草五分，仙露夏一钱，淡附片五分，鲜竹叶念片，荷叶包生粳米三钱，宋王硕《易简方》），其应如神。须知阳极似阴，其人根气必虚也。甚则有用当归四逆汤（仲景方）调入犀珀至宝丹（廉臣验方），或用五枝绛覆汤（川桂枝五分，西河柳嫩枝三钱，紫苏旁枝钱半，嫩桑枝二尺，桃树嫩枝一尺，真新绛钱半，旋覆花三钱，青葱管五寸，沈云臣验方）调入局方来复丹，皆能通阴回阳，而令神清厥回者。然一经肢温阳回，即当易辙，不可过剂，以耗其津液，此为根气下虚者而设。若根气不虚，但因火郁络中而四逆瘛疭者，治宜仲景四逆散（川柴胡八分，小枳实钱半，赤芍钱半，生甘草五分）加双钩藤、天仙藤、络石藤各三钱，嫩桑枝二尺，桔梗一钱，发越肝络之伏风，使转出气分而解。又如肢冷甲青，唇黑便秘者，当参厥应下之一法，治宜仲景大柴胡合绛覆汤，通泄肝络之伏邪转出肠络而解，亦为正宗治法。惟肝络血郁，延累包络，手足厥阴同病，神昏肢冷，血厥如尸者，宜用通窍活血汤（赤芍、川芎各一钱，桃仁三钱，藏红花五分，青葱管五寸，鲜姜汁二滴，红枣二枚，当门子五厘，王勋臣《医林改错》方）调入珠黄散一服（珠粉、西黄、辰砂各二分，川贝末六分，周澹然《温证指归》方）。服后，每见有咯出紫血及黏涎，而神清厥回者。清宣脑络，瓜霜紫雪丹、济生羚犀汤（羚角一钱，犀角八分，生石膏四钱，生甘草六分，旋覆花三钱，紫菀、前胡各钱半，细辛三分，《严氏济生方》）二方最灵；其次，犀羚镇痉汤亦有殊功。此皆清络宣气之精要者也。余详开透法中夹血结一节。

（酉）苦寒复甘寒法者，陈修园谓之苦甘化阴法，吴鞠通谓之甘苦合化阴气法。因伏火烁津耗液，或其人素禀液虚，虽治当苦寒清火，亦必参以甘寒生津，此为清气血两燔之正法。轻则如白虎加生地黄汤（王孟英方）、清燥养荣汤（吴又可方）、加减白虎汤（廉臣验方）之类，重则如千金生地黄煎、《准绳》三黄石膏汤、白虎合黄连解毒汤（《准绳类方》）之类。若汗出或疹斑出后，热仍不解者，胃津亡也，当以甘寒为主，略参苦泄以坚阴，如白虎加人参汤（仲景方），人参化斑汤（《准绳类方》），加味芦根饮子（廉臣验方）之类，皆可酌用。新定五汁饮（鲜生地汁、鲜金钗汁各三瓢，鲜芦根汁、雅梨汁、甘蔗汁各二瓢，重汤炖温服，廉臣验方）尤为灵效。此为甘寒参苦寒法。总之，苦寒复甘寒者，注重在清降实火；甘寒参苦寒者，注重在清滋虚热。先后虚实之间，临证制方，不可不细辨也。

（戌）苦寒复酸寒法者，苦以清胃，酸以泄肝也。如黄芩汤（仲景方）之芩、芍并用，犀角黄连汤（《外台》方）之连、梅并用，清中安蛔汤（汪琥《伤寒论注》方）之连、柏、乌梅并用，清毒活血汤（聂久吾方）之芩、连、木通与赤芍、山楂并用，连梅安胃汤（川连六分，川楝子一钱，生白芍钱半，乌梅肉三分，归须八分，赖橘红五分，炒川椒一分，叶天士验方）之黄连、川楝与乌梅、白芍并用，皆《内经》所谓酸苦泄热也。若胃阴已亏者，宜用吴氏连梅汤（小川连一钱，乌梅肉一钱，连心麦冬三钱，细生地三钱，阿胶二钱，鞠通验方）酸苦复甘寒法。若胃阳已虚者，宜用王氏安胃汤（米炒潞党参钱半，淡干姜八分，小川连五分，乌梅肉五分，炒枳实八分，炒川椒二分，晋三新制验方）酸苦复辛甘法。他如张氏猪脏丸（《景岳全书》方）、加味脏连丸（廉臣验方），一则槐米与醋同煮，一则槐连与醋同煮，则为苦以坚肠，酸以泄肝法。脏连六味丸，则为酸苦泄热，酸甘化阴法。人参乌梅汤（西洋参钱半，乌梅肉三分，木瓜八分，炙甘草五分，淮山药三钱，带心石莲子一钱，吴氏《温病条辨》方），则为酸甘化阴，微苦泄热法。总之，同一酸苦泄热，而立法各有不同，功用各擅其长，临时对症选用可也。

（亥）苦寒复咸寒法者，取其咸苦达下也。其法有四：一清利内肾溺毒，如陈氏夺命饮，犀羚二鲜汤（皆《疫痧草》方）效力最大。小便饮子（童子小便、鲜生地汁、生藕汁各一杯，生川柏浸汁两瓢，庞安常《伤寒总病论》方），红白散（辰砂一钱，人中白、元明粉各五分，开水泡，去渣服，龚居中《寿世仙丹》方），导赤散冲四汁饮（细木通钱半，生甘梢八分，淡竹叶二钱，开水一碗，煎成冲入鲜生地汁、生藕汁、鲜茅根汁、童便各一杯，廉臣验方），童便四草汤，四方亦屡奏捷效。一清镇冲气上逆，资液救焚汤（《医门法律》方），平阳清里汤（梁氏《舌鉴辨正》方），加减犀羚二鲜汤（廉臣验方）三方最有效力。黄连阿胶汤（仲景方）冲入童便一杯，三甲白薇汤（生鳖甲、生打左牡蛎、生龟甲心各六钱，东白薇五钱，西洋参钱半，归须一钱，生甘梢八分，金银器各一具煎汤代水，廉臣验方）二方亦极灵验。一清通外肾败精，首推千金栀豉加石膏鼠矢汤，陶氏逍遥汤（陶节庵《伤寒全生集》方）二方，其次导赤散合加味虎杖散、猪苓汤合鼹鼠矢散（皆廉臣验方），皆可酌用。若子宫蓄有败精，每与血浊互结，其症小腹胀痛，牵引腰腹，攻刺难忍，二便不通，不能坐卧，立哭呻吟，宜急治之。缓则自下胀上，十死不救，急用鼠麝通精丸（雄鼠粉、王不留行各一两，炒黑丑、五灵脂、炒川甲、桃仁各五钱，杜牛膝汁粉三钱，麝香三分，研匀令细，生韭汁泛丸如麻子大，每服一钱，廉臣验方）一钱或钱半，煎牵牛楝实汤（炒黑丑三钱，盐水炒川楝子钱半，炒川甲一钱，小茴香三分，李濒湖验方）送下，往往一服而减，三服而平。一清滋任脉阴精，丹溪大补阴丸最妙，滋肾益阴煎（炙龟板、大熟地各四钱，川柏八分，知母二钱，生甘梢八分，春砂仁六分，《金鉴·妇科心法》方）亦灵。他如滋肾六味汤（知母钱半，川柏六分，熟地三钱，山萸肉八分，丹皮、泽泻、赤苓各钱半，淮药四钱，炙龟板三钱，蒙自桂二分，童便一杯冲），救阴滋任汤（大黑豆三钱，熟地二钱，麦冬、冬桑叶、丹皮、山药、南沙参各钱半，猪脊髓一条，青盐二分，皆廉臣验方），亦多奏效。以上一十二节，皆述清凉法之条目。至于热之浅者在营卫，以石膏、黄芩为主，柴、葛为辅。热之深者在胸膈，以花粉、知母、蒌仁、栀子、豆豉为主。热在肠胃者，当用下法，不用清法，或下法兼清亦可。热入心包者，黄连、犀角、羚羊角为主。热直入心脏，则难救矣，用牛黄犹可十中救一，须用至钱许，少则无济。非若小儿惊风诸方，每用分许即可有效。如戴北山原书云云者。此但言其大要耳，今将当清凉诸证详列于下。

身热汗自出，不恶寒反恶热，身重，头面项红肿，周身红肿，眼白黄，目珠胀，鼻孔干，唇燥，烦躁，轻发疹㾦，重发丹斑，舌苔白而底绛，或两边白苔而中红，或身热反减，恶热反甚，咳嗽有痰，上气喘急，口渴或呕，四畔舌色紫绛中见粉白苔。

以上热在营卫之候。

咽干喉痛，胸胁满痛，甚或胸前红肿按之热甚，小便色黄，舌苔厚白而糙，或黄腻而燥，或见朱点，或有裂纹，或黄白相兼，或灰白。

以上热在胸膈，气分抑郁之候。

谵语发狂，或沉昏嗜睡，或烦扰不寐，四肢厥逆，指甲青紫，大便溏黑极臭，小便赤涩或痛，舌绛无苔，或舌上略有黏苔。

以上热陷心包及心，血分灼烁之候（余详"开透法"诸证中）。

晕厥不语，两手发痉，状如惊痫，时瘛疭，头独摇，甚或遗尿直视，筋惕肉瞤，循衣摸床撮空，舌苔起腐间有黑点，或起黑晕黑瓣。

以上邪热攻脑，或溺毒上脑之候。

便血，便脓血，谵语多言，腹满痛，唇裂，齿燥，舌苔黄燥。

以上热在胃肠之候（余详"攻里法"诸证中）。

日轻夜重，朝凉暮热，面少华色，口干消渴，气上冲心，心中痛热，饥不欲食，食则吐蛔，四肢厥逆，烦躁不寐，小便涩痛，甚或癃闭，腰酸足冷，大便或秘或溏，甚或泻水，舌绛无苔，干黏带涩，或紫中兼有黑点。

以上热陷肝肾之候。

朝凉暮热，冲任脉动，少腹里急，阴中拘挛，甚或舌卷囊缩，小便涩痛，男则遗精腰痛，女则带下如注，舌色焦紫起刺如杨梅，或舌紫无胎而有点，或舌红无胎而胶干，或舌红中有白糜点。

以上热陷冲任之候。

六、温燥法

温热为伏火证，本不当用温燥。然初起客寒包火，搏束过甚，致伏邪不能外达，不得不暂用温散法，如刘氏苏羌饮、局方芎苏散之类。亦有湿遏热伏，抑郁太甚，致伏邪不能外出，不得不暂用辛燥法，如藿香正气散、九味羌活汤之类。一经寒散热越，湿开热透，即当转用他法以速清其伏邪，此在表兼寒兼湿之当用温燥法也。更有初起夹水气证，在表时不宜纯用辛凉发散。若纯用辛凉，则表必不解而转见沉困。有里证不可遽用苦寒，若早用苦寒，则里热内陷必转加昏蒙。此水气郁遏伏邪，阳气受困，宜于发表清里药中加温燥之品以祛水气，如藿香、厚朴、半夏、苍术、草果、豆蔻、广皮、赤苓等品，皆可对症酌用。迨水气去，郁遏开，然后议攻议凉则无不效者矣。又有夹冷食伤胃，往往有脉沉肢冷者。若胸膈痞满，舌苔白厚，盖为食填膈上之明证，即当用温化燥剂，如加味平胃散（戴北山验方）、沉香百消曲（《道藏》方）、绛矾丸（《张氏医通》方）之类。甚则用吐法以宣之，如椒盐汤、生萝卜汁等，使膈开而阳气宣达，然后伏邪外溃，或当解表，或当清里，自无误治矣。此在里夹水、夹食之当用温燥法也。

此等兼证夹证，每用温燥药见功者，遂相讼清热泻火之非，归咎于冰伏凉遏之弊。不知温热乃其本气，兼夹乃其间气也，岂可拘执兼证夹证之用温燥法见功，遂并其温热本证之当用清凉而一概抹煞也耶？更有并无兼证夹证，而邪深入里，失于攻下而热深厥深，反欲拥被向火，凛凛恶寒，身冷肢厥，而二三处独见火证，如目大小眦赤，舌苔黄黑燥，小便黄赤涩痛，大便稀黄极臭，或下利鲜血，此皆热深阳郁之象，当以温燥通郁为主，佐以辛凉透热，如新定达原饮、加减藿朴夏苓汤之类，使里气通而郁阳发，反大热而烦渴，即转机而用清用下，以收全功者甚多。至若本系温热伏邪，因其人平素阳虚，或年已衰老，医用发表攻里太过，至汗出不止，呕利俱作，四肢微厥，脉微恶寒者，不得不暂用温燥扶阳，如胃苓汤合半硫丸之温运脾阳，术附汤合半硫丸（皆吴氏《温病条辨》方）之温固命阳。但须知虽属阳虚，却从热证来，而阴必亏，半硫桂附亦不可过用，当佐以护阴药为妙，如归芪建中汤、参附养营汤之类，皆可酌用。总之，此证温补略缓及温补不到，必死；或过用温补，阳虽回而阴竭亦死，此处不可不斟酌至当也。又如湿温湿热，方伏于膜原，未经传变之时，胸膈必多痰滞，有见其烦躁而过用知、膏、芩、连者，有因其作渴而遽用生地、麦冬者，有病者自认火证而恣啖冷水、西瓜、梨、荸太早者，皆能抑郁阳气，壅闭伏火；火遏于中下二焦，停痰滞于上焦，每见恶寒胸痞，甚则烦躁昏谵，宜先以宣导痰滞为主，如加味二陈汤、藿朴二陈汤、吴氏导痰汤、三子导痰汤之类。痰滞通则伏火之证发现，随其传变以施凉解攻利之剂乃有效也。以上温补温化二法，特救药误、食误，非治温热正病耳。总之，温热诸证中，惟湿温一证，其病情半阴半阳，其病原水火互结，其病状反覆变迁，不可穷极。在上焦如伤寒，在下焦如内伤，在中焦或如外感，或如内伤。至其变证，则有湿痹、水气、咳嗽、痰饮、黄汗、黄疸、肿胀、疟疾、痢疾、淋证、带证、便血、疝气、痔疮、痈脓等证。其间宜清凉芳烈者固多，宜温化燥渗者亦不少，方法已详温热即是伏火篇。若夫病后调理，凡属湿温湿热，当以扶阳为法，温健胃阳，如香砂理中汤、六君子汤之类；温升脾阳，如补中益气汤、参胡三白汤之类。然亦有病后化燥，有当用甘凉濡润者，或有用酸甘化阴者，全在临证者活法机变也。谨述宜温燥诸证，条列于下。

头痛身热，恶寒无汗，甚或肩背腰痛，或膝胫痛，口虽不渴，间有烦躁口苦，便溏不爽，小便黄热，舌苔滑白或两边白中淡黄。

以上温热兼寒，新凉外束之候。

凛凛恶寒，甚或足冷，头目胀痛昏重，如裹如蒙，身痛不能屈伸，身重不能转侧，肢节肌肉疼而且烦，腿足痛而且酸，沉困嗜睡，胸膈痞满，渴不引饮或竟不渴，午后先寒后热状若湿疟，舌苔白腻或白滑而厚，或白胎带灰兼黏腻浮滑，或白带黑点而黏腻，或兼黑纹而黏腻，甚或舌苔满布，厚如积粉，板贴不松。

以上温热兼湿，湿遏热伏之候。

胸脘满痛，按之则软，略加揉按，辘辘有声，甚则肠下抽痛，干呕短气，或腰重足肿，下利溺少，甚或沉困昏聩，舌苔滑白，间有转黄转黑而胖滑，或满舌黄黑半边夹一二条白色，或舌尖舌本俱黄，中间夹一段白色。

以上温热夹水，停积胸脘之候。

恶食吞酸，嗳气腹满，欲吐不吐，呕逆痞闷，甚或脉沉肢冷，舌苔白厚，微兼淡黄。

以上温热夹冷食，填塞膈脘之候。

气少息促，声颤无力，语不接续，喜向里睡，汗出恶寒，呕利俱作，四肢微厥，甚或两足冷甚，舌色淡红圆厚，或淡晦少神，或舌青胖嫩。

以上温热夹虚，凉泻太过之候。

头目昏眩，胸膈痞闷，按之不痛，口吐涎沫，懊憹烦躁，甚或神昏如迷，舌苔白滑黄滑不等。

以上温热夹痰，凉遏太过之候。

七、消化法

消者，去其壅也；化者，导其滞也。凡人气血所以壅滞者，必有所因。先其所因而坚者削之，此即消化之法也。虽然，凡用消化方药，必须按其部分，而君臣佐使驾驭有方，使不得移，则病处当之，不至诛伐无过。不明乎此而妄用克削，则病处未消而元气已伤，其害不可胜言。况其所以积滞者，有食积、痰积、水积、瘀积、虫积之不同。种种见症，不一而足。务在明辨证候，按法而消化之。以余所验，温热伏邪，临时每多夹食、夹痰、夹水、夹瘀、夹虫之故，必为消化，乃得其平。

（甲）消食诸方，如加味平胃散、沉香百消曲、绛矾丸之类，皆可酌用，而以枳实导滞汤、枳实栀豉汤加竹沥、萝卜汁二方，奏功尤速。

（乙）消痰诸方，如加味二陈汤、藿朴二陈汤、加减导痰汤、加味小陷胸汤、加减半夏泻心汤、雪羹加生萝卜汁、星香导痰丸之类，皆可选用。而以节斋化痰丸（淡天冬、青子芩、瓜蒌霜、青海粉、赖橘红各一两，苦桔梗、制香附、青连翘各五钱，上青黛、风化硝各三钱，研细，加姜汁蜜丸，王节斋《明医杂著》方）、岩制川贝二方，效用最紧。若痰塞咽喉，可用导痰开关散、雄黄解毒丸等吐之。痰壅胸膈，则以降痰奔马汤（雪梨汁一杯，生姜汁四滴，蜂蜜半杯，薄荷细末一钱，和匀，器盛，重汤煮一时之久，任意与食，降痰如奔马，善治痰气壅塞，故名。陈飞霞《幼幼集成》方）调下珍珠滚痰丸（半夏五十粒，巴豆三十粒，去壳，同半夏煮，待半夏熟烂，取出巴豆，止用半夏烘干为细末，米糊为丸，如菜子大，朱砂为衣，晒干，用萝卜汁吞服七丸，大人倍之。吴庚生按：此方治痰极有效，癫痫痰厥及喉闭之属有痰者均可用。赵恕轩《串雅内编》方），服之立效。痰迷清窍，当以昌阳泻心汤、沈氏六神汤二方随症加减。症轻加万氏牛黄丸及珠黄散等，症重加牛黄清心丸、新定牛黄清心丸、安宫牛黄丸、集成太极丸（天竺黄、杜胆星各五钱，酒炒生锦纹二钱，直僵蚕三钱，麝香、梅冰各二分，蜜丸如芡实大，朱砂为衣，小儿每服一丸，大人五丸，陈氏《幼幼集成》方）等宣化之。痰积胃肠，宜以五仁橘皮汤（光杏仁四钱，生苡仁、瓜蒌仁各五钱，蔻仁八分拌捣郁李净仁三钱，蜜炙赖橘红钱半，廉臣验方），加味小陷胸汤为主，酌加节斋化痰丸或集成金粟丹等（九制杜胆星、明天麻、明乳香各二两，炒竹节、白附子、净全蝎、代赭石、直僵蚕各一两，赤金箔五十张，真麝香二分，梅花冰片三分，蜜丸，皂角子大，贴以金箔，每用一丸，姜汤化服。此方比抱龙、金液、保命、至宝、定命等方，功倍十百。善治咳嗽上气，喘急不定，嗽声不转，眼翻手搐，昏沉不醒等症，一服即全。因九制胆星，虽真牛黄莫能及此，惟虚寒之痰、无根之气、绝脱之证不可用。陈氏《幼幼集成》方）消逐之。症势极重者，必用张氏新加凉膈散合礞石滚痰丸（青子芩、酒蒸大黄各八两，火硝煅礞石一两，上沉香五钱，水丸，量大小用之，王汝言《养生主论》方）消化而峻逐之。痰滞经络，宜以竹沥五汁饮（淡竹沥一杯，生姜汁一匙，生萝卜汁、鲜桑枝汁、生鸭梨汁各三羹瓢，荆沥、陈酒各一瓢，和匀，重汤煮一时之久，温服，廉臣验方）为主。轻加指迷茯苓丸（浙茯苓二两，半夏一两，生研澄粉，炒枳壳半两，风化硝二钱半，姜汁和丸，如桐子大，每服三十丸，徐洄溪《兰台轨范》通治方），重加圣济大活络丹 [白花蛇、乌梢蛇、威灵仙、两头尖（如无可用竹节白附子代之）]、草乌、煨天麻、净全蝎、制首乌、炙龟板、麻黄、贯仲、炙甘草、羌活、官桂、藿香、乌药、川连、熟地、酒蒸大黄、广木香、沉香，以上各二两。细辛、赤芍、净没药、公丁香、明乳香、白僵蚕、姜制南星、青皮、骨碎补、白豆蔻、安息香、酒熬黑附块、炒黄芩、浙茯苓、制香附、元参、白术，以上各一两。防风二两半，葛根、炙虎胫骨、当归各一两半，血竭七钱，炙地龙、犀角、麝香、松脂各五钱，牛黄、片脑各一钱半，人参三两，共五十味，为末，蜜丸如桂圆核大，金箔为衣，陈酒送下。徐洄溪《兰台轨范》通治方云：顽痰恶风，热毒瘀血，入于经络，非此方不能透达。凡治肢体大症，必备之药也。注：谢城方甲云：近人所制人参再造丸，一名回生再造丸，即此方减去草乌、贯仲、黄芩、香附、骨碎补、麝香、没药、乳香八味，加入黄芪、琥珀、白芷、桑寄生、川芎、厚朴、天竺黄、草果、红花、穿山甲、姜黄、萆薢十二味，治证并同宣化而消散之。

（丙）消水诸方，分消上焦之积水，葶苈橘皮汤、叶氏加减芦根饮、叶氏新加栀豉汤，三方酌用。分消中焦之积水，宜以茵陈胃苓汤、藿朴胃苓汤二方为主。或加三因控涎丹，或加神芎导水丸，随其轻重而选用之。分消下焦之积水，茵陈五苓散、加味八珍散二方为主。势重者，或用加味控涎丹，或合大陷胸汤，使积水从二便而逐去之，舟车神祐丸（炒黑丑四两，酒炒锦纹二两，煨甘遂、煨大戟、醋炒芫花、炒青皮、广橘红各一两，广木香五分，轻粉一钱，水法丸，刘河间方）尤能捷效。

（丁）消瘀诸方，轻剂如沉香百消曲，香壳散（《医通》方），失笑散（五灵脂、生蒲黄各一两，研末，每服二钱至三钱，武氏《济阴纲目》方），七厘散（真血竭一两，粉口儿茶二钱四分，明乳香、净没药、杜红花各钱半，飞辰砂一钱二分，冰、麝各一分二厘，研细，每服七厘，《增广新编验方》方），九分散（明乳香、净没药各一两，麻黄、烧酒浸马钱子各五钱，研细，每服九分，《新编验方》）之类。重剂如飞马金丹、无极丸、郁金丸（广郁金、海南子、明乳香、净没药、飞雄黄、朱砂、巴霜各四钱，合研极匀细，米醋飞面糊为丸，如绿豆大，大人每服九十一丸，小儿五丸三丸，孕妇忌服，服时宜先备冷粥，见所下既多而不止者，即饮一二杯止之，见沈樾亭《验方传信》），局方聚宝丹（广木香、上沉香、春砂仁各三钱，麝香八分，炒延胡、明乳香、净没药各三钱，血竭钱半，共研细末，糯米粉糊丸，弹子大，朱砂为衣，顾松园《医镜》方）之类，皆可随症佐入于清解剂中，屡投辄效。尤以童便、陈酒、生藕汁、活虿虫浆等四味，效用最多，随症均可加入，确为普通消瘀之良药。至于专门消瘀，当分部位。消一身经络之瘀，羌防行痹汤（羌活、防风各一钱，威灵仙、全当归各三钱，川断、秦艽各二钱，明乳香、净没药、杜红花各五分，先用嫩桑枝三两、青松针一两煎汤代水，头痛加白菊花一钱、川芎六分，背痛加片姜黄八分，肩背痛加桔梗钱半，腰膝脚痛加淮牛膝、川草薢各三钱，筋络拘挛加络石藤、煅羊胫骨各三钱，红肿疼痛加鲜生地五钱，酒炒青子芩钱半，《顾氏医镜》方），身痛逐瘀汤（羌活、秦艽、川芎、杜红花、制香附各一钱，全当归三钱，五灵脂、淮牛膝、酒炒地龙各二钱，原桃仁、净没药各钱半，炙甘草一钱，王清任《医林改错》方）二方最灵。消上焦血府之瘀，血府逐瘀汤（生枳壳二钱，苦桔梗钱半，炙甘草一钱，川芎八分，全当归、鲜生地各三钱，原桃仁、赤芍各钱半，鳖血柴胡、淮牛膝各钱半，藏红花三分，《医林改错》方），加味桂枝红花汤二方最验。消中焦隔下之瘀，隔下逐瘀汤（当归、原桃仁各三钱，五灵脂、赤芍、丹皮、乌药各二钱，制香附、炒枳壳各钱半，蜜炙延胡、川芎、炙甘草各一钱，藏红花五分，《医林改错》方），鞠通桃仁承气汤，拔萃犀角地黄汤加琥珀、五灵脂、虿虫、蒲黄等，奏功皆捷。消下焦少腹之瘀，少腹逐瘀汤（当归尾、生蒲黄各三钱，五灵脂、赤芍、净没药各二钱，蜜炙延胡、川芎、官桂各一钱，酒炒小茴香七粒，黑炮姜二分，《医林改错》方），叶氏加减小柴胡汤，舒氏增损小柴胡汤、沈氏和血逐邪汤，四方选用。消一身窍隧之瘀，通窍活血汤、犀珀至宝丹、苏合香丸等，皆可酌用。消一身络脉之瘀，已详清凉法中清络宣气一节，用方者参看可也，兹不赘。

（戊）消虫积诸方，当分安蛔、杀虫二法。安蛔如犀角黄连汤、清中安蛔汤、连梅安胃汤、沈氏椒梅饮（炒川椒一分，乌梅五枚，干姜二分，小川连一钱，川楝子三钱，水煎，槟榔一钱磨汁冲，沈氏《验方传信》方）等选用。如因凉泻太过，确有虚寒现证者，宜用晋三安胃汤，甚则仲景乌梅丸（乌梅三百个，人参六两，当归四两，黄连一斤，黄柏、细辛、桂枝各六两，干姜十两，蜀椒四两，淡附片八两，共十味，研细末。以醋浸乌梅一宿，去核蒸之五升米下，饭熟，捣成泥，和药令相得，纳臼中，与蜜杵二千下，圆如桐子大，先食饮服十丸，日三服，稍加至二十丸，禁生冷滑物臭食等，《伤寒论》方）杀虫，轻则槟黄丸（枣儿槟榔一两，雄精、制绿矾各五钱，为末，饭糊丸，如小米大，空心服一钱至三钱，量人虚实用之），重则下虫万应丸（醋制雷丸、枣儿槟榔、炒黑丑、酒炒锦纹、广木香各一两，上沉香五钱，共研细末，皂荚、苦楝根各四两，煎水泛丸，绿豆大，每服一钱至三钱，五更时砂糖汤送下，以上皆《顾氏医镜》方），程氏化虫丸（芜荑、白雷丸各五钱，枣儿槟榔二钱半，雄黄钱半，广木香、白术、陈皮各三钱，炒神曲四钱，酒炒锦纹五钱，以百部二两，熬膏糊丸，如桐子大，每服钱半，米饮下，《医学心悟》），山西青金丹（煅透使君子五十个，香墨枣大一块，金银箔各五张，轻粉二钱，先研使君子墨令细，次箔，次粉，再加麝香少许，合研匀细，稀糊为丸，如桐子大，阴干，每服一丸至三丸，薄荷汤磨下。山西一家制售此药，治小儿惊疳、积滞、风痫之疾，日得数十万钱，传已数世矣）皆可酌用。使君子蛋（轻粉五厘，使君子二枚，葱白半寸，合研细，击鸡蛋小孔一个，入药，封好蒸熟，日吃二枚。以上二方，见沈氏《验方传信》），尤为灵妙。余如沉香百消曲、更衣丸、椒梅丸、加味控涎丹等，皆有杀虫消积之功。总而言之，不拘食积、痰积、水积、瘀积、虫积，乔氏阴阳攻积丸（吴茱萸、炮干姜、官桂、炒川乌、姜汁炒川连、姜半夏、浙茯苓、炒延胡、人参各一两，上沉香、真琥珀各五钱，巴豆霜一钱，为末，皂角四两煎汁，糊丸，绿豆大，每服八分，加至钱半，淡姜汤下，见李士材《医宗必读》乔三余方），秘方化滞丸（小川连、姜半夏各三钱，三棱、莪术、广木香各二钱，巴霜、陈皮、丁香各一钱，蜜丸，每服五分至八分，唐容川《血证论》方）二方最有效力，随证均可佐入。谨述宜消化诸证，条列于下。

食积在上，胸膈饱闷，嗳腐吞酸，食积在中，腹满硬痛拒按，食积在下，绕脐硬痛拒按。

以上皆食滞胃肠之候。

头目晕眩，耳鸣颊赤，眼皮及眼下有烟雾灰黑色，烦满膈热，口干思水，吞酸嘈杂，二便滞赤，甚则神昏如迷，口吐涎沫，气喘息粗。

以上皆痰滞胸脘之候。

干呕吐涎，或咳或噎，或短气，心下虽满痛，按之则软，揉之作水声，甚或腰重足肿，下利溺少，面目两手肿而且亮。

以上皆水停三焦之候。

胸腹胁肋结痛，痛有定处而不移，转侧若刀锥之刺，遇夜则甚，甚则神思如狂，面色暗黑，或吐紫血，或便如黑漆。

以上皆瘀积三焦之候。

脘腹痛有休止，面白唇红，或唇之上下有白斑点，或口吐白沫，饥时更甚，饱食则安。

以上皆虫积脘腹之候。

八、补益法

《内经》云：精气夺则虚，虚者补之。《难经》云：损其肺者益其气，损其心者调其营卫，损其脾者调其饮食、适其寒温，损其肝者缓其中，损其肾者益其精，此用补益法之原理也。温热为伏火证，本不当用补益法。然《内经》谓冬不藏精，春必病温。病温虚甚死，当实其阴以补其不足。此即后贤治四不足与四损者复病温热，创立先补后泻、先泻后补、补泻兼施之法之导师也。况温热诸证，每有屡经汗下清解不退者，必待补益而始痊。此由本体素虚，或因素有内伤，或为病药所戕，自当消息其气血阴阳，以施补益之法。温热虽伤阴分血液者居多，然亦有凉药太过而伤阳气者，则补血补阴，补气补阳，又当酌其轻重，不可偏废。凡屡经汗下清和而烦热更甚者，当补阴血以济阳，所谓"寒之不寒，责其无水"者是也。屡汗下清和，热退而昏倦、痢利不止者，当补阳气以培元，所谓祛邪必先扶正，正足邪自去也。试述清补、温补、调补、平补、峻补、食补诸方法以发明之。

（甲）清补即清滋法，张景岳所谓"阴虚者，宜补而兼清"，二冬、地、芍之类是也。陆九芝所谓"甘寒为滋"，生地、石斛以养胃阴是也。如金匮麦门冬汤、千金麦冬汤、千金生地黄煎、叶氏养胃汤、竹叶地黄汤、吴氏五汁饮（雪梨汁、荸荠汁、芦根汁、麦冬汁、藕汁，临时斟酌多少，和匀凉服。不甚喜凉者，重汤炖温服，《温病条辨》方）之类，为温热病后清滋津液之良方。惟徐洄溪谓大病后必有留热，治宜清养，独推仲景竹叶石膏汤为善后要方。虽然，清滋之法亦当分辨。如肺胃之阴，则津液也，惟清润之品可以生之。如参燕麦冬汤、清燥救肺汤、养阴清肺汤、加减甘露饮、润肺雪梨膏、景岳四阴煎（细生地三钱，麦冬、白芍、苏百合、北沙参各二钱，浙茯苓钱半，生甘草一钱，《景岳新方》）、三参冬燕汤（太子参、西洋参各一钱，北沙参四钱，麦冬二钱，光燕条八分，青蔗浆一酒杯，建兰叶三片，樊师验方）、程氏月华丸（天麦冬、生熟地、山药、百部、北沙参、川贝、阿胶、茯苓、獭肝、广三七各五钱，冬桑叶二两煎膏，将阿胶化入膏内，和药，稍加炼蜜为丸，如弹子大，每服一丸，嚼化，日三服，程氏《医学心悟》方）、八仙玉液（藕汁二杯，梨汁、芦根汁、蔗汁、人乳、童便各一杯，先将生鸡子白三枚，白茅根四十支，煎取浓汁二杯，和入前六汁，重汤炖温服，《顾氏医镜》方）之类，皆可随症选用。心肝脾肾之阴，则血液也。清补心阴，如清燥养荣汤、叶氏加减复脉汤、王氏小复脉汤（原麦冬五钱，甘杞子三钱，炙甘草一钱，鲜刮淡竹茹三钱，南枣两枚，王孟英新验方）等选用。清补脾阴，如补阴益气煎（潞党参一钱，归身二钱，淮山药、熟地炭各三钱，新会皮一钱，炙甘草八分，升麻二分，柴胡三分，《景岳新方》），参燕异功煎（潞党参一钱，光燕条八分，生晒术五分，浙茯苓一钱，炙甘草、新会白各八分，见何书田《医学妙谛》），参粉甘芍汤（西党参钱半，南花粉三钱，炙甘草八分，炒白芍钱半，唐容川《血证论》方）之类，而慎柔养真汤（西党参、生晒术、嫩绵芪、甜石莲各钱半，淮山药、生白芍、提麦冬各三钱，炙甘草六分，北五味二分，《慎柔五书》方）煎去头煎，止服二三煎，取甘淡以养脾，深得清滋脾阴之秘法。清补肝阴，如吴氏小定风珠（《温病条辨》方），加减四物汤，四物绛覆汤，阿胶鸡子黄汤（均见沈樾亭《验方传信》），地骨皮饮（地骨皮五钱，粉丹皮、细生地、生白芍各三钱，归身钱半，川芎五分，见陈修园《时方歌括》），酒沥汤（焦山栀、粉丹皮、归身各钱半，生白芍三钱，鳖血柴胡八分，辰茯神三钱，生晒术五分，苏薄荷三分，陈酒一匙，淡竹沥一瓢，和匀同冲，《张氏医通》妇科方）等选用；而魏氏一贯煎（细生地三钱，归身、麦冬各钱半，北沙参四钱，甘杞子一钱，川楝子钱半，口苦燥者，加酒炒川连六分，见魏玉璜《续名医类案》）柔剂和肝，善治胸脘胁痛，吞酸吐苦，疝气瘕聚，一切肝病，尤为清滋肝阴之良方。清补内肾之阴，如甘露饮（宋《和剂局方》），知柏地黄汤（戴氏《广温疫论》），顾氏保阴煎（见松园《医镜》），新加六味汤（见周小颠《三指禅》）等选用。脑督外肾之阴，则精髓也。盖以脑为髓海，督为脊髓，外肾主藏精，非黏腻之物不能填之。清补脑肾之阴，如六味加犀角汤（见陆定圃《冷庐医话》），桑麻六味汤（见何书田《医学妙谛》），救阴滋任汤，清滋脊髓汤（熟地炭、炙龟板各四钱，盐水炒川柏八分，知母钱半，猪脊髓一条，甲鱼头一枚，煎成，冲甜酱油半瓢，均何廉臣验方）等选用。总之，清补之法，必须清而不凉，滋而不腻，时时兼顾脾胃，庶足为病后滋阴之善法。

（乙）温补之法，张景岳所谓"补而兼暖"，桂、附、干姜之属是也。然亦有辨。一胃中之阳，后天所生者也。一肾中之阳，先天所基者也。胃中之阳喜升浮，虚则反陷于下，再行清降则生气遏抑不伸。肾中之阳贵降纳，亏则恒浮于上，若行升发则真气消亡立至。此阳虚之治有不同也。温补胃阳，首推理中汤（别直参钱半，湖广术钱半，炒干姜八分，炙甘草八分），黄芪建中汤（皆仲景方）二方为主；次如养中煎（潞党参三钱，浙茯苓二钱，炒扁豆二钱，炒黄干姜、炒山药各一钱，炙甘草八分），五君子煎（西党参三钱，江西术、浙茯苓各二钱，炒干姜、炙甘草各一钱），圣术煎（冬白术五钱，炒干姜、蒙自桂各一钱，炒广皮八分），苓术二陈煎（浙茯苓三钱，炒冬术、姜半夏各二钱，炒广皮、炒干姜各一钱，泽泻钱半，炙甘草八分，以上皆景岳方），归芪建中汤（《叶天士医案》方）之类，皆可对症选用。温补肾阳，约分二法：一为刚剂回阳，其方如四逆汤（厚附块三钱，干姜二钱，炙甘草钱半），通脉四逆汤（即前方加葱白五枚），白通汤（葱白四枚，干姜二钱，黑附块三钱），白通加猪胆汁汤（即前方加猪胆汁一匙，童便一杯冲，以上皆仲景方），四味回阳饮（别直参、炒干姜、黑附块各二钱，炙甘草钱半，《景岳新方》），附姜归桂汤（黑附块、炒干姜、全当归各钱半，安边桂一钱，净白蜜一瓢，陈酒一瓢，加水同煎，喻嘉言经验方）之类。一为柔剂养阳，其方如六味回阳饮（西党参、大熟地各五钱，黑炮姜三分，淡附片一钱，白归身三钱，炙甘草一钱），理阴煎（大熟地五钱，白归身三钱，炒黄干姜一钱，炙甘草八分，蒙自桂五分），镇阴煎（大熟地二两，淮牛膝二钱，炙甘草一钱，泽泻钱半，淡附片八分，蒙自桂五分），胃关煎（熟地五钱，炒山药、炒扁豆、炒冬术各二钱，吴茱萸、炒干姜各五分，炙甘草一钱），四味散（米炒西党参五钱，淡附片、炒干姜各一钱，炙甘草一钱，乌梅炭五分，共为细末，每服一二钱，温汤调下，以上皆景岳方），全真一气汤（《冯氏锦囊》方），附姜归桂参甘汤（淡附片、黑炮姜、全当归、官桂各钱半，西党参、炙甘草各二钱，鲜生姜两片，大红枣两枚，净白蜜一瓢，加水同煎，喻嘉言验方），参茸养阳汤（《叶天士医案》方），加味都气饮（《感症宝筏》方）之类。而金匮肾气丸（即附桂六味丸方）尤为温补肾阳之祖方。他如温补肺阳，参芪保元汤（别直参钱半，炙绵芪二钱，官桂八分，炙甘草六分，魏桂严验方）为主，其次参姜饮（老东参三钱，黑炮姜、炙甘草各五分，《景岳新方》），观音应梦散（吉林参一钱，胡桃肉一枚，蜜煨生姜两片，江笔花《医镜》方）亦可对证酌用。温补心阳，首推人参养荣汤（见《时方歌括》），其次参附养荣汤（别直参、淡干姜各一钱，淡附片八分，白归身、熟地炭各二钱，酒炒白芍钱半，吴又可《温疫论》方）亦佳。温补脾阳，首推补中益气汤（李东垣《脾胃论》方），六君子汤（《和剂局方》）二方为主，寿脾煎（别直参一钱，炒冬术二钱，炒干姜八分，淮山药二钱，炒湘莲三十粒，炒枣仁钱半，归身二钱，远志肉五分，炙甘草五分，《景岳新方》）方亦纯粹。温补肝阳，首推当归四逆汤（仲景方），其次暖肝煎（当归、甘杞子、赤苓各二钱，小茴香、官桂、乌药、沉香各五分），其次五物煎（全当归、熟地炭各三钱，酒炒白芍二钱，川芎一钱，蒙自桂五分，以上皆景岳方）方亦精当。温补督阳，首推龟鹿二仙胶（鹿角、龟板各十斤，甘杞子二十两，西党参十五两，龙眼肉五两，如法熬胶，初服酒化一钱五分，渐服三钱，《张氏医通》方），参茸聚精丸（线鱼胶一斤，沙苑子五两，西党参十两，鹿茸片五钱，每服八九十丸，温酒下，张路玉妇科方）二方最有效力。此皆温补方法之大要者也。

验
方
妙
用

363

（丙）调补之法，为虚而不受峻补者设。由温热病后，气液虽亏，夹有气郁，或夹痰涎，或夹瘀血，或夹食滞，或夹湿浊，或夹败精，必兼用对症疗法以调理之。古谓病有三虚一实者，先治其实，后治其虚是也。此为虚证夹实，其症大约有三：一者湿热盘踞中焦，先以小分清饮（真川朴、炒枳壳各五分，赤苓、生苡仁各三钱，猪苓、泽泻各钱半，《景岳新方》），吴氏四苓汤（新会皮钱半，茯苓三钱，猪苓、泽泻各钱半，吴又可《温疫论》方）等调脾胃而宣其湿热。继则察其气虚者，香砂理中汤（《和剂局方》）小其剂而调补之；液虚者，吴氏五汁饮，清润法以调补之。二者肝木横穿土位，当分乘脾犯胃二种。乘脾则腹必胀满，大便或溏或不爽，用药宜远柔用刚，四七绛覆汤最妙，其次逍遥二陈汤（枳壳五分、拌炒仙居术八分、仙半夏、浙茯苓各钱半，炒橘白、归须、赤芍各一钱，川柴胡五分，苏薄荷四分，炙甘草二分，代代花十朵冲，廉臣验方）亦效。犯胃则恶心干呕，脘痞肋胀，甚或吐酸嘈杂，胃痛不食，用药则忌刚喜柔，二仁绛覆汤合左金丸最效，其次连梅安胃汤亦妙。若脾阳已虚，气滞失运者，则以治中汤（丽参须八分，焦冬术一钱，炒黄干姜五分，炙甘草三分，炒橘白八分，醋炒小青皮三分，《和剂局方》），六味异功煎（即五君子煎加广皮一钱，《景岳新方》）调补脾阳以疏肝。若胃液已亏，肝风内扰者，则以阿胶鸡子黄汤，桑丹泄肝汤（冬桑叶二钱，醋炒丹皮钱半，石决明六钱，茯神木三钱，生白芍四钱，东白薇三钱，大麦冬二钱，鲜石斛三钱，木瓜八分，童便一盅冲，廉臣验方）等调补胃阴以柔肝。三者前医误用呆腻，闭塞胃气，致胃虽虚而不受补，法当先和胃气，和胃二陈煎（炒黄干姜一钱，春砂仁五分，姜半夏、炒广皮、浙茯苓各钱半，炙甘草五分）最稳，其次大和中饮（炒橘白一钱，炒枳实八分，春砂仁五分，炒山楂二钱，炒麦芽一钱，真川朴五分，泽泻钱半，以上皆《景岳新方》）亦可酌用。虽然，和胃有阴阳之别，寒热之分。胃阳受伤，和以橘半姜砂之类，固属正当治法。

若胃阴受伤，则甘凉养胃，如金匮麦门冬汤、叶氏养胃汤、吴氏五汁饮之类，略加代代花、佛手花、豆蔻花、建兰叶、炒香枇杷叶等品，方合调补胃阴之正法。至于调气解郁，莫如制香附、广郁金、炒川贝。除痰控涎，莫如戈制半夏、赖橘红、控涎丹。祛瘀活血，莫如五灵脂、生蒲黄、原桃仁、藏红花。消食导滞，莫如楂曲平胃散、枳实导滞丸。利湿泄浊，莫如滑石、二苓、冬葵子、榆白皮、佩兰叶、晚蚕砂。通逐败精，莫如杜牛膝、裤裆灰、两头尖、韭菜白。皆可对症选用。此皆调补方法之纲要者也。

（丁）平补之法，不寒不热，刚柔并济，最为普通补益之良剂。补气，如四君子汤（西党参、炒冬术各钱半，浙茯苓三钱，炙甘草六分）。补血，如四物汤（全当归钱半、大生地三钱，生白芍钱半，川芎六分，以上皆《和剂局方》）。补液，如麦门冬汤（仲景方）。气血双补，如八珍汤（即四君子汤合四物汤，《和剂局方》），五福饮（西党参、熟地炭各三钱，炒白术、白归身各钱半，炙甘草八分，《景岳新方》），双和饮（生白芍二钱，炙黄芪钱半，炙甘草、官桂、川芎各七分，归身、熟地各一钱，生姜两片，大枣两枚，《医学金针》方）之类。气液双补，如参麦饮（孙氏《千金方》），参麦茯神汤（薛生白验方），参燕异功煎（吉林参一钱，光燕条一钱，湖广术八分，浙茯苓钱半，新会白八分，炙甘草五分，何书田验方）之类。补精，如新加六味汤（周小颠《三指禅》方），张氏左归饮（《景岳新方》），顾氏保阴煎（松园《医镜》方），聚精丸（黄鱼胶一斤，沙苑子五两，为末蜜丸），四味鹿茸丸（鹿茸、北五味、归身各一两，熟地二两，为末，酒和丸，以上皆《张氏医通》方），龟头六味丸（龟头十个，熟地八两，山萸肉、山药各四两，茯苓、泽泻、丹皮各三两，蜜丸，《徐有堂医案》方），五子六味丸（菟丝子、甘杞子、沙苑子各二两，五味子、车前子各一两，合六味丸，一料为丸，汪朴斋《产科心法》方），九龙丹（枸杞子、金樱子、莲须、莲肉、芡实、山萸肉、白归身、熟地、茯苓各三两，为末，酒糊丸），崔进萃仙丸（沙苑子八两，山萸肉、芡实、莲须、甘杞子各四两，菟丝子、覆盆子、川断各二两，金樱膏二两，同白蜜为丸，每服三钱，以上皆《张氏医通》方）之类。补神，如十味补心汤（辰茯神八钱，炒枣仁、归身各二钱，西党参、熟地炭、浙茯苓各三钱，麦冬二钱，远志一钱，制香附三钱，龙眼肉五朵，张心在经验方），茯神汤（辰茯神四钱，炒枣仁、生地、归身、西党参各二钱，浙茯苓、远志、石菖蒲、湘莲各一钱，炙甘草五分，陈修园《医学实在易》方），安神养血汤（吴又可《温疫论》方），心肾交泰汤（陆定圃《冷庐医话》方），朱砂安神丸（李东垣《脾胃论》方），天王补心丹（酸枣仁、归身各一两，生地黄四两，柏子仁、麦冬、天门冬各一两，远志五钱，五味子一两，浙茯苓、人参、丹参、元参、桔梗各五钱，炼蜜丸，每两分作十丸，金箔为衣，每服一丸，灯心汤化下，食远临卧服，或作小丸亦可，邓天王锡志公和尚方）之类。此皆用平和之药，调补气血津液精神之方法也。

（戊）峻补之法，盖因极虚之人，垂危之病，非大剂汤液不能挽回。程钟龄所谓尝用参附煎膏，日服数两，而救阳微将脱之证；参麦煎膏，服至数两，而救津液将枯之证。随时处治，往往有功是也。亦即陈心典所谓虚极之候，非无情草木所能补。如肉削之极，必须诸髓及羊肉胶之类。阴中之阴虚极，必须龟胶、人乳粉、牡蛎、秋石、麋茸之类。阴中之阳虚极，必须鹿角胶、鹿茸、海狗肾之类是也。至其峻补之方，气血双补，如参归鹿茸汤（聂久吾经验方），十全大补汤（党参、白术、茯苓各三钱，炙甘草一钱，归身、熟地各三钱，生白芍二钱，川芎钱半，黄芪五钱，肉桂五分，《和剂局方》），大补元煎（党参少则一二钱、多则一二两，山药炒二钱，熟地少则二三钱，多则二三两，杜仲二钱，当归二三钱，山萸肉一钱，枸杞二三钱，炙甘草一二钱，《景岳新方》），坎炁汤（制净坎炁一支，吉林参一钱，甘杞子三钱，熟地八钱，人乳一盅，冲，《临证指南》集方）之类。阴阳并补，如右归饮（熟地二三钱，或加至一二两，山药炒二钱，山萸肉、炙草、甘杞子各一钱，杜仲二钱，肉桂一钱，制附子二钱，《景岳新方》），鹿茸汤（别直参钱半，鹿茸三分，淡附片一钱，当归、菟丝子、杜仲各三钱，小茴香五分），肉苁蓉汤（淡苁蓉三钱，淡附子、党参、炮干姜、当归各二钱，炒白芍三钱），复亨丹（倭硫黄十分，鹿茸、云苓、淡苁蓉各八分，杞子、归身、小茴、草薢各六分，安南桂、吉林参各四分，川椒炭三分，炙龟板十分，益母膏为丸，每服二钱，以上皆《温病条辨》方）之类。气血阴阳统补，如燮理十全膏（党参、黄芪各三两，白术六两，熟地八两，归身、白芍、川芎各二两，炙甘草一两，上八味熬膏，将成入鹿角胶四两，龟板胶三两，收之。每服五钱至一两，开水冲下，薛生白《膏丸档子》方），全鹿丸（法用中鹿一只，宰好，将肚杂洗净，同鹿肉加酒煮熟，将肉横切，焙干为末。取皮同杂，仍入原汤煮膏，和药末、肉末、炙酥膏末，同党参、白术、茯苓、炙甘草、当归、川芎、生地、熟地、黄芪、天冬、麦冬、杞子、杜仲、牛膝、山药、芡实、菟丝子、五味子、锁阳、肉苁蓉、破故纸、巴戟肉、胡芦巴、川续断、覆盆子、楮实子、秋石、陈皮各一斤，川椒、小茴香、沉香、青盐各半斤，法须精制诸药为末。候鹿胶成就，和捣为丸，梧桐子大，焙干，用生绢作小袋五十条，每袋约盛一斤，悬置透风处，用尽一袋，又取一袋。阴湿天须用火烘一二次为妙。每服八九十丸，空心临卧姜汤、盐汤送下，冬月酒下。能补诸虚百损，五劳七伤，功效不能尽述。惟肥厚痰多之人，内蕴湿热者忌服，《景岳古方》），香茸八味丸（熟地八两，山萸肉、山药各四两，茯苓、泽泻、丹皮各三两，沉香一两，鹿茸一具，蜜丸，每服五七十丸，《张氏医通》方）之类。气血精髓统补，如十珍补髓丹（猪脊髓、羊脊髓各一条，甲鱼一枚，乌骨鸡一只，四味制净，去骨存肉，用酒一大碗，于瓦罐内煮熟擂细，再入后药，大山药五条，莲肉半斤，京枣一百枚，霜柿一个，四味修制净，用井花水一大瓶于沙瓮内煮熟擂细，与前熟肉和一处用慢火熬之，却下黄明胶四两，真黄蜡三两，上二味逐渐下，与前八味和一处，捣成膏子，和入老东参、茅术、川朴、广皮、知母、黄柏各一两，白术两半，茯苓二两，炙甘草五钱，共十两，研末，加蜜为丸，每服百丸，葛可久《十药神书》方），乌骨鸡丸（乌骨白丝毛鸡一只，男雌女雄，取嫩长者溺倒，泡去毛，竹刀剖肋出肫肝，去秽，留内金，并去肠垢，仍入腹内。北五味一两，碎，熟地四两，如血热加生地黄二两，上二味入鸡腹内，用陈酒、酒酿童便各二碗，水数杯于砂锅中，旋煮旋添，糜烂汁尽，捣烂焙干，骨用酥炙，共为细末。绵黄芪去皮蜜酒同炙、真于术各三两，白茯苓、白归身、炒白芍各二两，上五味，预为粗末，同鸡肉捣烂焙干，共为细末，入人参三两，虚甚加至六两，牡丹皮二两，川芎一两，上三味，各为细末，和前药中。另用干山药末六两，打糊，众手丸成，晒干，磁瓶收贮，每服三钱，开水送下，《张氏医通》方），加味虎潜丸（黄柏、知母、熟地各三两，龟板四两，白芍、当归、牛膝各二两，虎胫骨、锁阳、陈皮、人参、黄芪、杜仲、菟丝子、茯苓、破故纸、山药、枸杞各一两半，以猪脊髓蒸熟，同炼蜜为丸，如桐子大，每服五六十丸，淡盐汤送下，《时方歌括》方）之类。滋养血液，如集灵膏（缪仲淳《广笔记》方），白凤膏（蓬头白鸭一只，宰好，去毛及肠杂，用生熟地、天麦冬、全青蒿、地骨皮、女贞子各四两，冬虫夏草二两，共入鸭腹中，酒水各半，煮取浓汁，和入鳖甲膏四两，真阿胶二两，冰糖一斤收膏，每服一两，开水冲下，顾松园《医镜》方），滋营养液膏（玉竹、熟地各一斤，女贞子、旱莲草、冬桑叶、白池菊、黑芝麻、归身、白芍、大黑豆、南烛子、辰茯神、橘红各四两，沙苑子、炙甘草各二两，以上十六味，煎成浓汁，和入真阿膏、炼白蜜各三两，收膏，每服八钱，开水冲服，薛生白《膏丸档子》方），龙眼代参膏（龙眼肉六两，西洋参一两，冰糖七两，收膏，每服一两，开水冲下，如欲催生，加淮牛膝一两，酒煎一碗，冲入代参膏一瓢，王孟英经验方）之类。填补精髓，如坤髓膏（牛髓粉八两，原支山药八两，炼白蜜四两，冰糖十两，收膏，每服半瓢，开水冲下，顾氏《医镜》方），填精两仪膏（牛髓粉、猪脊髓、羊脊髓、麋角胶、黄肉、芡实、湖莲、山药、茯神各四两，五味子、金樱子各三两，党参、熟地各八两，冰糖一斤，收膏，每服六钱，开水冲下，叶天士验方），专翕大生膏（龟胶、鳖甲胶各四两，真阿胶八两，党参、熟地各一斤，白芍、麦冬各八两，沙苑子、杞子、茯苓、湖莲、芡实、牡蛎、天冬、桑寄生各四两，乌骨鸡一只，制法照乌骨鸡丸，十番参、南洋鲍鱼各六两，羊腰子四对，鸡子黄五个，鹿茸一具，猪脊髓四条，冰糖一斤，收膏，每服六钱，如欲炼丸，以茯苓、白芍、湖莲、芡实等末为丸，每服二钱，渐加至三钱，吴氏《温病条辨》方），鹿峻固本丸（鹿峻即鹿精，其法用初生牡鹿三五只，苑囿驯养，每日以人参煎汤，同一切料草，任其饮食。久之，以硫黄细末和入，从少至多，燥则渐减，周而复始，大约三年之内，一旦毛脱筋露，气胜阳极，别以牝鹿隔囿诱之，欲交不得，或泄精于外，或令其一交，即设法取其精，置磁器内，香黏如饧是峻也。配合天麦冬、生熟地各八两，别直参四两，以此峻加炼蜜三分之一，同和丸，每服二三钱，空心淡盐汤送下），异类有情丸（鹿角霜、炙龟板各三两六钱，鹿茸、虎胫骨各二两四钱，研极细，炼白蜜入雄猪脊髓九条，同杵为丸，每服五七八十丸，空心淡盐汤下，以上均《韩氏医通》方），长春广嗣丸（生地八钱，黄肉、杞子、菟丝子、淮牛膝、杜仲、山药、党参、麦冬、天冬、北五味、柏子仁、归身、补骨脂、巴戟肉、淡苁蓉、莲须、覆盆子、沙苑子各二两，鹿角胶、龟胶、虎骨胶、黄鱼胶各一两六钱，猪脊髓四条，黄牛肉一斤，海狗肾四条，京河车一具，雄晚蚕蛾去足翅一两，以上将各药先研净末，入诸髓胶为丸，桐子大，空心淡盐汤下四钱），顾氏回生丸（地黄十三两，砂仁制，山萸肉晒，甘杞子晒，菟丝子制，牛膝酒蒸，晒，淮山药蒸，浙茯苓人乳拌，蒸晒至倍重，生白芍酒炒，莲肉去心炒，提麦冬、天门冬共去心炒，北五味蜜水拌蒸焙，酸枣仁炒，桂圆肉炙，莲、黑元参蒸，女贞子、地骨皮酒蒸，以上各四两。龟甲胶、鳖甲胶各八两，俱地黄汁溶化。鳔胶、煅牡蛎粉拌炒八两，猪脊髓三十条，去筋膜，杵烂入蜜熬，黄牛肉去油十两熬膏，紫河车四具至十具，泔水洗净，隔汤煮，杵烂干药拌晒干。共二十味，诸胶髓为丸，如桐子大，空心淡盐汤、圆眼汤送下，每服三五钱，不可间断。以上皆松园《医镜》方），青囊斑龙丸（鹿角胶一两，龟胶、鹿角霜、柏子仁、补骨脂各二两，菟丝子、浙茯苓各四两，蜜丸，每服三钱，淡盐汤下），斑龙二至百补丸（鹿角、黄精、杞子、熟地、菟丝子、金樱子、天门冬、麦冬、淮牛膝、楮实子、龙眼肉各四两，熬成膏，加入炼蜜，调入鹿角霜、党参、黄芪、知母、萸肉、五味子各一两，芡实、浙茯苓、淮山药各四两，共研细末，杵合为丸，每服三钱，淡盐汤下），河车大造丸（京河车一具，龟板胶、两仪膏各一两，和入天、麦冬各一两，牛膝、杜仲各二两，黄柏三钱，共研细末，杵合为丸，每服三钱，淡盐汤下，以上皆《临证指南》集方），补天大造丸（人参二两，黄芪蜜炙、白术陈土蒸各三两，当归酒蒸、枣仁去壳炒、远志去心、甘草水炒、白芍酒炒、山药乳蒸、茯苓乳蒸各一两五钱，枸杞子酒蒸、大熟地九蒸晒各四两，京河车一具，甘草水洗，鹿角一斤熬膏，龟板八两，与鹿角同熬膏，以龟鹿胶和药，加炼蜜为丸，每服四钱，早晨下。程钟龄《医学心悟》方）之类。育阴潜阳，如三甲复脉汤，大定风珠（吴鞠通《温病条辨》方），龟牡八味丸（龟胶一两，牡蛎粉二两，熟地八两，萸肉、淮药各三两，茯苓四两，胡连二两，真秋石一两，研末蜜丸，每服三钱，淡盐汤下，《叶天士医案》方）之类。滋任纳冲，如贞元饮（景岳方），铅石镇冲汤（熟地八钱，归身、杞子、淮牛膝各三钱，盐水炒胡桃肉两枚，坎气一条，先用青铅、紫石英各一两，煎二百余滚，澄取清汤煎药），六味四磨饮（熟地八钱，淮药、茯苓各四钱，山萸肉、泽泻、丹皮各钱半，沉香、乌药、槟榔、枳实各磨汁一匙冲，以上皆俞东扶《古今医案按》方）加味震灵丹（禹粮石、赤石脂、紫石英、代赭石各四两，上四味作小块，入净锅中，盐泥封固候干，用炭十斤煅，炭尽为度，入地出火气，必得二昼夜，研细末。乳香二两，没药二两，朱砂水飞一两，五灵脂二两，熟地六两，甘杞子四两，龟胶二两，坎气四具，共研细末。先将胶烊化，杵合为丸，如弹子大，沉香汁汤化下，顾氏《医镜》方）之类。此皆峻补方法之确有大效者也。

（己）食补之法，程钟龄谓药补不如食补。凡病邪未尽，元气虽虚，而不任重补，则从容和缓以补之。相其机宜，循序渐进，脉症相安，渐为减药。谷肉果菜，食养尽之，以底于平康。顾松园曰：百合麦冬汤，清肺止咳。真柿霜，消痰解热。人乳为补血神品，童便乃降火仙丹。雪梨生食能清火，蒸熟则滋阴。苡仁汤，肺热脾虚服之有益。淡莲子汤、芡实粥，遗精泄泻最属相宜。扁豆红枣汤，专补脾胃。龙眼肉汤，兼养心脾。鳇鲟鳔、线鱼胶（同猪蹄、燕窝、海参，或鸡鸭荤中煮烂，饮汁更佳），填精益髓。凤头白鸭、乌骨白鸡，补阴除热。猪肺蘸白及末，保肺止血。以上诸物，随宜恒食，此食补方法之大要也。虽然，食物有寒有热，犹人脏腑有阴有阳。脏阳而不得性寒之物以为之协，则脏性益阳矣。脏阴而不得性热之物以为之济，则脏性益阴矣。脏有阴阳兼见之证，而不用不寒不热之物以为调剂，则脏性益互杂而不平矣。食之入口，等于药之治病，合则于人脏腑有益，而可却病卫生；不合则于人脏腑有损，而即增病促死。此食治所以见重于方书，而与药物并传也。惟食物之种不下数百，姑节日用常食之物以为辨别。如谷食之有面、曲、蚕豆、豆油、酒、醋，是谷之至温者也。若芦稷、稻米、粳米、陈仓米、黑豆、黄豆、白豆、豌豆、豇豆，则稍平矣。又若粟米、黍稷、荞麦、绿豆、豆腐、豆豉、豆酱，则性寒矣。此谷食之分其寒热也。又如瓜菜之有姜、蒜、葱、韭、芹菜、胡荽、白芥、胡萝卜，是性温者也。若山药、蕹菜、匏瓠、南瓜，性稍平。又若苋菜、油菜、菠菜、莼菜、白苣、莴苣、黄瓜、甜瓜、丝瓜、冬瓜、西瓜、酱瓜、诸笋、芋艿、茄子，是性寒者也。此瓜菜之分其寒热也。至于果品，如龙眼、荔枝、大枣、饴糖、砂糖、白糖、莲子、葡萄、蜂蜜、胡桃、杨梅、木瓜、橄榄、青桃、李子、栗子，温性也。榧实、黄精、枇杷、青梅、花生，平性也。梨子、菱角、莲藕、橘瓤、乌芋、百合、甘蔗、白果、柿干、柿霜，寒性也。但生李性温，则多生痰而助温。生桃性燥，则多助热而生毒。此果品之分其寒热也。至于禽兽之物，如鸡肉、鸭肉、山雉、鹧鸪、犬肉、羊肉、牛肉、鹿肉、鹿筋、猫肉，是至温矣。燕窝、斑鸠、雁肉、鹳肉、凫肉、竹鸡、猪肉，是至平矣。兔肉、麋肉、麋筋，是至寒矣。但山雉、鸡肉、鹧鸪性虽温，而不免有发风壅毒之害。猪肉性虽平，而不免有多食动痰之虞。此禽兽之分其寒热也。他如鱼鳖龟介虫类，其在鲫鱼、鲢鱼、鲥鱼、海虾、鳝鱼，皆温性也。鲤鱼、鲨鱼、鲍鱼、鳅鱼、银鱼、乌贼，皆平性也。鳢鱼、鳗鱼、田蚌、螃蟹、鳖肉、龟肉、田螺、蛤蜊肉，皆寒性也。但虾肉性燥，不免动风助火之变。鳖蟹性寒有毒，不免动气破血之虞。此鱼鳖介虫之分其寒热也。再于诸味之中，又细分其气辛而荤，则性助火散气。味重而甘，则性助温生痰。体柔而滑，则性通肠利便。质硬而坚，则食之不化。烹炼不熟，则服之气壅。必审其于人之病证虚实是否相符，则于养生之道始得，且胜于药多多矣。以上皆补益方法之纲要者也。谨述当补益诸证如下。

面色痿白，言语轻微，四肢无力，少气薄力，动则气高而喘，或痞满痰多，或饮食难化作酸，或头晕自汗，大便泄泻，或咳嗽气促，舌苔白嫩，或淡红而润。

以上皆气虚当补之候。

面白唇淡，头晕目眩，睡卧不安，五心烦热作渴，神志不宁，津液枯竭，健忘怔忡，肠燥便艰，口干舌燥，或口舌生疮，舌苔嫩红而干，或绛底浮白，或舌绛而燥。

以上皆血虚当补之候。

身体枯瘦，耳聋目眩，或视物不明，神倦多睡，腰膝痿软，骨节酸痛，遗精梦泄，足后跟痛，咯痰味咸，甚或盗汗失血，痰带血丝，咳嗽气喘，甚或虚火上浮，目赤颧红，大渴烦躁，舌绛无苔，或舌黑燥而无刺，服清凉药渴不止身热愈甚，或烦热加重，服攻下药舌苔愈长，或芒刺燥裂愈甚，用利水药小便愈不通，用疏散药，周身骨节酸痛不可移动。

以上皆阴虚当补之候。

多冷汗，汗出身冷经日不回，饮食少思，脐腹胀痛，小便清而多，大便利清谷，水泛为痰，状如白沫，呕吐痞满，用清降开导药愈甚，自利，用清下药愈甚，甚或四肢厥冷，腹痛面赤，舌淡红而胖嫩，或微白而圆厚。

以上皆阳虚当补之候。